U0797024

健康新理念

DEMAND FOR DRAGS THAN OTHERS

求药不如求己

使用身体里的药剂，开始健康计划

[美] 罗伯特·布莱赫 著

刘秀利 译

東方出版社

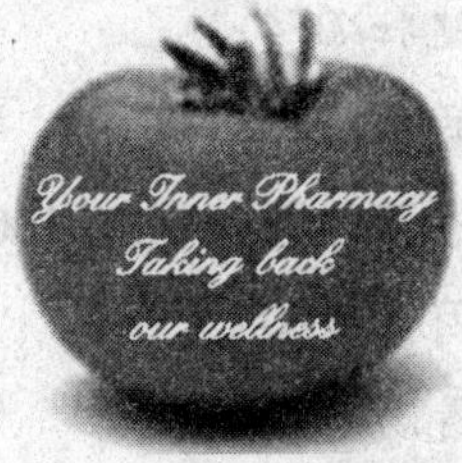

目录

谢辞

Your Inner Pharmacy
Taking back our wellness

首先，我要感谢我的父母——多萝茜（Dorothy）、梅里尔（Merrill）和我的姐姐卡罗尔（Carol）。他们给了我极大的支持和鼓励，使我成长在一个五彩缤纷的世界里。

身边有这么多优秀的老师，我感到非常幸运。毕业以后，患者、学生和同事都成了我的老师。我非常感谢过去几年里我治疗过的患者，感谢参加过我的研讨会的数千名医生。是你们的鼓励使我有信心学习、钻研，更加透彻地把问题解释清楚。

谢谢你，乔治·古德哈特博士（Dr. George Goodheart），是你的敏锐的观察力和永无止境的求知欲，使应用运动学得以建立和发展。

写一本书，对于我来说是一种挑战，我感谢我的朋友比尔·萨姆纳（Bill Sumner），是他的鼓励，使我有信心写这本书。理查德·加德拉博士（Dr. Richard Gardella）对本书的最初编辑给予了很大帮助。几年来，戴维·克罗普夫（David Kropf ）对这本书进行了编辑和指导，对这本书的顺利出版给予了极大的帮助。特别感谢帕克·科利尔（Parker Collier）对这个项目给予的鼓励和支持。

许多人读了我在不同阶段写的原稿之后，给予了反馈，并提出了建议，为继续撰写此书给予了极大的帮助。彼得·克雷特勒（Peter Kreitler）、安迪·伦纳德（Andy Leonard）、艾伦·桑托斯（Alan Santos）、约翰·莫塞里（John Mauceri）、皮特·道格拉斯（Pete Douglas）、埃丝特·尼科尔斯（Esther Nichols）、汤姆·黛特沃斯特（Tom Dietvorst）、乔治·古德哈特（George Goodheart）、亚历克斯·艾迪斯（Alex Ediss）、沃尔特·施密特

（Waltr Schmitt）和斯科特·瓦利（Scott Varley）为此书提供了宝贵的资料。感谢我的同事斯科特·孟克博士（Dr. Scott Monk）和我一起制作了图文。

感谢克里斯托弗·赫加蒂（Christopher Hegarty），信任我并把我介绍给 Beyond Words 出版社，使我有幸和工作出色的辛西娅·布莱克（Cynthia Black）以及整个 Beyond Words 团队一起合作。

特别感谢我的妻子琳达（Lindell），感谢我们的女儿梅甘（Megan）和邦妮（Bonnie），是你们把美丽、幸福和关爱带给了我。

导言

Your Inner Pharmacy

Taking back our wellness

人类健康的前景已经被改变了，19世纪和20世纪的医疗技术手段成功地控制了急性传染疾病，延长了人类的生命。但是，在科学技术高度发达的今天，人们却面临着各种各样的健康挑战。其中，一个最大的挑战就是慢性疾病的急剧上升，如心血管病（cardiovascular disease）、关节炎（arthritis）和II型糖尿病（Type 2 diabetes）。对急性传染疾病有显著疗效的治疗药物和治疗方案对慢性疾病却起不到任何作用。不幸的是，大多数人——患者和医生——还没有认识到我们现在所做的一切都是在对患者的症状进行治疗，而不是对引发疾病的病因进行控制。事实上，很多慢性疾病是人们自身造成的——是你我如何生活和如何看待健康和疾病的结果。本书指出了这个问题，并且教你怎样通过改善健康来避免慢性疾病的发生或者尽量减少慢性疾病的发生。

慢性疾病的发病率越来越高，发病时间越来越早。这样的发展趋势就意味着我们的生命将会缩短，生活质量将会下降，甚至致使许多人刚步入中年，就已走到了生命的尽头。我们所面对的问题的核心在于如何看待健康和疾病。一个让人欣慰的好消息是，关于这个问题的核心部分，我们能够找到新的线索，并且解决它。解决问题的关键是改变我们根深蒂固的习惯。当改变了看待健康和疾病的方式以后，我们考虑事情的重点就发生了变化。当我们深刻认识到，事先如果能够看到面临的危险和将来的收获时，我们就会开始积极行动，改善健康，减缓人体本身自然衰老的进程。但不幸的是，大量关于健康和疾病的信息有正有误，使得我们不知道怎样分辨哪些是正确的，哪些是错误的；不知道应该提什么样的问题或者根本不知道该去向谁提问。

简而言之，一生之中，一个人从“战无不胜的壮年”迅速地过渡到身缠疾病的晚年，在失去健康之前，很少会关心健康。面对疾病，我们最本能的反应就是先吃药，控制住症状。我们已经开始盼望在年轻的时候，就能服用一种或多种终生有效的药物，并且会认为有这种想法很正常。我们重视疾病，但主要是控制它的症状，这已经成为“A 计划”。在这种情况下，慢性疾病的发病率就会上升，我们就会付出更大的健康代价，最后甚至会到无法控制的地步。出生在生育高峰时期的人们以及他们的后代，现在不但失去了延长生命的机会，而且也失去了延年益寿的黄金时间。

在过去的一个世纪里，伟大的先进科学技术和药理学成果延长了人类的寿命。然而，充满压力的生活和渐渐恶化的饮食状况使延长的生命为慢性疾病的蔓延创造了更多的机会，结果导致多年精心打造的高品质的生活质量被完全地抹杀了。

慢性疾病发病率急剧上升的严峻情况，抵消了我们在急性传染病治疗方面所取得的巨大成就。这些慢性疾病有骨关节炎（osteoarthritis）、胃食道逆流性疾病（gastroesophageal reflux disease）、哮喘（asthma）、心脏病（heart disease）、高血压（elevated blood pressure）、糖尿病（diabetes）、焦虑/抑郁症（anxiety/depression）或情绪障碍病（mood disorders）。通常，治疗这些慢性疾病的首选标准是使用药物控制症状。然而，传染病的主要治疗方法是通过使用适当的药物，杀死入侵病原体（the invading agent），达到治疗的目的。但是，慢性疾病的发病原理不同于传染病的发病原理，慢性疾病的发生很少是由于外部环境中的入侵病原体造成的。慢性疾病的发病原因主要是自身身体内部出现了问题，发生了“故障”，用“适用于任何事物的万能方法”来治疗是行不通的。

幸运的是，改善身体自身功能，使各项功能恢复正常，对于治疗慢性疾病是很有效果的。事实上，你身体内部有一种药剂——“内部药剂”——会产生有害化学物质和有益化学物质。而且，你的身体天生就有自我调节、自我治愈的非凡感知能力。当发生常见、轻微、没有危及生命的疾病时，首选的治疗方法是恢复身体的正常功能、促进正常功能的顺利运行，如果不这样做的话，这些小毛病就会渐渐变成慢性疾病。

如果你这样做了，就等于给了你的“内部药剂”一个机会，使它完全可能帮助你防御慢性疾病，帮助你度过健康的一生。良好的功能状态和健康的生活方式能够使你有能力维持身体的正常功能，使你的一生都会远离外界疾病的侵袭。

“外部药剂”——药品，不论是医生开的处方药还是直接在药店里购买的非处方药——两者都属于外界的人造化学药品，应该在遇到紧急情况、患者急性发病和晚期疾病的时候使用。另外，当身体的正常功能不能自我调节、自行恢复的时候，使用这些药品也是非常必要的。

我在这里并不是故意批评能挽救、延长许多人生命的主流西方医学，我只是想告诉你，特别是在慢性疾病的治疗领域，存在着其他的医疗保健方案，可以作为替补治疗选择。当你认识到发生了常见的慢性疾病时，事实上并不是你真的“患上”了这种病，而是因为你身体的自身调节功能失效，引起了这种疾病，你就会明白慢性疾病——不管是关节炎还是胃炎（gastritis）——即使你服用药物也不能根除它们。单单用药物治疗慢性疾病只能控制表面症状，不能根除病因，甚至会促使潜伏在你身体内部的症状进一步恶化，这时真正的“疾病”就会出现，虽然你的身体状况表面上有所好转，但是这只是一个假象。最理想、最有效的治疗方法是控制病症、正确治疗引发病症的潜在病因，所以，正确认识“内部药剂”的效力是明智之举。

当然，我不是在反对药品，我只是在支持健康。我给你的建议是关于获得健康的方法，这个方法能够确确实实地提高你的身体功能。它是一种合乎逻辑、合乎系统、简单明了的方法。你可以马上实施，它是全面的，然而又是极其简单的。这与我们曾经学习过的如何进行思考的方法不同，其中一个极具挑战性的部分就是理解这种方法的重要性和它的价值，这就需要你改变自己看待事情的方法。然而，一旦你看到我们已经失去了太多显而易见的东西，你就会想要创建，并且开始制定自己的健康计划了。把健康放在第一位，创造健康，创造时间——这是每个人都渴望做到的。利用你的“内部药剂”不仅能提高你的工作效率、个人业绩和生活质量，而且还能帮助你预防慢性疾病，避免慢性疾病的发生。

像每个医生一样，我能告诉你如何处理许多特殊的问题，我也能告诉你如何改善你的健康。我非常愿意这样做，因为这样做会使你更加信任我，更加想让我帮助你解决问题。作为一个医疗服务提供者，我更愿意指导你，使你能够为自己创造出更加富足、更加完美的生活。这样，麻烦就会远离你，你自己也能够解决遇到的一些小问题。但是，这不是说你遇到任何健康问题都不需要专业医务人员的帮助，我只是在说，如果你理解并且能按照某些特定的规则去做，就会减少你对医疗体系所提供的医疗服务的依赖。因为现在医疗体系主要是治疗身体不适、病痛和疾病，而不是为你创造健康。

第一章主要讲了如何看待健康危机，并清楚地叙述了导致医疗保健体系不成功的重要原因：关于健康的态度。一旦认识到这些不正确态度的存在，我们就能很容易地改变它们，并且会以另外一种方式看待健康，这种方式使我们能够把握住自己的健康。

第二章讲述了治疗病症和治疗罹患病症的患者之间的巨大差别。前者是传统的西方治疗方法；后者是整体健康的治疗方法。如何进行整体治疗，包括怎样获得健康的思维过程、如何看待恢复身体的正常功能和如何进行治疗。

此外，第二章还讲述了影响你健康的三个方面：第一个方面，你提供给身体的原材料（饮食和补充物质）；第二个方面，你的生活方式（包括你面对的压力的大小和你如何对待这些压力以及如何进行身体锻炼）；第三个方面，功能正常的身体。即使你能在前两个方面给自己打个高分，但是，特别是在你生病或受伤以后，以及当你不再利用能够使身体的正常功能得到恢复的医疗保健时，你的健康就会遭到破坏。因为生病和受伤都能改变你的生理机能和正常的身体功能，这些改变会发生在慢性疾病到来之前，它们也许是引发身体过早衰老的一个最重要的原因。这就像你不明白为什么一辆从未维修过的汽车在行驶了3万~5万英里后，会出现故障。这本书主要是通过实施良好的医疗保健措施来修正你的饮食和生活习惯中出现的不良之处。良好的医疗保健主要是解决自身的健康需要，而不用吃药。

在将近30年的医学临床治疗实践中，我亲眼看到了身体在恢复了正常生理机能时出现的神奇反应。当自然的治愈力量起作用时，人体就会恢复健康、人体的生理机能就会得到改善。这种自然的治愈是正常的，而不是什么魔法的作用。相反，鉴别和矫正身体的功能失调，需要深刻地理解实践科学的重要性。每个人运用的科学知识都是一样的，唯一不同的是改善健康时的实践应用。

第三章是开始行动的起点：从这一章，你就可以开始着手创建自己的健康。做法很简单：把每周休闲时间的10%用于健康促进活动。有了功能正常的身体，你就有了健康，并且能创造黄金时间。每周至少用五个小时，你就能延迟逐渐发生的身体衰老和身体功能衰退对生活质量的损害。进行时间投资就等于创造时间：这就像你有计划地为将来的生活进行金钱投资一样。在你的晚年，你需要金钱；难道你不想在晚年拥有健康的身体吗?

把健康放在生活的第一重要位置。首先，要使用你的“内部药剂”。现在就开始实施这项计划，永远不嫌晚，并且越早越好。你为未来生活所积累的收益，也会改善你现在的健康状况和身体功能。

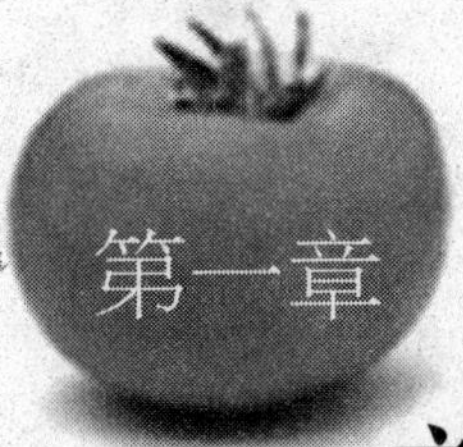

Your Inner Pharmacy
Taking back our wellness

第一章 新景观

第一节　对慢性疾病的认识

传染病已不再是造成世界上人口死亡的主要原因。据世界卫生组织报道，2004 年，世界上身体肥胖的人数（10 亿多人）已多于营养不良的人数（8 亿人）。[1]2005 年，世界卫生组织公开宣布慢性疾病是“全球瘟疫”，据估计，这一年，世界上死亡总人数是 5 800 万人，其中 3 500 万人死于慢性疾病。[2]在美国，慢性疾病是引发人体残疾的主要原因，用于慢性疾病治疗与研究的费用占全国卫生经费的 78%。[3]

在美国，1.25 亿人（几乎占美国总人口的 1/3）患有慢性疾病，例如，心血管疾病、关节炎以及Ⅱ型糖尿病等。并且据估计，到 2020 年，慢性疾病的患病人数将会上升到 1.57 亿人。[4]你、你身边的朋友、你的家人、你的同事很可能都有向慢性疾病发展的趋势，大家的健康状况和生活质量很可能因此而受到威胁。你身体的某些部位将不会像以前那样正常地工作，它们会出现疼痛、断裂甚至完全坏掉。这种后果会让人心情沮丧，但是，这却是生命最真实的一面，这也正是衰老的主要表现。

现在，有一个好消息要告诉大家，这也是本书的重点：有一种选择的确存在着，这种神奇且现实的选择使你能够拥有更加美好的岁月，使你能够拥有 5 年、也许是 10 年、或者是 20 年甚至更长的“黄金时间”。这种选择通常能够延迟、减少慢性疾病的发生。要实现这些目标，仅仅需要你用一种全新的不同的方式，而不是用以前已经养成习惯的、旧有的方式去看待疾病。

你现在乃至未来的生活质量取决于你所做出的选择。其中，一个最关键的选择就是要转变不健康的思想，这些不健康的思想包括反对疾病、害怕疾病。你要改变这种不健康的思想，改变对健康的看法，促进健康、

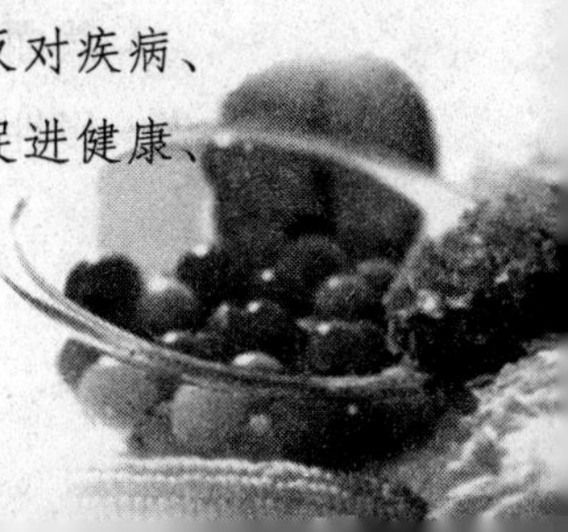

创建健康——从现在开始。

让我们开始吧，首先来看看慢性疾病的本质，看它与急性疾病有着怎样的不同。

从功能障碍到疾病

身体功能障碍逐渐导致了慢性疾病的发生。在学校文化课程的学习过程中，我们学不到这些内容，但是我们却不能否认一些慢性疾病，如关节炎、高血压、胃食道逆流疾病、Ⅱ型糖尿病、冠心病，甚至还有许多癌症，都不是人们突然就会“得上”的。这些疾病发生之前，身体会先出现持续多年的功能障碍，随着时间的流逝，身体的正常功能逐渐衰退。身体状况一旦恶化到一定程度，就出现了我们前面提到的疾病。我们不是患上了这种疾病，而是，当我们的生活方式刺激或触发了位于身体某些特殊部位并且会导致身体虚弱的遗传性易患病因素时，疾病就得以发展，或者说使我们患上了疾病。有些时候，当我们的身体失去了自我调节的能力时，是需要外界进行干预的。

慢性疾病与急性疾病，如肺结核（tuberculosis）病，发病的过程不同。一个人患上肺结核病，实际上是“得到”，是因为身体的免疫系统不能抵御某些特殊细菌的入侵，这些细菌就直接传染给了人体。抗生素对于减轻或消灭急性传染疾病，尤其是细菌传染引起的传染疾病，起到了很重要的作用。

由于通常只有一种治疗可以选择，患上急性疾病的患者就会显得很被动，并且对自己的病患毫不知情。这种传统的治疗方法从本质上讲，是在治疗病症，而不是在治疗患者。通常，在急性疾病发病之前的短暂时期内，如果进行了正确治疗，身体就能够恢复到正常状态或者恢复到发病前期的状态。

然而，如果一个患者患上慢性疾病之后，情况就会大有不同了。首先，慢性疾病很少能够得到治愈。慢性疾病的发病过程是持续的，一个人不会一下子就得病。在做完诊断之后的几年里，他面对的两个选择：是治疗，还是改变生活方式？它们都会直接影响到疾病的发展状况。对于慢性疾病，医生更看重的是人，而不是他所患的病症。医生不仅要分担责任，和患者一起做出决定，而且还要充当老师或教练的另外一种角色。

如果你患上了慢性疾病，不要灰心丧气、甘愿消沉。如果你能教会自己分析：是什么样的身体功能障碍使自己生病，那么你就能改善这些功能，使它们正常工作，从而防止它们进一步恶化，甚至你还能恢复一些已经失去了的正常功能。面对慢性疾病，对于有慢性疾病治疗方面知识的人而言，他们能够取得更好的治疗效果。本书的第二章和第三章将会指导你运用最有效的医疗保健方式，为自己创建出更健康的生活方式。

不合理的饮食或者充满压力的生活会不断地触发这个脆弱的遗传链接，最终使它转变成疾病。换句话说，是身体的功能障碍，最终发展成为了疾病，图 1 – 1 就对这个概念做出了解释。

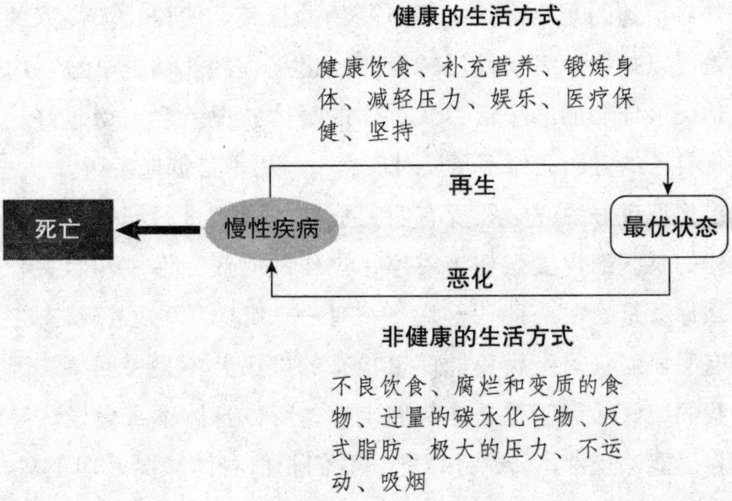

图 1 – 1

健康的生活方式会改变身体的功能，使它向正常——或最佳——的方向转变。健康的生活方式包括有氧的身体锻炼、减轻压力的娱乐活动、

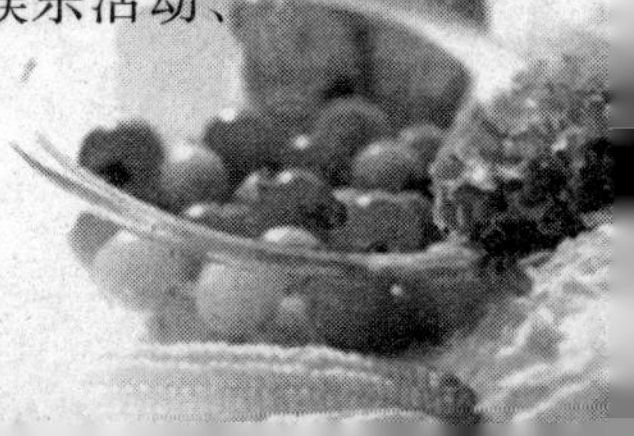

补充营养物质的健康饮食和加强身体薄弱环节的医疗保健。每一种健康的生活方式都能逐渐提高身体的功能。不利于健康的生活方式会使身体功能走向恶化甚至是死亡。在科学技术高度发达的国家，有害健康的生活方式十分常见，如：食用过量的反式脂肪和碳水化合物、饮食缺乏足够的营养、久坐不活动、极大的压力和吸烟等。

因为你有能力改变这些不良的生活方式，所以你有能力创造健康，但同时你也有能力创造疾病。如果已经患上了疾病，你也许会想，现在开始行动是不是太晚了、是不是已无法挽回现状了？如果你还没有生病，你也许会想，现在就开始关心它，是不是太早了？面对这两种情况，你都要问一下自己：改变生活方式能减缓身体衰退的进程吗？能终止身体衰退的进程，能让身体状况有所好转吗？能扭转身体衰退的局面，消除身体受到的伤害吗？

如果你确信能够实现上面所提及的任何一个问题，那么就表明你已经向长寿迈出了一大步，你已经正在提高自己的生活质量，并且减少了自己对外界干预的需要，减少了对药物的依赖。值得让人高兴的是，我们通常是可以减缓、终止或扭转身体衰退进程的。你越早地运用能够促进身体达到最佳功能的生活方式，你的身体状况就会变得越好。你的目标是实现自己的健康，而不是反对疾病——更不是创造疾病。

如果你把良好的健康和没有明显症状的疾病进行同等看待的话，如果当身体的某些部位受到伤害或停止工作的时候，你才开始关心健康问题，那么你就是处在一种“健康——对——疾病”的思想状态之中。但是，没有明显症状的疾病和最理想状态的健康并不是一回事。因为身体内部为我们编好的程序就是让我们生存，所以身体本身会设法寻求一些方式使自己能够正常运转，并以此让我们相信身体状况一切正常。但是，尽管我们的身体有适应不利环境的能力，但这种持续的适应状态经常会使我们付出巨大的、看不见的代价。

当你渐渐明白良好的健康不仅仅是身体没有出现任何病症，而且是身体处于最佳功能的健康状态时，你就会开始以一种不同的态度来看待自己的健康问题了：你将会看到健康与否是通过正常功能与功能障碍的对比来体现的；健康程度是通过日常表现、工作效率和时时刻刻的感觉体现出来。

温馨提示

实际上，通过日常生活，你完全可以延迟、减少得慢性疾病的概率，有时甚至可以彻底消除发生慢性疾病的可能性。是的，每个人都有自己的遗传设计，但是你做的任何事情都不会白做，你会得到回报的。健康的生活方式和良好的保健以及拥有一个功能正常的身体，确实能够减缓衰老的进程，延迟并减轻慢性疾病的发生。

生活综合征

在全球，美国人均医疗保健费用最高，并且美国人的平均寿命和婴儿死亡率等指标，与世界其他28个工业化国家相比占到第10位或者它的位置更加靠后。[5]用于健康医疗的经费少，就会导致健康卫生水平差，就会引起大量的、急速增长的健康卫生问题，并且大部分此类健康问题导致了早期慢性疾病的发生和增长。

健康知识普及

2004年《美国医学会杂志》（Journal of the American Medical Association）的报告标题是《在美国，引起死亡的真实原因，2000》

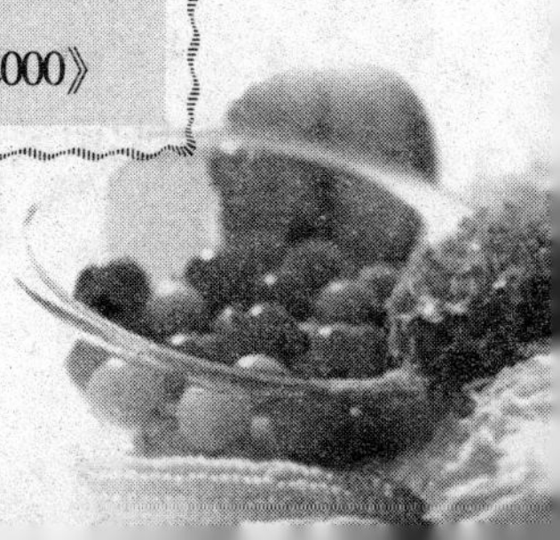

（“The Actual Causes of Death in the United States，2000”），这个报告对可以改变的行为风险因素做了相关的调查研究。研究结果表明：尽管吸烟是导致人类死亡的主要原因，但是饮食结构不合理和长期不运动是导致死亡的另外两个仅次于吸烟的重要因素，也许不久以后，饮食结构不合理和不运动会成为死亡的最主要的原因。[6]

我们经常认为疾病是健康状况的过度衰退所导致的，是从我们自己的生活方式中就可以预测到结果的。这里有个医学术语——生活综合征（lifestyle syndrome），它的定义是：“由于吸收太多热量，吸收太多的饱和脂肪、钠和酒精，没有消耗足够的热量（不活动、缺乏锻炼），吸烟或待在吸烟环境里所引起的疾病和健康状况。生活综合征表现出来的一些症状，除了高血压还包括：新陈代谢综合征（metabolic syndrome）、肥胖（obisity）、血脂异常（dyslipidemia）（胆固醇和其他脂肪失衡）、心血管病、癌症、骨关节炎、抑郁症、性功能障碍和Ⅱ型糖尿病。”[7]

生活综合征来源于西方，西方文化追求及时享乐、及时放松、不顾后果，并且认为在这个世界上赢一场竞赛比赢一场战争更重要。另外，在学校，我们没有学习到健康准则和健康实践；我们的饮食标准是缺乏营养的食物、精制的食糖、不利于健康的脂肪和人造化学添加剂；我们之所以没有明确地向孩子们表明进行体育锻炼和身体活动是重要的，是因为我们没有时间和资金在学校实行有意义的体育教育。所有这些现象，都会极大地影响着你和你所爱的人的生命，也会对未来的医疗费用产生巨大的影响。发展了20多个世纪的医学方法和制药方法，造就了人们对健康的态度。1964年，一个具有历史意义的事件是一种化学药品——β受体阻滞剂（beta-blocker）的发现。β受体阻滞剂，能阻滞人体内肾上腺素的分泌，对控制血压升高非常有效。因此血压升高也叫高血压，会引起中风（在美国，是导致死亡的第三大常见原因），β受体阻滞剂被看做是治愈高血压的天赐之物。

但是这个奇迹渐渐地失去了其神秘的色彩，主要是因为数百万的人能够人为地降低血压，并且不管患高血压的真正原因到底是什么。为何肾上腺会分泌那么多使血压升高的激素？我们怎样才能使肾上腺功能正常？然而，人们对于这些看似合乎逻辑的问题却并没有马上找到答案。

40 年以后，我们不再问这些问题。如果经诊断你患上了高血压，你很可能会定期地服用一些药片，用它来阻止身体分泌过量的激素，你也许从来不会先想一想导致这些问题发生的生活方式是什么。

你是否通过改变生活方式因素来解决高血压的问题，如喝多少水、吃多少盐、吸收多少矿物质、摄入多少咖啡因、进行多少锻炼，并且采取哪些措施来降低或消除压力，从而使肾上腺素分泌恢复到正常水平？

当然，药物治疗很简单，但是有一点，你必须支付药费。拒绝解决、改善至关重要的生活方式因素，到头来会使你容易感染上其他慢性衰退疾病。具有讽刺意味的是，神奇的β受体阻滞剂和其他药物使我们很少注意不良生活方式的影响，并且为我们制造了一个功能衰退和功能失调的定时炸弹，它不仅仅威胁着我们未来的健康，而且还威胁着人类健康的整体水平，威胁着当今社会的繁荣昌盛。

我们能够用药物医治疾病，这促使我们更加广泛地使用和依赖医药品去治疗和控制由于生活综合征所引起的身心功能失调和因此而出现的病症。有人认为长期服用降低胆固醇的药物没有副作用，这可能吗？如果你现在正服用这种药物，你认识到你是否正在参与一项长期的调查研究？当联系到自身遗传的独特性时，许多药品的全部药效和潜在的副作用以及它们与你服用的其他药品之间会发生怎样的相互作用？这些目前都是未知的。改正不适当的生活方式，与解决可能已经引起胆固醇升高的身体内部潜在的功能故障是同样重要，同样会使你的身体更加健康。

当你设想，有一天科学技术会使我们发明一些治疗方法，能消除有害健康的生活方式所导致的不可避免的损害时，请不要忽略最佳目标：在不完全消除对药物需要的情况下，减少、延迟并降低对药物的需求和依赖。

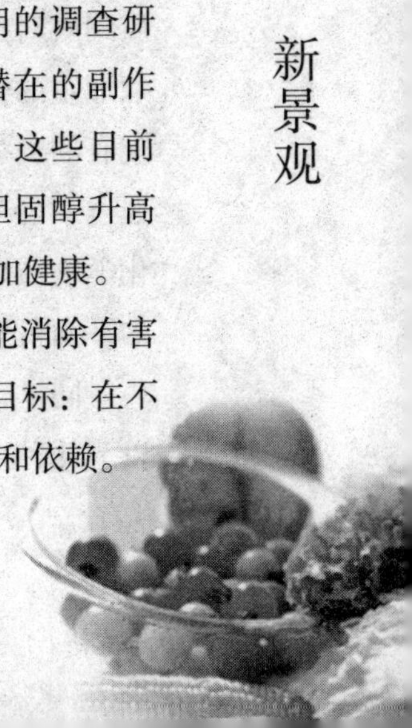

你的“内部药剂”

健康知识普及

人类的身体有一个显著的功能就是自我调节。它会不断分泌出大量的化学物质，这些化学物质能够控制心率、血压、血糖和脂肪水平以及消化、炎症、呼吸道扩张等数千种功能。有些化学物质很稳定，有些却不稳定。不同化学物质之间的平衡作用会使你感到兴奋、焦虑或者疲乏、瞌睡、消沉。

你的身体每时每刻都在通过控制每一种化学物质的分泌、使用和分解，保持着极其复杂的平衡状态。例如，如果你的病症和一种特殊的化学物质有关，那么就可能是这种化学物质分泌过量。你的身体分泌这种化学物质太多或者分解这种化学物质太少，这就说明你的身体没有完全利用它，没有把它转化成另外一种能保持身体正常功能所必需的化学物质。

当身体产生有益化学物质，即便它本来对身体是有益的，但如果过量的话也会变成对身体有害的物质。事实上，我们无法严格区分化学物质到底对身体有益还是有害。例如，如果身体长时间分泌过量的促使炎症加重的化学物质、通过隔离局部感染挽救生命的化学物质，就会刺激现有的炎症。这些相同性质的促炎化学物质与身体分泌抗炎化学物质，通过“斗争”最终达到平衡稳定的状态。缺少抗炎化学物质会导致促炎化学物质增多，引起身体发生的炎症增多，这就是身体分泌的化学物质的平衡机理。

同样，如果你的身体出现了缺少某种特殊化学物质的症状，那么有以下几种可能性存在。一是负责分泌化学物质的组织或腺体出现了问题。

可能是因为它没有接收到身体另一个部位或另一个身体机能的适当的刺激，因而缺乏活力。例如，甲状腺不能正常活动，是因为缺少脑下垂体的刺激或者因为腺体被多年过度使用而变得衰弱，例如，由于食用高浓度的糖，人到20岁时，胰腺就已经分泌完一生所需用的胰岛素。另外，如果你的身体多年都处在化学物质分泌过量的状态下，它就会对正常数量范围内的化学物质没有任何反应。食用过量的高浓度的糖会刺激胰腺产生过量的胰岛素，最终会使身体对现有的胰岛素没有反应或反应迟钝。衰弱的胰腺无力保持自身的正常活动或者身体无力对正常数量的胰岛素做出反应，这样就会出现成人糖尿病（Ⅱ型糖尿病）。这就是“内部药剂”失衡所造成的后果。

身体缺乏化学物质是因为缺少构成这种物质的化学基本构件（chemical building blocks），通常是因为质量较差的饮食或者不良的生活方式所需要的化学物质多于身体正常分泌的化学物质。后面的章节将会讲述常见的高度紧张（high - adrenaling style）的生活方式，肾上腺不仅需要很多特殊的营养物质来维持它的正常活动，并且长期过度的活动会使肾上腺衰竭，导致化学物质的进一步缺乏。

身体“内部药剂”的另一个重要方面是身体可以分泌有益的化学物质，也可以分泌有害的化学物质，尽管大部分“有害”化学物质实际是“有益”化学物质，当这些“有益”的化学物质分泌过量时，就变成“有害”的化学物质了。例如，胆固醇（cholesterol）本来就不是有害的化学物质。功能正常的身体利用胆固醇分泌睾丸激素（testosterone）、雌激素（estrogen）、黄体酮（progesterone）、醛固酮（aldosterone）、皮质醇（cortisol）和其他重要的激素。人们认为胆固醇是有害的，只因为它是引发心脏病的主要原因。但是，一个功能良好的身体，再加上健康的饮食，是不会分泌出过量的胆固醇的，因为正常的身体完全可以用完本身分泌的适量的胆固醇和其他必需的化学物质。换句话说，身体里有一个内置的相互制衡的系统，它可以维护你的健康。但是，有害健康的生活方式会使你的身体失去神奇的自我调节能力。

总之，你的身体保持着一种极其复杂的平衡，这种平衡主要是以你所提供的原材料和原材料成分所产生的“内部药剂”为基础。身体出现症状，如胃酸减少或者有害健康的生活方式，都会打乱这种平衡，导致一系列问题的产生，致使化学物质极度不平衡。持续出现的化学物质不平衡状态，如果没有得到及时解决的话，就会进一步恶化，变得更加复杂，最终变成我们所说的慢性疾病。是的，几乎每一种慢性疾病，至少是一部分慢性疾病都是由于你身体内部的化学物质不平衡所造成的。当“内部药剂”不能维持这种平衡的时候，你的身体就失去了控制自己保持一种健康状态的能力。

健康知识普及

有大量的选择可以帮助你恢复身体的正常功能、使你的身体状态和生活方式达到平衡，从而，使你的“内部药剂”产生出更多的有益化学物质来进行自身调节，保持你的健康。另一个选择是“外部药剂”。但是，即使不平衡已经出现了，并且你使用药物调节这种不平衡已经很长时间了，如果你让现有的身体正常功能更好发挥作用的话，也会有利于你的健康。

“剑齿虎”的攻击

“战或逃”的本能反应是基础生物学课程里，经常用来描述人体面对紧急状况时所做出的反应。这样的情节开始常常用来描述人类的祖先在面对危险时的反应，几百万年以前，当他们静静地围坐在洞穴里时，突然受到了剑齿虎的攻击。

老虎的威胁刺激了祖先们的神经系统和内分泌（神经内分泌）系统。在这个紧急时刻，他们不会考虑各种逃跑的途径，也不会去想他们下一周将会吃什么，他们想的是自己的葬身之地难道就是虎腹？他们做出反应，肾上腺素立即迅速涌向了整个身体，使身体的能量和功能转到应对当前危急情况、求得生存的紧急状态。

直接的表现为心率加快、血压升高、血糖增高、支气管扩张（气管扩张）、瞳孔扩大、注意力提高。身体首先从日常的功能状态，如消化和能量储存状态，转向动用所有储存的能量来帮助自身获得生存的状态。

然而，这样的生存机制正常发挥作用时，有自己的时间和地点。假设你的生活是这样的：你一天之内被“剑齿虎”攻击好几次，并且持续很多年。你一定会专注于目前所面临的生存机制问题，这个生存机制会容许你在受到攻击时，选择抵抗还是选择逃跑。

也许你每天仍然在活动，但是你的身体却做了一项巨大的交易。因为在紧急情况下，你的身体使用的生存机制都是一样的，它们将会加速你的衰老，并且耗尽你为将来储存的能量。频繁地或者是不断地激活这些生存机制，能够引起五种慢性疾病发生：心脏病、高血压、糖尿病、哮喘（asthma）和心境障碍（mood disorders），这五种慢性疾病同样会使你失去健康。还有许多常见的症状，如心痛和消化不良、胆固醇升高、疲劳、焦虑、抑郁、关节炎和发炎性疾病，我们可以直接地感知它们，它们是对应激反应过度的表现。据美国国家疾病控制中心（The U. S national Centers for Disease Control）估计，找医生看病的90%的患者，他们的症状都与压力有关。[8]

在21世纪，“剑齿虎”以各种方式存活着，它也许会活吞了你，但并不是一口把你吞下，而是一小口一小口地慢慢咬你。你的身体对你身后的司机按喇叭时所做出的反应就像你的祖先面对老虎时做出的反应一样。在日常生活中不论遇到挫折或失败，还是突如其来的带有巨大轰击性的消息（大多数是坏消息），你的生存机制对它们所做出的反应就像你受到了老虎的攻击一样。没有营养成分的食物产生的化学物质与精制食糖、反式脂肪和化学添加剂聚积在一起影响着你的身体，它们就像一只袭击你的老虎。

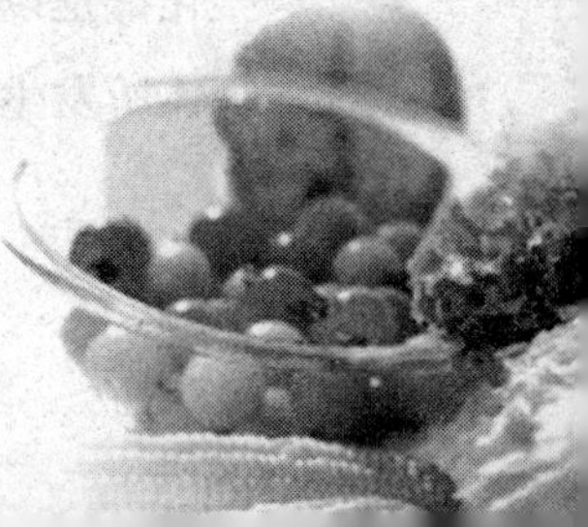

温馨提示

> “剑齿虎”频繁的攻击不仅有损你的健康、扭曲你看待事物的方法，而且还会改变你处理事物的积极性、最终改变你的整个生活。当“老虎”攻击你的时候，你会不由自主地改变处理事物的重点。这是因为身体内部已经预先编排好的程序反应促使你这样做，不管你愿不愿意。“老虎”触发了影响你神经系统的化学物质反应，改变了你的时间观念，并且限制了你对未来做出合乎逻辑、切合实际的计划的能力。由于你承受着巨大压力，并且要尽力去抵消它，也许你就没有办法想清楚在自己的一生当中真正最重要的到底是什么。受到“剑齿虎”的频繁攻击，不仅会限制你做出选择和做出决定的能力，并且会缩短你的寿命，降低你的生活质量。加强本能生存行为是以你的本性为代价的。

图1－2表明了人体面对压力做出的即时反应，不管这个压力的施加者是“剑齿虎”，还是一个小时的路程。

“剑齿虎”——→人

即时反应	血压上升	心率加快	呼吸急促，气管扩张	消化受阻		血糖升高	炎症加重	专注程度提高

图1－2　你的“内部药剂”对“剑齿虎”的攻击所做出的即时反应

当你的身体对“剑齿虎”的攻击做出反应时，每一次不知不觉的变化都是以你的“内部药剂”所产生的化学物质为基础的。对于压力，身体所发生的一些反应不是立即的，而是到最后一刻才表现出来，这就是

图 1－3 表明的“延迟反应”。

“剑齿虎” ——→ 人

即时反应	血压上升	心率加快	呼吸急促，气管扩张	消化受阻		血糖升高	炎症加重	专注程度提高
延迟反应	凝血增加	血脂增加			免疫力提高			焦虑

图 1－3　你的“内部药剂”对“剑齿虎”的攻击所做出的延迟反应

接下来，你能看到图 1－4 下方的“延长反应”中，延长刺激应激反应（生活综合征）是如何造成身体失调和身体破坏的。慢性疾病的发生是由于你的“内部药剂”长期受到刺激而产生许多有害的化学物质或者过量地产生某些化学物质。实际上，五种高发慢性疾病（高血压、心脏病、哮喘、糖尿病和心境障碍）都与频繁地刺激身体的应激反应有直接的关系。这种持续不断的压力会侵蚀身体的自我调节能力，健康的身体就会出现疾病。身体的部位或机制被损坏后，加上遗传的薄弱环节影响，决定了你首先会患上哪种慢性病。对有些人来说会发生消化系统疾病；对有些人来说也许是心脏和血管系统疾病或者是关节疾病。

在延长反应的刺激应激反应期间，你身体的某些机制会衰竭，最终会引起与最初反应相反的症状。例如，当“内部药剂”不能保持足量的肾上腺素，就会出现抑郁症；或者当皮质醇（肾上腺在应激反应过程中产生的一种激素）分泌过量时，它就会抑制或削弱免疫系统，使你更易患病；或者当身体不能承受应激性支气管扩张或者气管扩张时就会引起哮喘。

“剑齿虎” ——→ 人

即时反应	血压上升	心率加快	呼吸急促，气管扩张	消化受阻		血糖升高	炎症加重	专注程度提高
延迟反应	凝血增加	血脂增加	呼吸急促，气管扩张	消化受阻	免疫力提高			焦虑
延长反应	血压升高，血管斑块增加，心脏病，脑血管病，中风	哮喘，慢性呼吸系统疾病	胃灼热，胃食道逆流病	免疫抑制，慢性疾病，流感，疲劳，肺炎	糖尿病，胰岛素抵抗	任何发炎症状，关节炎	焦虑，抑郁，心境障碍	

图 1－4　你的“内部药剂”对“剑齿虎”攻击做出的延长反应

在科学技术高度发达的国家，日常生活中出现的疾病都是因为身体内部系统出现问题而引起的。我们的生活方式，包括一些根深蒂固的文化习惯，也可能危及我们的健康和幸福。这就出现了一些明显的问题，其中最显著的一个问题是：从这里出发，我们该走向何方？

然而，在解决这个问题之前，让我们看一下医疗系统存在的严重的问题：西方医学是如何治疗慢性疾病的。西方医学试图使用 20 世纪出现的治愈急性传染病的古老方法来治疗新出现的到处蔓延的慢性疾病。图 1－5显示了古老的治疗方法，其中列出了控制和治疗延长反应的药物疗法，换句话说，列出了治疗慢性疾病症状的药物疗法。但是，请不要忘记，这些症状和疾病本身是“内部药剂”失衡所引起的。是身体遭到许多“剑齿虎”过度频繁刺激的结果。药物治疗几乎不可能抑制造成这种失衡所出现的根源。

当然，一旦身体不能进行自我调节，一种有效的方法就是对疾病进行治疗，并且对慢性疾病的治疗也很重要。然而，当慢性疾病成为我们的第一大健康问题时，当大部分健康问题是自己的生活综合征所导致的结果时，就表明到了我们应该用新的方法来治疗健康问题的时候了，这种新方法不仅能够治疗健康问题，而且还能预防不健康问题的产生。

驯服“剑齿虎”

治疗慢性疾病的整体方法很简单：要治疗生病的人而不是治疗疾病本身。

“剑齿虎” ——→ 人

即时反应	血压上升	心率加快	呼吸急促，气管扩张	消化受阻		血糖升高	炎症加重	专注程度提高
延迟反应	凝血增加	血脂增加			免疫力提高			焦虑
延长反应	血压升高，血管斑块增加，心脏病，脑血管病，中风		哮喘，慢性呼吸系统疾病	胃灼热，胃食道逆流病	免疫抑制，慢性疾病，流感，疲劳，肺炎	糖尿病，胰岛素抵抗	任何发炎症状，关节炎	焦虑，抑郁，心境障碍

图1－5　你的“内部药剂”对“剑齿虎”攻击做出的反应

从语意上讲，治疗人和治疗疾病有很大的不同。治疗人，意味着要改变你的“内部药剂”，使它产生不同类别的化学物质，然后产生不同的治疗效果。这些化学物质是由你的“内部药剂”产生的，并且能够使你的身体功能变得正常，因为身体能控制并且保持使自身达到健康水平的血压、心率、呼吸、消化、免疫功能、血糖、炎症和心境。治疗人而不是治疗疾病，有着巨大的潜在治疗力量，能改善你的健康、帮助你防御、

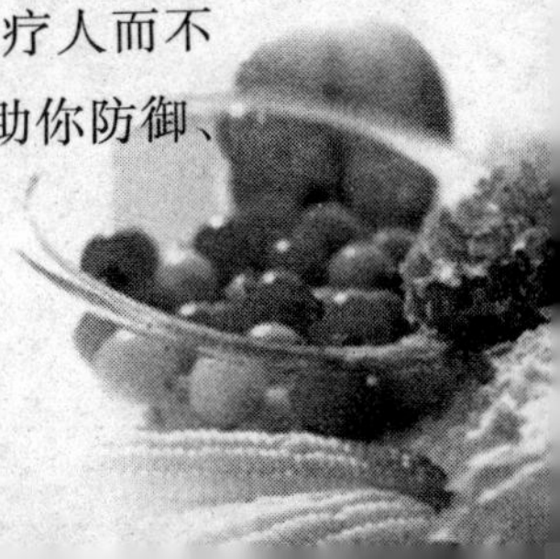

躲避疾病。也许这种治疗方式看起来很容易，但是它却是一种必要的治疗方法，它会使我们拥有绵长、持久和健康的生命。

就你本人而言，对人进行治疗是什么意思？它意味着你和你的医生要共同分担责任，对你的身体进行治疗。是你，而不是你的医生，要发挥积极的主导作用，去创造和保持自己的健康（在第二章和第三章提供了一些帮助你选择和实施行动的建议）。

健康知识普及

治疗人时有三个方面是最重要的：

1. 原材料

良好的饮食（包括补充营养，如补充维生素等）可以为你的“内部药剂”提供所需的原材料，这些原材料可以产生有益的化学物质，可以使受到损害、变得疲劳的器官重新康复。并且良好的饮食可以消除食物过敏症状。

2. 健康的生活方式

包括锻炼，尤其是有氧锻炼，能把有益的脂肪转化成能量和抗炎症化学物质。健康的生活方式也包括娱乐和其他减少压力的方式，如瑜伽，它可以减少来自生活中的“剑齿虎”对你的威胁。还有艺术研究，培养对艺术的兴趣，也可以刺激你的大脑。你的生活方式——怎样利用你的身体——决定着你的“内部药剂”将利用你所提供的原材料来做什么样的工作。

3. 医疗保健和身体保养

你的目标是维护身体的正常功能。你选择的医疗保健决定了你的“内部药剂”利用你所提供的原材料来做什么样的工作。这就意味着使用有效的医疗保健方法恢复和维护身体的正常功能是非常重要的。例如：

● 脊椎指压治疗法（Chiropractic treatment）和良好的健康计划可以矫正身体功能失调和功能障碍，可以使你的脊椎和神经系统保持健康。

● 应用运动可以矫正你的脚、膝、骨盆、横膈膜（它可以增加供给大脑和组织的氧分子）的功能，并且可以复原损坏或疲劳的器官。

● 颅骶骨治疗法（Craniosacral treatment）可以刺激你的副交感神经的神经系统。

● 针灸疗法（Acupuncture）可以促进你的电磁能量平衡和协调。

● 神经情感术（Neuro Emotional Technique）本着有益于健康的目的，可以重新调整你的情感和谐性。

● 自然疗法（Naturopathy）和顺势疗法（homeopathy）。

● 按摩（Massage）和其他触摸疗法（other bodywork）。

压力永远是无处不在的。但是，一个重要的概念是压力并不都是有害的。少量的、适度的压力可以刺激身体功能的发挥、提升身体的活力、提高身体的创造力，是有利于健康的。汉斯·塞里（Hans Selye）——应激理论的研究者和先驱，他对有益应激，也叫做利压（eustress）和会给身体造成破坏的过量压力（excess stress），或者叫痛苦（distress）进行了区别。关于利压的例子可以联想到目标或最后期限，它会强迫你把全部注意力都放在这个目标上。利压可以使健康的身体和心态变得更加健康。然而，多年积累的痛苦可以摧毁健康的身体、削弱你的精神力量。

你的目标不是消灭“剑齿虎”而是驯服它，降低它的杀伤力。你可以通过增强自己的实力而免受“剑齿虎”的攻击。上面提到的一些方法，如瑜伽、艺术研究或者按摩都能使你变得更加健康。面对同一种压力，一个头脑镇静、精力集中、身体健康的人受到它的影响会很小，但是一

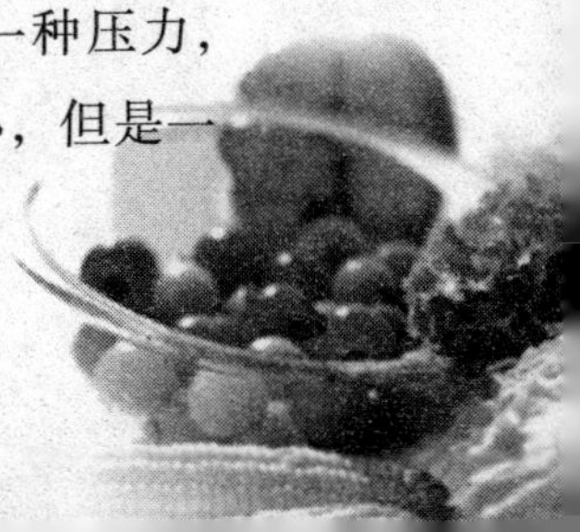

个精神痛苦、身体疲惫、饮食不规律的人受到压力的影响就会很大，压力会使他变得心烦意乱。

你的另一个目标是减少出现在你生活中的“剑齿虎”的数量，减少它们对你的频繁袭击。过量的碳水化合物、咖啡因、酒精、反式脂肪和其他有害饮食，就像是一只只等着随时袭击你的“剑齿虎”，你的身体要时时警惕它们。由此可见，均衡的饮食可以减少你的“内部药剂”所必须面对的“剑齿虎”的数量。

正如前面所叙述的那样，通过进行运动、锻炼、使用西药和补充与替代医学（complementary or alternative medicine，CAM）的综合疗法可以改善你的身体功能，因此你可以通过这些方法很自然地消除现有的压力。

值得一提的是，这种新的健康疗法是针对你，而不是针对你所患的疾病。你可以改变你的“内部药剂”，使它产生极少的有害的化学物质，产生更多的有益的化学物质，这会使你的身体受益。这表明你现有的、令人烦恼的症状有可能得到减轻，也表明你已经朝着减少其他症状发生的方向迈出了正确的一步，还表明你延迟了所有慢性疾病发生的时间。

治疗患者得到的结果和治疗疾病得到的结果是不同的。治疗患者主要是预防和获得健康。补充与替代医学在道理上强调健康性和整体性。现在，人们已经广泛地接受了保险业务，并且保险公司的数量也在逐渐增多，人们要为保险公司的服务付费——不是因为它能有效治疗身体疾病，而是因为它常会以意想不到的第二种方式帮助人们。

治疗胃病通常会改善人的关节疾病，会缓解人的疲劳症状。因为身体处于失衡状态，就可能会发生胃痛、疲劳和关节疼痛等症状。然而一些慢性疾病，如骨关节炎，人们通常把它看成人体衰老过程中出现的正常问题。改善你的健康可以延缓或推迟这些疾病的发生，甚至能减少它们给身体所带来的破坏。事实上，许多成年人疾病，如糖尿病，现在这种病的发病时间正在向年轻化发展，许多年轻人甚至是儿童都患上了糖尿病。

当然，不是说我们选用健康的整体治疗，就放弃了传统西方医学的

(traditional Western medicine) 治疗方式。我们健康的整体治疗是对人的治疗，而不是单单对疾病的治疗，是改善人的整体健康的一种方式。治疗患病的人的过程也就是控制病症、维护患者安全和健康的过程。当然，如果状况恶化到身体已不能再进行自我调节的程度的时候，就必须要采取药物治疗了。

一方面，如果你已经通过服药来控制疾病，那就把上述方法作为辅助性治疗手段，然后进行整体治疗，而不要仅仅治疗你的病症。另一方面，如果你相当健康，也没有慢性疾病，那么你可以寻找一种整体治疗的医疗保健方法，而不是只治疗你的病症，这是一项明智之举。如果到了必须使用药物治疗的时候，再使用传统的西方医学方法，是非常正确的。

如果你是一位癌症患者，能及早地发现病情，再加上高端精密的药物治疗，你很有可能会活到明年。尽管生活方式综合病症会引发许多种癌症，但是任何一次严重急性病发生或身体受到伤害时，身体都会用一种方式来吸引我们的注意，并且使我们再次把健康问题放在首位。如果你已经征服了癌症，你就可以使用这本书里描述的更加全面的方法，去积极地重新建造你的健康。这本书的主要目的是关注身体的整体健康。

温馨提示

不关注健康和积极地创建健康，这两种态度是截然不同的。许多人没有采取任何行动是因为他们不知道该做些什么；还有些人了解一些健康问题，但是没有行动，是因为他们没有方法或不愿参与。让我们继续提高你的健康水平，并不是因为这是你必须做的，而是因为它是你创建生活和“黄金时间”的唯一选择，也是你尽情享受它们的现实选择。

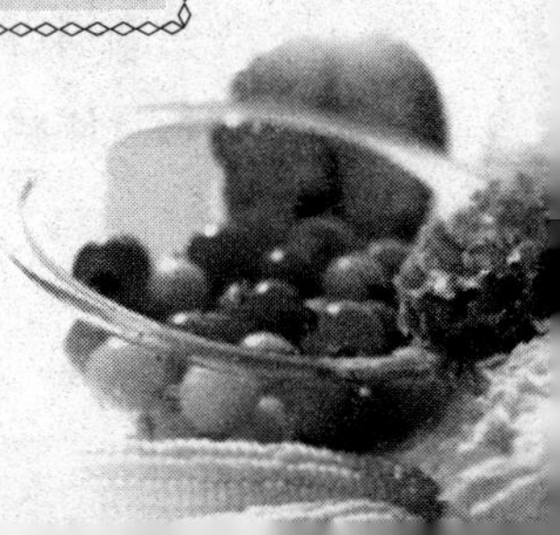

第二节　对健康的认识

创造健康比创造疾病更容易。从出生那一刻起，你就已经开始创造不同的健康和疾病了，因此，创造健康绝对不是新的计划也不是陌生的计划。创造健康就是加强实施某些自然的促进健康的活动，停止其他具有破坏性的、能够引发疾病的有害活动。创造健康就是问一些正确的问题，这些问题是关于如何修复和保持身体良好的功能和如何使你的日常生活方式能滋养和维护身体健康及精神健康的。

创造健康与创造疾病

你正在创造健康和疾病。在每个瞬间，你都会通过自己的生活方式表现出自身的遗传特点。此时，“内部药剂”正在产生有益的和有害的化学物质，产生这些化学物质跟你的遗传基因、加强对遗传基因的保护以及阻止那些使你发病的遗传基因等因素有关。“你所做的一切”包括你已经吃进去的东西（你吃东西，是为了使你的“内部药剂”产生有益的化学物质），构成了你的身体产生化学物质的原材料，身体可以利用这些原材料产生激素、酶、神经传递素，减少促炎性的化学物质。“你所做的一切”还包括身体、思想和情感的活动（比如，你什么时候进行锻炼和怎样进行锻炼，都是不同的），它们与你为了维持和推动生命正常运转所进行的锻炼、身体产生的化学物质、脂肪和糖的燃烧比率有关。

所有这些情况不仅决定了你目前的生活质量而且还决定了你的身体受到损害的程度。对大多数人来说，自身导致的身体部位的大部分损伤是身体状况恶化、身体衰老和身体功能过早衰退的主要原因。我们吃什么、我们怎样活动、我们怎样思考和感觉、我们怎样锻炼身体，决定着身体产生较多的某些化学物质、较少的其他化学物质，决定着我们现在的生活质量和工作效率以及我们希望享受的未来的生活质量和工作效率——这与我们已经有了美好的未来大不相同。我们处理生活中不可避免的压力源或者对这些压力源置之不理，都会影响到我们的身体：不但会直接影响到神经传递的速度（我们相应的情绪和意识状态），而且还能够完全影响炎症发生的严重程度。是的，在这个特别时刻你积极地锻造了自己的健康命运。

具有讽刺意味的是，你像大部分人那样认为为自己创造健康命运的过程是可望而不可即的。但是，这也许是你一生中所做的最重要的工作。不幸的是，大部分人一般是在突然害怕失去健康的时候，才会注意到健康或者是在出现某些病症的时候——胸部出现肿块或者膝盖僵硬，才会注意到健康。当疾病显现的时候，我们也许会被吓得大汗淋漓，会担心这是否意味着不祥、我们是否应该行动起来，而不是徒劳地逼迫自己不去想它。如果病症会使我们大惊失色，我们也许会对它进行调查研究。我们仅仅在焦虑的时候，才会想到自己良好的健康行为，例如，改善我们的饮食、增加锻炼的强度或者改掉一些坏习惯。如果症状很轻或者完全消失了，我们会轻叹一口气，又回到了原有的习惯和生活方式当中。这是一个悲剧，威胁生命的疾病不出现，改善健康的计划就永远不会被实施。

大多数人从来没有专门学习过如何看待健康，我们在学校和公司里都没有学过。然而，大多数人都曾经被强迫地接受过要正式看待疾病的教育，但很少有人被强迫地接受过要郑重其事地看待健康的教育。不管是你自己还是你爱的人得了病，疾病带来的威胁的确能够引起你对健康价值的关注。人们总是在不能挽救生命的时候，才会唤醒自己对健康价值的重视。如果健康是可以挽救的，如果每个人都能更早地把健康放在第一位，我们就不需要付出大量的时间和大量的金钱来保持更高的生命质量了。

没有人刚出生就有权威部门颁发的保证书，为他的身体的每个部位担保100年或者是有一本定期维护健康的指导手册。我们正是因为身体的

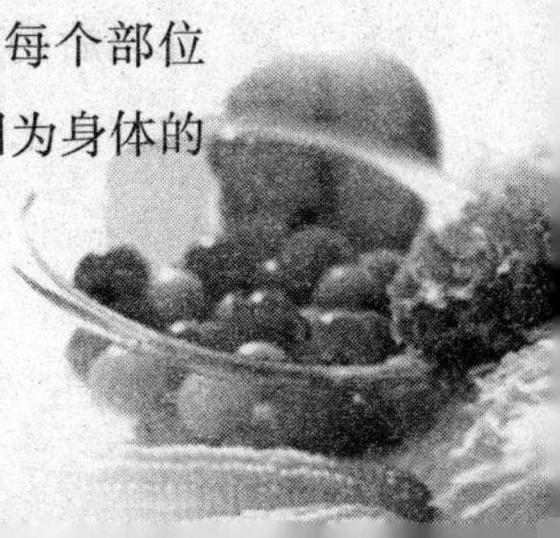

许多部位缺少适当的保养，才会出现功能失调或者过早衰退的现象。当这些身体部位发生疾病时，就需要使用药物进行治疗，甚至借助手术进行切除或者更换。这种现象就像是一种文化，我们放弃了对自己的健康所承担的责任，却持有一种普遍的想法，认为政府、私人保险和医疗体系应该为我们负责，应该为我们提供解决方案，而不去反省自己有没有关心和维护过自己一生的健康。

一个更有效的方式是承担起自己的健康责任，只要建立一种健康的生活方式和工作方式，就能提高身体各个部位的功能，使它达到最佳状态。许多人似乎明白消费品领域，如汽车、厨房用具、计算机或音响系统所使用的最佳功能概念，但是，这些概念与我们用来描述身体的最佳功能概念却有所不同。

温馨提示

人的一生，最宝贵的资源就是健康。它给我们机会去体验生活、享受生活，去爱别人和获得别人的爱。我们每个人未来的安全不仅仅来自于存在银行的金钱，还来自于身体感觉良好和精神感觉良好的健康状态。金钱是无法买到持久健康所带来的安全的。

我们年轻的时候，时间似乎是无限的，但是，在某个时刻，时间会被列在我们最有价值“财产”的名单之首。我们都想拥有更多的时间。但是，金钱无法买到时间，你怎样才能获得更多的时间呢？道理很简单：“买”的一个定义是：“在交易中获取某物。”在买时间的交易中，主要是关注你的健康、健康的生活方式、使用医疗保健资源、长期优化你身体各个部位的功能。这样你就可以获得时间和健康、可以投资时间和健康，在以后的日子里，还可以体验时间和健康。

人来到这个世界，从婴儿到少年，他始终保持活动。当我们每个人开始探索这个世界的时候，身体就会很自然地进行运动。我们天生就会动、爬、走、跑！然而，从某些时刻开始，我们的活动会越来越少。有些人会说因为我们年纪大了，就不愿意活动了。事实是，我们衰老的快是因为我们停止了运动和探索。发生生活综合征最大的一个因素是缺乏用减轻压力的活动（如，开玩笑等）来消除现代生活带给我们的压力。健康的生活就是一种充满消遣、娱乐和运动的生活方式。

拥有健康的晚年无须你制定一个完美的生活方式。有人问一位充满活力的99岁老人长寿的秘诀是什么。他的回答是："做任何事情都要适度——不要有太多异想天开的想法。"每周每天都做一件事情，比你每周只做一次这件事情更重要。进行定期的健康促进活动积累起来的有益成果将会帮助你抵消或消灭许多造成疾病发生的危险活动带给你的有害影响。

如果你存钱是为了退休后使用，那表明你期望存款将来为你提供经济方面的帮助，使你能安度晚年。但是，在对许多患者进行的一次非正式调查中，当问那些有足够存款的老年人："什么是最宝贵的？"几乎每个人都这样回答："和家庭、相爱的人生活在美丽的大自然里的那段美好岁月是最宝贵的。"那么，对每个人更重要的也许是每天向"健康晚年"基金投入关心、时间和精力，而不是往退休账户上定期存入金钱。接下来，让我们看一下你对健康晚年的投资是如何创造出"黄金时间"的。

为健康的晚年买到时间

想一下，如果你精力充沛、没有病痛或者你的注意力不被分散，你能够长期集中注意力完成手边要完成的任务，那么，在日常生活中，你的工作效率会有多高。这种状态被称为高"黄金时间"——这不同于你儿童时代的生活状态，那时你有无穷无尽的能量，健康没有受到过任何影响。当神经系统和新陈代谢系统功能正常、身体强健有力的时候，你就能够享受身体处于最佳状态的那段时间，甚至会超出我们开始的期望，

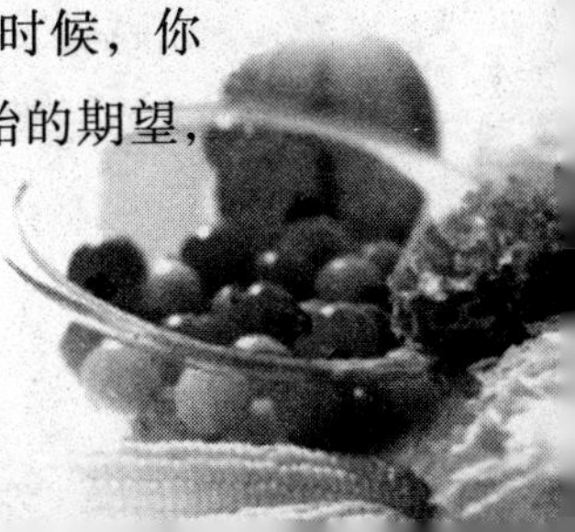

也就是说，你可以创造“黄金时间”。

减少生活危险因素、进行健康促进活动，能够推迟因为年纪变大而引起的身体伤残的发生时间。最近进行了一项研究，对两组平均年龄为68岁的老年人进行了比较分析。第一组老年人进行了身体锻炼、不吸烟，他们的体重指数（body - mass indexes）正常；第二组老年人没有进行身体锻炼、吸烟，因而身体肥胖。两组人因为年纪变大而引起的身体伤残发生的时间比较结果是：生活方式比较健康的第一组人发生身体伤残的时间比第二组人发生身体伤残的时间晚了7.75年。[1]在未来几十年里，因为年纪变大而引起的身体伤残的发生率可能会明显下降，因为减少生活方式的危险因素比任何突然出现的医学奇迹更加能有效阻止身体伤残的发生。再补充一个事实，如果你是一个伤残老人，你的医疗保健平均成本是健康老人的3倍。很明显，我们都对健康的生活方式感兴趣。[2]

健康知识普及

> 早在1948年，创意医学博士和研究者，杰里迈·斯坦姆勒博士（Jeremiah Stamler）证明了危险因素对实验室里动物的影响，并且证明了饮食和心血管疾病之间的联系。[3]因为心脏病是人类的一大杀手，在身体不断衰退的过程中，生活方式就像一个触发器一样激活了危险的遗传因素，炎症加重使危险的遗传因素增加。解决这些变量是至关重要的，因为它们可以通过改变饮食、生活方式来缓和身体的衰退进程、调节身体的正常功能。这是拥有健康晚年所必不可少的，这也许是买到时间、创造时间的唯一方法。

推迟身体功能衰退的发生，可以使你保持一种高质量的生活，从而超越正常生物学规定的老年界限。为生命增加“黄金时间”不再是一个单纯的理论，因为现在这已经成为一个有着详细记载的事实。[4]1980年，斯坦福大学医学院的詹姆士·弗赖斯医学博士（James Fries，M. D.），引用了这样一个短语："扯平生存曲线。"它表明，你的目标是延迟身体伤残发生的时间，长期处于高质量的生活状态中，而不是在健康逐渐衰退的状态中度过后半生。[5]当身体的重要功能垮掉时，死亡就会突然降临，但是多年养成的良好的健康生活方式，会使死亡来的更晚一些。

温馨提示

"生命太短暂，死亡太漫长"形象地描述了人生的衰老过程。你可以把这句话头尾倒置改成"生命长久，死亡短暂"。通过改变生活方式，极力发挥遗传基因带给你的能力，积极利用遗传基因留给你的机会，而不是在身体逐渐衰退的过程中度过后半生或者是在严重伤残的过程中度过生命的最后几十年。

买时间的三种方法

有三种方法可以使你买到更多的时间。

第一种方法，首先要问正确的问题。

当你出现疼痛或某些症状时，不要只是问："我需要吃什么药?"除了这些直白的问题，你还要问自己这样一些问题："身体出现了什么样的问题才引发了这种症状?""是什么样不正当的工作方式或生活方式导致了这些症状的发生?""这些症状可以调整吗?"……你在胃灼热、关节疼、高血压、胆固醇升高、疲劳、焦虑和抑郁的时候，都要问自己这些问题。

使用这种方法，并不表明你不应该注意这些症状或者试图自己进行治疗，你应该问自己或者问医生一些最基本的、合乎逻辑的问题，这意味着你应该对症状的发生和缓减承担起重要的责任。"快帮帮我，给我点药吃，让症状消失"，这对慢性疾病根本不起作用。只有通过健康的生活方式和进行健康促进活动来保养你的身体，使你的“内部药剂”功能正常，才能有效地治疗慢性疾病。只要身体出现的是慢性疾病和对生命没有威胁的病症，我们就有很多机会去改善身体的健康状况并且去创造“黄金时间”。所以，你一定要从问一些正确的问题开始，去解决身体出现的问题。例如，许多关节疼痛的发生就是因为关节出现了力学位移（mechanical misalignment）或者是辅助关节运动的肌肉出现了问题，或者是酸碱失调引起过量的钙沉淀。身体出现了上述症状都是可以医治的。如果你知道问什么样的问题时，你就已经掌握了解决问题的初步方法，你就可以使身体功能变得正常了。

第二种方法是关心和保养你的身体。

如果你像大多数人一样，你可能会对自己的车做的保养多一些，而对自己身体做的保养就少很多。然而，事实上你的身体像车一样也会受到磨损。例如，双脚和脚踝也有“减震器”。当双脚和脚踝的末梢神经，即机械性刺激感受器，在活动正常时，会有助于肌肉功能的正常运行，有助于整个身体达到平衡、协调的状态。如果你的车出了事故，就需要重新调整车轮和悬架。如果不重新调整，车就无法正常地快速行驶，零部件（比如轮胎）出现的磨损就会比车处于正常状态时出现的磨损要快很多。同样，如果不及时治疗发生疾病的身体、不完全治愈经常出现的身体扭伤和损伤，就会导致“减震器”终生受损，膝盖、臀部、脊椎骨的状况会过早地恶化。如果不正确地矫正由于摔倒、受伤、意外事故和不正当的姿势所导致的脊椎和其他关节受伤，就会使身体结构遭到严重破坏，导致神经系统功能衰退，进而导致其无法正常地控制身体的各个部位。健康的晚年是尽可能地保持身体各个部位正常地工作，定期保养你的身体可以实现健康晚年的梦想。甚至是在你没有关注身体保健问题的许多年以后，很多整体健康的专业保健人士，如脊椎指压治疗者、整骨疗法者都可以对你的身体进行专业的矫正，可以使你的身体的功能恢复正常。我们会在下面两章详细讲解这些内容。

身体受伤以后，首先进行积极地治疗是非常重要的，因为没有愈合的扭伤和拉伤会明显地加快衰老的进程。由于“减震器”的减震效果降低、发生了功能障碍，所以关节磨损加重，并且会过早产生衰退，这会使许多人放弃锻炼，因为锻炼对他们而言变成了一种痛苦经历，进行锻炼似乎对身体有害而无益。但是我们一旦放弃锻炼和运动，衰老的过程就会加快。你想在40岁时就发生这样的事情吗？或者是在100岁？进行锻炼的一个最大益处就是横膈膜的活动能加快身体的氧循环过程。如果你想让大脑保持敏捷的思维状态，看一下大脑是不是能定期地从日常锻炼和横膈膜功能正常的身体那里得到更多的氧气。把锻炼作为一种乐趣，定期进行医疗保健，这不但能解决疾病问题，还会促进健康，从而使你的身体功能保持在最佳状态。

第三种方法，要通过健康的生活方式买时间。

健康的生活方式包括合理饮食、补充营养物质（为你的“内部药剂”提供原材料）、锻炼、娱乐和降低压力（这决定着你的“内部药剂”和原材料做什么）。建立健康的生活方式不需要从根本上改变你现在的生活状态。这很容易做到，但是一定要把健康放在第一位。在一生的巨幅图画中，它会为你再次衬托出健康和生命的价值。当你认识到这是唯一能够创造时间的方法时，健康就有了新的意义。

健康计划为未来投资

个人健康和个人财务有很多相似之处。为了得到瞬间的满足，花得比赚得多、大量的贷款和信用卡债务、牺牲了为未来准备的资金……这样的情形和牺牲未来的健康一样：为了现在表面上看起来紧急的状况失去了未来的健康。债务和存款——当谈到健康的时候，你怎样看待它们？

一个健康的计划可以减少你的健康负债。当你为了一时获利损失了长寿和未来的生活质量，你的健康负债就出现了。不关心健康，只治疗慢性疾病的症状，这会增加你的健康负债。付清健康负债就意味着你要

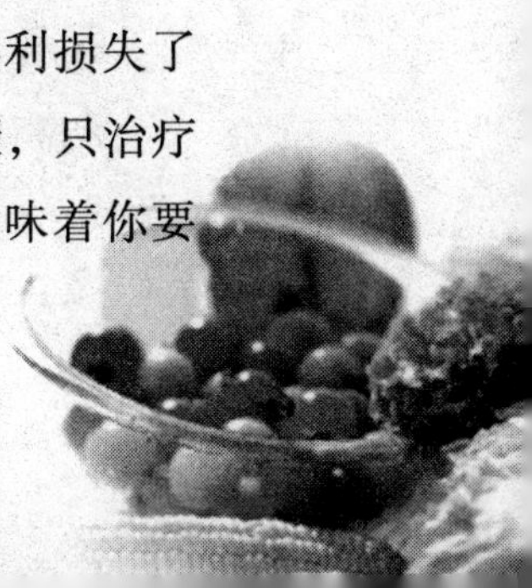

以这样一种方式生活——使你的遗传潜力达到最佳状态，不要损害它。

为将来存钱的最常见的方法就是要把你收入的10%存起来。但是，当你遇到账单、娱乐、紧急事件时，如何还能存10%？专家说这个很简单：先向自己支付。制定一个存款计划，收入的10%就会自动存到你的账户里，或者定个规则，在支付每个月的账单前，留出10%。对于你的健康，你可以用同样的方法。如果你等到一天结束的时候，才去想你是否还留有时间去锻炼，答案是已经没有时间了。如果你等到下周、下个月甚至下一年再去改善你的饮食结构或者开始制定减压计划，那么，你等的那一天是永远都不会到来的。

这里有一个小教训，是关于一个有健康意识朋友的态度的。当我表扬他做事很有原则、每天坚持锻炼时，他说错过一天不去锻炼那不是他的选择，就像每天要刷牙一样，那并不是由他的大脑决定的，而是他的思想的转变，是他自己身体天生就有的一种意识，他把健康和生命放在第一位。也许，这位朋友做决定时很容易，因为他讨厌不进行锻炼时的感觉，喜欢享受进行锻炼时的感觉。在他的心中，一天不进行锻炼甚至是不可思议的。改善你的健康，给未来增加一个没有担忧的机会，这确实是一个不错的选择。

温馨提示

创建一个健康的生活方式——健康计划是不变的主题。把空闲时间的10%——对大多数人来说，大约每周5小时，作为投资——对健康促进活动的投资，这就像定期把钱存到时间银行里。你的投资会是：你的积累，为你赚取了红利。红利会直接表现为能量大增、头脑更加清晰、工作效率成倍提高。随着时间的推移，你得到了投资的回报：良好的健康状态、充满活力的身体和高质量的生活。

Your Inner Pharmacy

Taking back our wellness

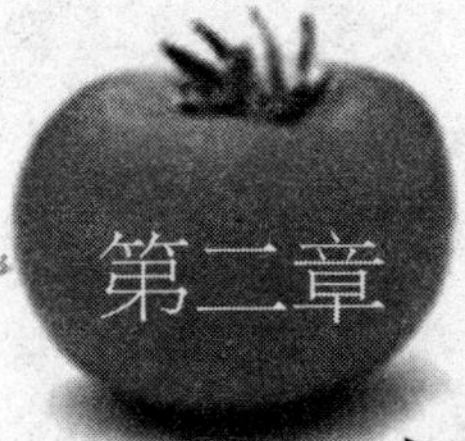

第二章

医疗保健与生命

第一节　医疗保健系统

医学领域的工作是预防和治疗疾病。这不同于真正的医疗保健，医疗保健可以促进身体健康、优化身体功能。在这本书中，我重点区分了传统西方医学和补充与替代医学之间的不同。对于生活在西方国家的大多数人来说，在过去的几个世纪里，传统西方医学的定义是医学是什么，补充与替代医学，是对传统西方医学的补充，后者还包括这样一些健康疗法：针灸疗法、顺势疗法、颅骶骨疗法等。补充与替代医学治疗方法和中国的中医治疗方法不同，中国的中医治疗方法可以追溯到数千年以前，而脊椎指压治疗方法是一种比较新的治疗形式，人们把它看成主流医学疗法，出现于1895年。如果认为这些疗法不恰当，多数较大的医疗保险公司会证明这些疗法的治疗价值，医疗保险公司也推出了补充与替代医疗保健保险业务。

尽管传统西方医学和补充与替代医学的诊断思维过程是相似的，但是治疗方法却不同。传统西方医学主要是以症状为依据：医生的探究过程是以发现症状的病源为基础。这种探究过程可以是普通的办公室出诊，也可以是一整套的高科技试验。如果引起症状的病因不危及生命或者预示着严重疾病的出现，医生则会把它看成是与慢性疾病相关的病例，如头痛、关节疼痛、胃灼热，这些症状通常可以用药物进行治疗。如果认为病因没有严重到必须使用药物治疗或者进行手术治疗的地步，医生通常会告诉病人，目前没有有效的治疗方法。然而，慢性疾病会继续恶化，疼痛和不适会持续增加。传统治疗方法局限于用黑白混合的观点看待“健康与疾病”，而没有看到功能失调的灰色区域，身体功能失调会比疾

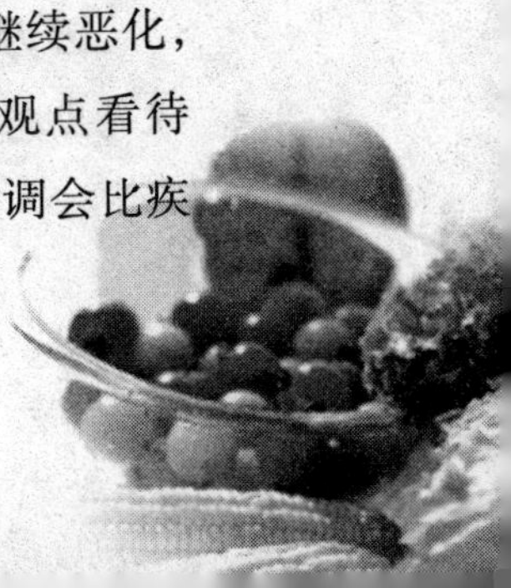

病先发生，就像我们在图 1 - 1 中所提到的健康连续体那样。

传统西方医学专业，比如脊椎指压治疗法和针灸治疗法，一般是以身体功能失调为基础的：在探究的过程中，首先，要问身体的什么部位的功能失调会产生这样的症状；其次，我们可以做哪些工作来恢复身体的正常功能，从而使身体能够自我矫正或者能控制已经出现的病症。传统医学从业者寻求矫正身体功能失调的方法，使身体恢复正常功能，也许未来通过补充营养物质或锻炼身体可以维护身体功能。脊椎指压治疗者或者手法整骨治疗者，是通过矫正头盖骨、脊骨、骨盆和其他关节的生物力学本质方面的功能失调来实现治疗的效果的。针灸医生或者推崇东方医学的医生，是通过矫正流通身体经络的磁能量方面的失调或者功能失衡进行身体治疗的。营养学家、草药医生、保健医生，是通过特殊的锻炼来矫正饮食失衡或改善身体功能来进行治疗的。

在诊断过程中，科技为传统的西方医学诊断提供了更为精密的仪器。然而，疾病的治疗过程却不同了。他们原先主要专注于维持出现危险性疾病或严重受伤时人的生命或者专注于更换患病的“不能再使用的”身体器官。在这一点上，使用传统西方医学治疗方法是最为有效的。但是，对于慢性疾病，补充与替代医学治疗方法更有助于身体恢复原有的正常功能。

医疗保健的最佳方案是把传统西方医学和补充与替代医学结合在一起进行治疗。结合医学（Integrative Medicine，IM）就是这两种医学结合的新的治疗方法。另一个通常使用的医学术语是功能医学（Functional Medicine，FM），注重对现有的不正常的身体功能进行治疗。补充与替代医学主要分析是使用“补充”或者“替代”医学治疗。不管怎样称呼这些医学，这个逐渐发展的领域都会追求一种功能性的思维方法，那就是寻求一种新的方法去鉴别或者治疗一种新的病症或者是慢性病病症。

因为人最终都要为自己的健康负责，所以当你向卫生健康提供者寻求帮助时，可以按照下面设计好的思路问一些问题：

- 什么原因引发了身体不适的症状?
- 身体的某些部位活动不正常了吗?
- 发生症状的原因是因为我做了——或没有做什么事情吗?
- 我做出什么样的努力才能矫正它?医疗保健提供者做什么样的治疗才会矫正它?
- 如果医生建议使用药物治疗:
  a. 药物能治疗这些症状吗?
  b. 服用药物需要多长时间?
  c. 药物会损害身体的其他功能吗?所服用的药物有副作用吗?
  d. 一旦我吃了药,身体状况会好起来吗?

如果引发病症的病因是身体功能失调,如果能够使身体正常功能恢复到更高的水平,那么你的一个目标就是要推迟对新药物进行长期服用的时间。这种情况与已经出现的严重恶化病情不同,病情发生严重恶化时必须用药物治疗来保持身体重要器官的正常功能。

在科学技术高度发达的社会里,人们越来越接受补充与替代医学。1988 年,一篇具有划时代意义的论文在《美国医学会杂志》上发表。这篇文章提到,在 1977 年,美国就医于补充与替代医学医生的人数(6.39 亿人)要多于就医于传统西方医学的人数(4.89 亿人)。[1]即使就医于补充与替代医学的人数急剧增长,但是人们对于补充与替代医学却知之甚少,传统西方医学和补充与替代医学之间充满分歧的基本原理和观点仍然是实现一个真正的综合医疗保健系统的巨大障碍。第二章的其余部分将会帮助你了解补充与替代医学的医疗保健整体治疗方式中更多的基本理论。

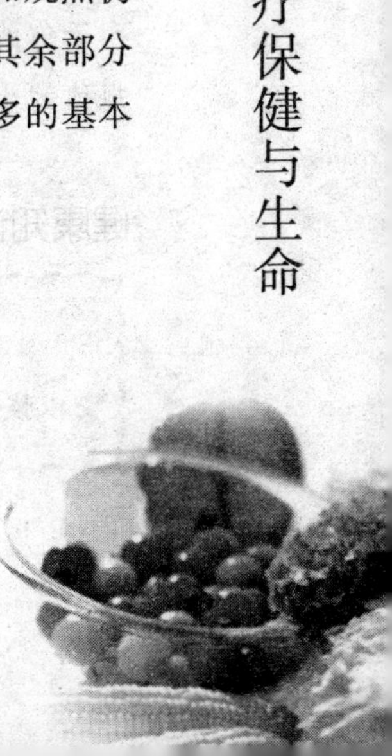

第二节　医疗保健失去的部分

你的“内部药剂”是否产生有益的化学物质取决于三个重要因素：原材料、生活方式（这两个因素是第三章的主题）和身体的正常功能。正常功能意味着身体能够靠自己本身控制和保持一些重要的功能，如血压、心率、呼吸、消化免疫功能、血糖、炎症和情绪等。当你的“内部药剂”不能调节这些功能时，就像在高血压（血压升高）的病例中，许多人都认为通过服用药物控制病症是很正常的，其实，这是错误的！这本书的目的就是要告诉你如何通过修复和保持身体的正常功能来优化你的健康状况。

你的身体也许不能发挥100%的原有的自身功能或者不能每时每刻都处于最佳状态。身体的最佳功能不仅仅是健康相对疾病而言的问题（“如果我没病，那么我必须健康”），更恰当地说，身体达到最佳功能状态是程度的问题。如果我们所能使用的功能只有总功能的10%，并且没有发生明显的病症，这能算是健康吗？大多数人没有意识到自己在过去受到的伤害和承受的压力，如扭伤、拉伤、摔倒或者跌打损伤，已经伤害了我们的身体。身体功能失调和产生慢性疾病这条漫长道路的形成，不是由于你的遗传基因造成的，而是由于你在过去受到的外伤、伤害以及不规律的生活方式造成的。

健康知识普及

一个不争的事实是，通过治疗引发特殊功能障碍的病因，可以恢复身体的正常功能。即使身体在受伤多年以后或者身体功能失调发生多年以后，使用矫正治疗方法仍然能恢复身体的正常功能，减缓由于身体功能失调所引起的与年龄相关的身体衰退。这就是医疗保健，它真正的意思就在于关心健康。

下面，我们来看一个患者的真实病例。

首先，我讲一下我是如何看待健康的。大多数患者来找我，是为了消除疼痛、消灭疾病、疲劳或者让人烦恼的病症。为了帮助患者，我必须确定是他的身体或者生活方式的哪个部分出现了问题。这就需要有一个正常的健康功能范围作为参考，把患者的症状和这个参考模式进行比较，然后查明是什么地方出现了问题。例如，知道人体在坐着和站立的时候，脊骨支撑肌肉运动的原理就是解释身体功能失调的关键。

一旦确定身体发生了功能障碍，我就会尽力对它进行治疗或者可能会指导患者通过改变生活方式来达到解决问题的目的。因为我通常不使用药物或手术对患者进行治疗。我帮助患者的唯一方法是发现问题和解决问题。医学在更换身体器官方面，不论是心脏、膝盖还是肾脏，都已经取得了巨大的成就。但是，就像是你为了延长零部件的使用寿命要保养汽车一样，我主要是尽可能地使身体器官长期保持功能正常，而不是彻底地更换它们。这就是说，我们要多注意身体器官的功能，注意它们是怎样运动的、是怎样相互交流的。

传统西方医学和补充与替代医学的一个不同之处在于：两者诊断的目标不同。传统西方医学主要把治疗重点放在疾病的发展过程或者症状命名方面。补充与替代医学更注重的是确定引发症状的功能障碍。下面是两种常见病症的治疗方法。

一位女士去见医生，说她经常头痛。医生或医疗服务人员开始查看她的病史并且给她做检查，最后确定不是肿瘤或者疾病引起头痛。补充与替代医学和传统西方医学的医生都吩咐病人验血，做其他进一步的诊断试验或者询问患者是否还有其他值得怀疑的症状。如果检查结果很清楚——没有任何危险的疾病引发头痛，那么采用的治疗方法就不同了。

——传统西方医学方法治疗头痛时，很可能开一些治疗疼痛的药物或者让患者找专职治疗头痛的专家治疗他的头痛，他也许会使用另外的药物或疼痛治疗手法。如果头痛不太严重，医生就会建议患者不要去管它，如果需要吃药的话就去药店买一些能治疗疼痛的药。

——而补充与替代医学治疗方法就十分不同了。人们经常问我，作为一个补充与替代医学医生是否能治疗头痛。我说："不，我不治疗头痛，我只治疗头痛的人。"我治疗得病的人，这样，我就常常能治疗他们患有的头痛病或原来就有的疾病和其他症状。

假设患者头痛，我要从查看他的全部健康史开始入手治疗。然而，医学的发展趋势是医生和患者的关系变得非常人性化。在我花时间倾听患者诉说，与患者互相交流、互相配合的过程中，我发现了巨大的对治疗有用的价值。我必须考虑到出现癌症或肿瘤危险的可能性，例如，因为这些找我看病的人已经做过了诊断试验，我主要检查的是什么样的功能障碍导致了头痛，我必须不断地思考"盒子以外"的事物以至于必须考虑到所有的可能性。然后，通过排除法，我逐渐缩小了列在单子上的潜在原因的范围。随后，我将解释怎样才能从患者的身体那里得到详细而且精确的信息，这些信息是关于出现了什么病症，怎样进行治疗的。尽管这听起来像是在依靠精神和直觉的作用，但事实上这就是使用功能神经学——患者的身体本身就像一个实验室——评定患者的身体出现了什么问题。

两种方法都能获得患者的数据，但是却会得到不同的数据，因为我们问的问题不同、权衡的事物不同。

最终，"对症治疗"的方法成功地治好了头痛。医疗保健体系的薄弱之处在于缺少一个有多方面才能的人，他会把患者看成一个整体进行治疗。大多数人都缺少一个有多方面才能的医疗服务提供者，他能够确定病因，并且对其进行治疗或者建议大家去找更合适的疾病治疗专家。

因为某些专科医生或者某种治疗方法治愈了朋友或亲戚的头痛，就会有非常多的慢性疾病患者，通过朋友或亲戚的介绍，从一个医生那跑到另外一个医生那去看病，这种治疗方法的局限性在于没有看到引起朋友或者亲戚头痛的病因是各不相同的。如果你阿姨的头痛是由于不正当饮食中的有毒物质引起的，她可以找一个营养学家，通过净化饮食来治疗疾病。

如果你的上司，他的头痛是因为颈部的生物力学方面出现了问题，如椎骨错位和肌肉收缩所引起的。他可以去找脊椎指压治疗家或者整骨疗法家进行治疗，因为他们主要治疗生物力学方面的疾病，完全可以有效地治疗他的头痛。而且你的上司不需要去找营养学家，你的阿姨也不需要去看脊椎指压治疗家，除非这个脊椎指压治疗家也能治疗与饮食和营养补充相关的疾病。

至于你的姐姐，她的头痛是由于她的身体能量失调，也许最有效的方法是使用针灸疗法。

但是，你的姐姐是怎样知道去找针灸医生治疗头痛？你的上司是怎样知道去找脊椎指压治疗家治疗头痛？你的阿姨是怎样知道去找营养学家治疗头痛？目前，能够使极其重要的治疗方法与症状达到最优匹配状态的指导资料非常有限，人们很少能够见到。解决这个问题的方法是，需要有更多的具有多方面才能的人加入医疗保健体系中，使传统西方医学向更加专业的方向继续发展。[①]

在传统西方医学中，治疗方法是以病症为基础进行治疗的。10 个都头痛的患者会拿到一样的药方。然而，补充与替代医学医生却会对 10 个都头痛的患者使用 10 种不同的治疗方法，每一种治疗方法都完全取决于每个人引起头痛的病因。认为患有慢性头痛的每个人都缺少治疗疼痛的药物，这是不现实的。然而，治疗症状和忽略身体功能障碍就是这样进行假设的。为了治好头痛和其他慢性疾病，并且不使用药物和手术疗法，补充与替代医学医生必须考虑到把患者看作为一个整体，考虑到他们的习惯和生活方式。传统西方医学，甚至以症状为基础的补充与替代医学，还不能在不考虑许多潜在的病因的情况下，普遍使用“以一治百的万能的”治疗方法。

下面的例子，讲述了整体医疗健康是怎样通过确定和治疗由身体功能障碍引起的一些常见慢性疾病，如头痛、疲劳、胃食道逆流病、背痛、脚痛、肩痛。如果身体发生功能障碍，就会产生上述症状。

力学矫正与机械性损伤

克里斯（Chris）来找我，他说头痛得很厉害，只有通过药物才能得到控制。头痛使他心情低落，无法坚持学习，甚至从高中退学了。药物治疗效果不好。他做过大量的医学检验，包括断层扫描，但检查结果显示一切正常。

我在寻找病因的时候，问了他一些问题，我要找出几乎所有的慢性疾病的症状，比如，“在一天的某个时间，头痛有时厉害，有时不厉害，是吗?”如果是这样的话，也许是因为血糖关系或者可能是针灸能量的失衡。

克里斯的头痛从未间断过，当我问及他以往的经历时，在他的回答中出现了一个危险的信号。我问他最近头部和颈部是否受过外伤。我也问了他最近是否接受过牙齿和畸齿矫正治疗，因为牙齿治疗和畸齿矫正也能引发头痛。因为在某些牙齿的治疗过程中，即使操作正确，也会引起头部和颈部的骨骼错位，引起头痛。我让患者告诉我他在什么时候进行了牙齿矫正治疗，这样我既可以矫正或重新调整以前没有发现的身体错位部位，又可以矫正肌肉失调或能量失调。整体性思维的牙科医生会认识到嘴能影响到人的整个身体，并且常会建议在进行牙齿治疗时要遵守牙齿治疗的程序。

克里斯说，大约在一年的年初，他在下雨天踢过足球，一个又湿又重的足球“撞到了”他的头部。头立刻就疼了起来。几天后，疼痛没有减轻，反而更加严重了，这种症状持续了整整一年都没有消失。作为一个整体治疗医生，我立刻明白了他头痛的原因：是身体外伤导致了克里斯的头痛和颈痛。克里斯求助过其他医生，他们对他进行了药物治疗。尽管药物可以减轻头痛，但是，我认为克里斯的头痛不是因为化学物质失调而引起的。很明显，这是机械性损伤，因为自从受伤以后，有一年的时间病症始终没有减轻。很可能是因为机械性损伤使头部和颈部的某些部位出现错位。

当我给克里斯做检查时，发现他的上颈椎骨，甚至是他的头盖骨发生了错位。在矫正了这些错位的骨骼之后，他的头痛在受伤以后首次开始减轻了。对骨骼和肌肉的矫正可以改善大脑的血液循环、减轻神经疼痛。接下来的几个月，我对他进行了一系列的治疗，并进一步矫正了他错位的骨骼和受伤的肌肉。克里斯的头痛逐渐减轻了，并且他能慢慢地停服药物了。我除治愈了他的头痛之外，还帮助他恢复了注意力，使他的心情畅快了许多，最后，他终于能够重返学校了。

持续了一年的严重的身体功能障碍，曾使克里斯无法确定今后是否能够恢复健康，但是，事实证明他重新回到了正常、健康的生活当中。发生机械性损伤，最合理的治疗方案是使用力学矫正，可以矫正由于受伤造成的骨骼变形和错位。这样的治疗合乎逻辑，然而传统西方医学没有找到造成身体功能失调的原因，却仅仅试图用药物对病症进行治疗。

如果你的车轮不正，会使轮胎磨损不均，你就必须重新对车轮进行定位。如果车轮不正，又不及时修理的话，不仅轮胎要换，而且车子也不能正常行驶，甚至是非常危险的。大多数人在一生之中，都会扭伤脚踝或者损伤膝盖、后背、颈部，但是我们却不知道对身体的各个“零件”进行定期的修整，修整可以减轻身体的“磨损”，避免许多疾病的发生。

方法很简单。不同的是：大多数人从未听说过受伤会使头盖骨错位。早在20世纪初，整骨疗法家就研究出了头盖骨推拿术。自1895年开始，脊椎指压治疗师就已经可以矫正上颈部位和头盖骨了。在过去的几个世

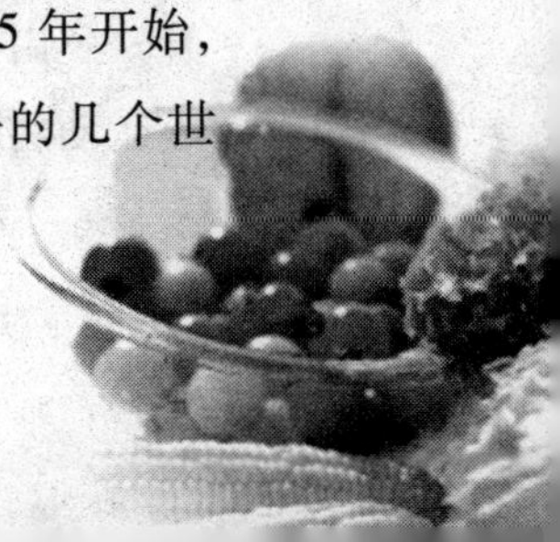

纪里，几种不同的头盖骨推拿方法得以发展：脊椎指压治疗家、整骨疗法家和其他医生可以进行头盖骨治疗；人们已经能够精确地测量出头骨的运动，并且也有相关的详细的记载资料。[2]然而，这种治疗方法得到主流医学的认可也许还需要一段时间。

健康知识普及

头盖骨的活动对于生命和神经系统的活动至关重要。如果头颅活动正常，头盖骨的活动就会像呼吸一样顺畅；如果头颅损伤，头颅骨就会被锁住而不能正常活动，这样的话，你就会感到疼痛，尤其会出现头痛、颈痛、下颌痛或者肩痛等症状。更常见的是，头盖骨发生功能障碍会产生各种不同的症状。比如，大脑血液循环受伤会导致注意力不集中或者引发消化系统疾病，如吃饭以后发生胃胀或胃灼热。

头盖骨功能障碍会直接影响部分自主神经系统——副交感神经系统，它控制身体的正常功能，如心率、消化酶的产生、肠蠕动（肠自然、有节奏的运动）。最重要的身体功能，如消化功能，会受到神经系统内部协调作用的控制。头部和脊椎损伤，会影响神经系统，并且会干扰正常的消化活动。肠内的自主神经系统交感神经抑制肠蠕动，副交感神经刺激肠蠕动，如果两种系统间的运动出现失衡，一个系统过于活跃，另一个系统不够活跃，就会引起腹泻、便秘或大肠发炎。

另外还有事实可以证明神经系统的不和谐作用会改变身体的正常功能，如产生胃酸。在过去的 30 年里，胃灼热和胃逆流的发病率急剧上升——由于受到现代“剑齿虎”的攻击，也就是受到不健康的饮食和缺乏运动的生活方式的侵害。仅在美国，有 2 500 万的成年人每天都受到胃灼热的折磨，超过1/3的成年人一个月至少会出现一次胃灼热的症状。[3]

神经系统通常控制胃酸的分泌，副交感神经系统通过刺激交感神经分泌胃酸，头盖骨神经连接着胃（和腹腔的其他器官）和大脑。如果身体出现功能障碍，胃会得到一种分泌过多或过少的消化酸的信号，可能会出现大脑发出错误的信息或者正确的信息经过大脑和胃之间的交感神经时变成了错误信息。

当治疗一个患有胃灼热或胃逆流病症的患者时，我要考虑到交感神经的功能和平衡。因为交感神经穿过头颅骨间极小的缝隙和上颈的椎骨非常接近。我也要确定这些骨骼没有错位或者没有刺激到神经。要排除任何一种可能性，使胃接收到大脑发出来的正确的、连续的信息。一旦交感神经恢复了正常功能，胃酸分泌也就正常了。

即使你吃了几年的药，身体依然可以通过自我矫正，控制自己。但是，这种治愈不是魔法作用的结果。医疗保健是技术和科学的结合体。作为一名脊椎指压治疗医生，我主张要考虑到正常的身体功能或者更加优化的身体功能。甚至当我在做正确的矫正治疗时，还会包括一些复位骨骼、刺激反射和针灸穴位、增加营养、实行饮食和锻炼计划，而不是做单纯的治疗。我只是在帮助身体治疗它自己，是自然的力量在治愈身体。

我们的身体可以进行自我治疗，为自己提供机会，身体有奇异的能力能使本身在受伤或承受压力后进行自我康复。在足球撞到克里斯头部之前以及在头部受到足球的碰撞之后，他有多少次感到身体不舒服或者只是暂时性轻微的头痛？也许有很多次。疾病发生的根本原因是因为身体受到严重的伤害或遭受了巨大的压力，它的正常功能受到影响，使身体不能重新修复和治疗自己。当克里斯的头部遭到一个湿漉漉足球的重击之后，头部和颈部受到巨大物理作用力的冲击使骨骼发生位移，导致了身体不能进行自我矫正。许多慢性疾病的发生就是由这种原因造成的。受伤的患者还没有痊愈或者还在承受着压力，很可能是因为身体无法依靠自我修复能力来恢复患者受到的物理伤害、化学伤害或情感伤害。

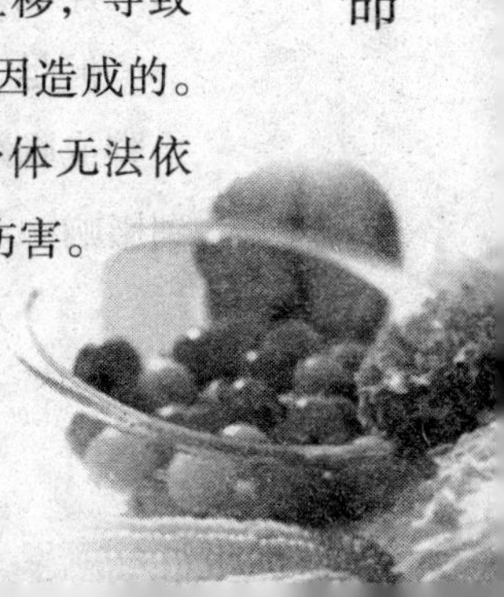

身体的控制权取决于适应能力

身体功能障碍发生的另外一种方式是，身体会渐渐适应这种损伤，而不是去慢慢修复它。身体本身有一个生存程序。为了满足生命的需要，身体可能会去适应不容易修复的问题。这种适应会机动地发生在身体的任何部位，经常让我们很难鉴别。一个常见的例子是，人们脚踝受伤之后，会发生膝盖、腰部和肩部疾病。众所周知，脚踝扭伤和拉伤会引发许多疾病，也许我们在数月或数年后都不会注意这些疾病。当身体因对最初受到的伤害做出适应反应并且最终变成了疾病的时候，人们也许才会寻求帮助，但是，却又不知道去看什么样的医生，如何去治疗。通常身体的适应能力形成的疾病症状是肌肉骨骼系统疼痛或活动范围受限，致使许多医生认识不到当时是身体功能出现了问题，也就是说，他们不会把现在的症状与有可能在早期发生过的脚踝受伤联系起来。他们极有可能把这些新的症状称为腱炎、黏液囊炎或关节炎。对这些症状的传统治疗方法是使用药物控制疼痛、炎症。因为没认识到真正的病因是由功能障碍引发的，因此这些症状根本没有被完全治愈。

为什么没有治愈的脚踝扭伤会导致膝盖、腰部或肩部发生病症？位于脚关节的神经末梢，叫做机械性刺激感受器，身体各个部位的运动触发了机械性感受器，使它向神经系统发送信息，然后神经系统再协调全身的运动。

想象一下正常走路的姿势，你的胳膊会不受意识控制地前后摆动。当你向前迈右腿，你的左胳膊向前摆动。这是因为你右脚和脚踝关节的神经末梢向大脑传递信号，大脑就知道要舒张和收缩左肩、颈部、腰部和腿部的肌肉了。神经系统能精确地控制你的每一个动作，使步伐与整个身体和谐地融为一体。

但是，前提是这需要大脑从脚踝的神经末梢接收到正确的信息。如果脚或脚踝的骨骼因受伤而出现位移，关节周围的韧带神经末梢就会受到影响，不能正确地传递信号了。如果出现了这种情况，神经系统就不能得到向前迈右脚的准确信息，不能协调其他肌肉正确地做出反应。如果你运动时，左肩的肌肉不能舒张和收缩，你的左肩有可能最终会发生疾病。

许多人脚踝扭伤很久以后，受伤部位的关节仍然错位，这时韧带的机械性刺激感受器就不能正确地传递信息，并且会使身体其他部位出现疾病。

医生面对的挑战是：

首先要鉴别脚踝出现的问题，然后再用矫正的方法矫正发生位移的关节。这需要医生知道是哪块骨骼发生了位移，向哪个方向发生位移了，并且要检查关节周围支撑它的肌肉，确定它们的活动是否正常。如果它们的活动不正常了，就要做一些特殊的矫正，使它们复位，重新恢复它们的正常功能。

再者，有的时候身体能够矫正自身发生的肌肉位移，所以受伤后它们能够痊愈；而有的时候，身体本身不能够做到这一点。通常，脚踝扭伤甚至会使脚踝的肌肉在多年以后还会发生不正常的“过度收缩”，这就是导致脚踝频繁地多次受伤的主要原因。有些人刚刚走出“厄运”，又遇上了不幸。真正不幸的是，有多少人不得不在很多年里，因为受伤的脚踝不能很好地愈合或者是因为受伤的脚踝没有得到矫正，不能痊愈，而不得不减少大量的身体运动。[4]

脚踝有一个神奇的“减震器”。当你行走或者跑步的时候，双脚接触地面，受到撞击，触发了神经末梢，它传递信息给神经系统，神经系统会控制支撑脚踝、膝盖、臀部和后腰的肌肉拉伸。但是，如果辅助它们的肌肉不能正常地运动，膝盖和臀部就会长期遭受到极大的磨损，这种情况会发生什么样的后果？这种情况会导致就像汽车的“减震器”失灵时，轮胎和悬架受到极大的撞击，并使其他零件遭受严重破损一样的结果。膝盖和臀部也会被永久性地损坏。

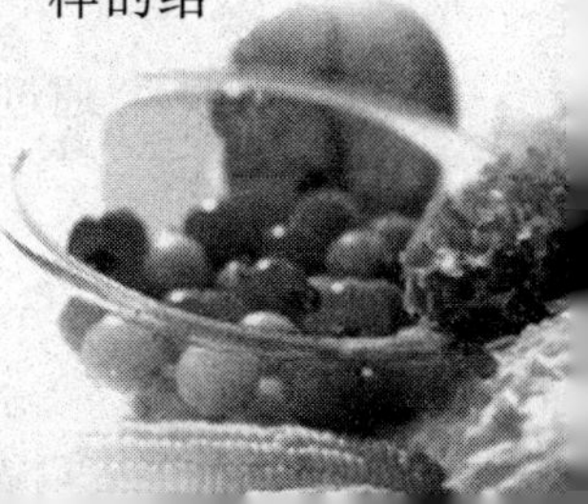

人们经常问跑步对身体健康有利还是有害。我的回答是这完全取决于你的身体是怎样进行运动的以及你的“减震器”和辅助肌肉的运动状态是否良好。如果你以前受到的损伤未愈合而导致了脚部功能障碍，在这种情况下，跑步就很容易引起膝盖功能和臀部功能的过早衰退甚至会给膝盖和臀部造成新的损伤。

怎样正确对待身体发生的功能障碍呢?

首先，“与锻炼结盟”很重要，这需要你进行适当的锻炼；确定你的身体功能状态良好——能够治疗身体各个部位需要调节时出现的任何症状。

其次，你需要去咨询医生，他能够全面地看待你的身体功能，并且能够矫正和复原由于受到旧伤影响的身体部位。

整体治疗与鉴别疾病、知道用最好的药物和手术方法治疗相比，是一种性质完全不同的医学治疗方法。没有这样的整体治疗，人们会更早地进入慢性疾病阶段。关于这种治疗方法你能做的最坏的打算就是减少活动或者放弃现在的生活方式，只有这样你受到的损伤也许才能被治愈。

温馨提示

> 如果你的身体遭受过机械性损伤，并且此后，好像再也没有受到过同样的外伤，或者如果你已经遭受过机械性伤害并且留下了症状，甚至使你变成了残疾人，那么，请你咨询能够做力学矫正治疗的医生。你也许会发现恢复身体的正常功能，可以带给你生命的活力，延长你的生命。

评估身体功能

通过检查身体功能和分析身体功能，你可以发现身体内部的功能障碍，并且有助于确定身体的哪个部位需要治疗。那么检查身体功能和分析身体功能是怎样进行的？首先，这是基础神经学：神经系统产生运动，肌肉“拉”或“伸”的过程叫做易化或抑制。为了使肘弯曲，二头肌必须舒张（易化），三头肌必须收缩（抑制）。如果没有二头肌和三头肌相互协调反应作用，肘部就不能弯曲或者你必须使劲用力才能使肘部弯曲。这与你走路时的手脚协调一样，左臂向前摆动，右脚向前迈出。在手臂向前摆动时，收回手臂，肌肉必须收缩；要伸出手臂，肌肉必须舒张。因为正常的神经机制衰竭，迟早都会引发疾病，对它进行鉴定和治疗是十分必要的。

20 世纪 40 年代，约翰斯·霍普金斯大学（Johns Hopkins University）研究出了手法肌力测试系统（Manual Muscle Testing，MMT），用来测定神经系统的功能是否正常。[⑤]研究人员确定了一种测试方法：有选择性地测试身体的主要肌肉，利用生物力学确定身体部位，观察患者是否在抵御阻力的同时，能够使身体保持一定的姿势。例如，当一个接受过专业培训的测试人员用力向前拉出你的手臂，如果你能保持使手臂垂直紧贴身体的姿势，这就表明一块特殊的肌肉——阔背肌，正在起作用。这块肌肉把手臂向后拉回，将肩部拉低。走路时，阔背肌收缩，使手臂和与手臂不在同一侧的腿向前运动。阔背肌也要舒张，拉回与迈出的腿在同一侧的手臂。对每个人来说，肌肉都很重要，因为正常的日常活动都离不开它。

肌肉经常不能正常舒张和收缩。有时，肌肉锁住了（stuck on），当肌肉不能正常活动的时候，它们更多的是处于关闭的状态。如果肌肉受伤或者身体的其他部位出现功能障碍，肌肉就会关闭。通常，甚至在多年以后，肌肉会因为受伤而不正常地收缩，并且会逐渐适应，甚至会发生继发性疾病。肌肉牵动骨骼运动，它是正常身体力学的必要组成部分。肌肉能辅助关节运动。假如辅助膝盖内侧边缘运动的肌肉多年都无法正常收缩，你该怎么办？这不仅会使膝盖不稳定，而且还会使你的内侧膝盖过早发生损伤，甚至可能出现慢性疼痛和慢性炎症。如果你只通过吃药来控制疼痛和炎症，而不对肌肉失衡进行治疗，你就会加速膝盖病情的恶化。面对膝盖疾病，最明智的方法是咨询一些能够从身体功能的角度出发，对你进行治疗的专业人士，因为他们：

（1）能够检查膝盖的排列；

（2）检查辅助膝盖运动的肌肉；

（3）检查脚踝的减震效果是否正常，是否能够把正确的信息传递到神经系统。

此类膝盖疾病很常见，经常是由于膝盖以前受过损伤或者脚踝一次或多次扭伤。人们多次告诉我，他们以前非常热爱活动，但是现在几乎不能进行任何锻炼了，主要是因为疼痛使他们感觉锻炼对他们有害而无利。正确地检查膝盖肌肉，并且对其进行治疗，通常有助于治疗膝盖疾病。

测试表明肌肉无力，通常不是因为缺乏锻炼。即使锻炼也不能使其复原。手法肌力测试不是用来测试肌肉力量的，它是用来评估肌肉的功能差异或者评估神经系统是否能控制肌肉的舒张和收缩的。[6]通过手法肌力测试可以表明肌肉无力，是因为它收缩无力；此外，因为疲劳或缺乏锻炼也可以导致肌肉无力。这是两种本质截然不同的肌肉无力。[7]当肌肉受到神经抑制或关闭时，它经常会产生和肌肉舒张或易化时一样的力量，但是电活动的时间却延迟了。受到抑制的肌肉，电活动的触发活动延迟，这意味着肌肉不能及时收缩来抵御测试者施加的压力。受到抑制的肌肉不能像正常的易化肌肉那样立即做出反应。电活动的时间延迟也会阻止肌肉正确地起到辅助作用和保护关节的作用（如臀、膝或踝关节）。这就是为什么有些人如果运动不当，他们的膝盖、脚踝或腰部会突然出现"故障"，甚至造成肩部疾病。比如一个人总是不能抬高手臂，当尝试着抬高手臂时，会听到气泡爆裂般的声音，这是因为肌肉不能正常地配合彼此的活动。

尽管疲弱肌肉通过测试，证明它无力，关闭的肌肉或者受到神经抑制的肌肉与它相比却有明显的不同。这里有一个类比：如果你走进一个黑暗的房间，把灯打开。如果灯不亮，你也许会检查灯泡看它是不是坏了。也就是说如果你还没有试过灯的开关，你一定不会去检查灯泡的好坏。我用同样的方式看待肌肉的正常功能。锻炼一块疲弱肌肉就像一个新的灯泡。尽管增强肌肉的力量很重要，但是没有开关的控制，它也不能正常地工作。矫正治疗好比是为身体重新安装了开关，重新修复肌肉的舒张和收缩。人们经常会加强锻炼已经收缩的肌肉，这会使它们再次受伤。道理就像他们装了一个新灯泡，却不明白灯泡为什么还不亮一样，他们根本没有想到开关可能已经坏了。这就是那么多人放弃自己喜欢的锻炼或活动的一个最主要的原因。再比如，你打算卖车，但是，发现车的轮胎磨损不平，你还会卖它吗？你当然不会卖了。你一定会找一个专家对它进行评估，让他告诉你的车哪儿出问题了——很可能是定位的问题——然后你会修好它，然后再卖。你为什么不用同样的方法去对待自己的身体呢？

尽管肌肉也许多年不能正常活动，但是，一旦它能正常舒张，进行锻炼仍然是非常有必要的。一旦控制肌肉的线路得到矫正，肌肉和关节的功能通常会明显地提高。

这种肌肉测试是以应用运动学体系（Applied Kinesiology，AK）为基础的。应用运动学体系是乔治·古德哈特博士（Dr. George Goodheart）于1964年发明的。他花费了大量的时间和精力用于古典运动机能学和生物力学（一个自然学科，评估肌肉怎样在人的活动中运动）的研究，并且应用它们对身体功能进行评估。然后，他使用脊椎指压治疗法、整骨疗法、针灸疗法和营养学中的许多方法来矫正身体出现的功能失调。他的治疗方法是调节身体功能，适当地矫正测量中出现的功能障碍，然后重新测量矫正是否有效。在世界上，许多医生都使用这种方法。尽管这种疗法合乎逻辑、切合实际，但是它是一种评估身体的不同于传统的疗法，并且有人觉得这种疗法很陌生，对治疗健康和疾病不会起作用。这种疗法把人看作一个整体，观察人是怎样在结构上、化学上和情感上进行活

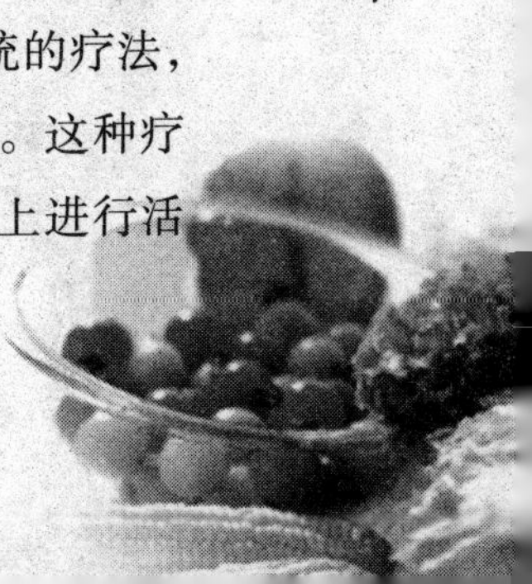

动的。

可以在不同的情况下，使用手法肌力测试来检测身体的运动。一种外行疗法，叫做触康健疗法，非职业人士可以做一些基础肌肉测试，来评估肌肉的失衡状况，然后利用各种反射作用使能量达到平衡。

健康专业人士使用应用运动学，他们用手法肌力测试和其他标准的诊断测试方法进行治疗。应用运动学评估慢性膝盖疾病的方法，是评估患上这种疾病的患者，而不仅仅是评估膝盖。它包括考虑到过去受到的损伤、饮食以及膝盖的全部健康史。它会进行身体结构和功能的整形外科和神经学测试，还可能用到 X 光或核磁共振成像——任何能看到人体结构的仪器，对骨盆、膝盖、脚踝做生物力学评估和功能测试，确定矫正的特定区域，进一步改善膝盖的功能。

机械功能障碍很常见，是引发许多慢性病症的根本原因，也是使磨损的严重程度增加的直接原因。磨损可以加速老化，诱发疾病。很多机械功能障碍都可以得到鉴定、矫正——至少可以将障碍降至最低。

重点总结

1. 整体医疗保健力争治疗患有疾病的人。
2. 在医疗保健治疗中，避免使用“以一概全”的疗法。
3. 要想成功，必须对患者实施对症治疗。
4. 如果身体受到机械性外伤后出现症状，一定要考虑到机械性矫正治疗方法！要咨询能做机械性矫正的医生（可能是脊椎指压治疗法医生或整骨疗法医生）。
5. 身体能够自然康复。
6. 身体是一种具有自我矫正功能的机制。

   a. 如果身体受伤或损伤之后，症状没有消失，身体就不可能自行矫正。

b. 如果身体受伤或损伤之后，有新的部位，在表面上看来与受伤的部位没有联系的身体部位出现症状，这可能是身体适应能力作用的结果。它会引起许多慢性健康疾病的发生。

出现以上两种情况，最明智的做法就是咨询能够对身体功能进行分析和能够治疗身体功能障碍的医生。

7. 肌肉正常活动时，可以自由地舒张和收缩。

8. 神经系统控制肌肉的舒张和收缩。

9. 损伤经常会导致肌肉不正常地收缩，使关节失去肌肉的辅助和保护作用。

10. 手法肌力测试可以鉴定肌肉的收缩功能，测试到肌肉的无力状态。

11. 对于受伤后出现的慢性疾病，请专家（可能是应用运动学专家）对肌肉不正常的过度收缩进行评估。如果有必要，对其进行矫正治疗。

12. 正确锻炼身体，和锻炼结盟，使你的身体部位处于正常活动的状态。

矫正错误机制

解剖学—生物力学因素发生改变怎样使皮特（Pete）患上胃食道逆流病的？治疗理查德（Richard）的颈部疾病为何会有利于提高他的高尔夫运动技能和减轻腰部疼痛的？

我已经见过身体机械性障碍是如何引起各种常见症状的案例。在这一节，你将会看到常见的胃食道逆流病是在什么情况下发生的，是什么样的身体机制导致它发生以及用什么方法可以治愈它。胃食道逆流病是一种常见的慢性疾病，可改变的解剖学—生物力学因素发生变化经常是导致这一疾病发生的原因。

在这一节的后半部分，我讲述了另外一个错误机制的案例。我要告诉大家怎样通过矫正发生在一个人上颈部位的某些问题，使他的腰痛得到改善，并且使他的高尔夫运动技能得到提高。

身体中第二重要的肌肉

皮特是我的一个患者，我作为他的医生已经 20 多年了。他在 80 岁的时候，依然身体健康、精神矍铄。皮特每周要打几次网球，他在工作中表现得非常活跃，积极参加各种活动，并且是地方医院董事会中的一员。皮特在多年以前就听说了与健康价值有关的信息。他为健康老龄化做出了积极的贡献，并且促进了健康老龄化的发展。我们曾在一起合作，尽可能地使他的身体功能保持正常，并且为他的身体提供了最适当的营养补充。

在最近一年，皮特开始出现胃食道逆流的严重症状。他来到我的办公室，向我讲了他的病情，之后，我给他做了机械性矫正治疗，这种治疗可以影响身体对胃食道逆流症状的控制。

几个星期以后，他又来了，并且告诉我，他感到很惊讶，我上次给他做过治疗以后，胃食道逆流的症状就消失了。当然，我们面对这种积极的结果都很激动。我还有更多的故事要讲给你听。

几个月前，他已经在医院看过这种病。医生把治疗范围定在食道和胃，并进行了其他测试，说他得了胃食道逆流病。医生说他唯一的方法就是药物治疗，并且希望这种病不要最终转化成食道癌（esophageal cancer）。药物对治疗胃灼热很有效，但是无法治疗胃食道逆流的症状。直到我给他做了机械性矫正治疗之后，这种症状才慢慢消失。

除了给皮特服用药片和使用高科技诊断检查之外，没有给他使用其他的治疗方法。医生没有为他提供相关的指导，也没有采取继续治疗的方法，他们给皮特唯一的、小小的帮助就是让他服用药片。我使用物理治疗方法，给皮特带来的巨大的疗效，而医院所使用的药物治疗方法却是疗效甚微，两种方法产生的效果形成了鲜明的对照，皮特对此感到非常惊讶。

在评估患者的时候，我获得了很多关于健康的数据。治疗的第一步就是鉴别功能障碍。增加患者的诊断次数、使用功能测试、使用扫描和图像诊断技术、进行实验室检查等，这些治疗方法都是确定哪些身体机制需要矫正的重要医疗手段。

一旦发现了出现问题的身体机制，你就必须马上修复它或者是进一步改善身体功能。应用运动学疗法、脊椎指压治疗法、整骨疗法、颅骶骨治疗法、针灸疗法等治疗方法很受欢迎，因为它们确实能够改善你的健康状况。

皮特不是唯一一个同时领略传统西方医学优势和劣势的患者。传统西方医学经常提供最先进的诊断技术，但是，它不是总能提供最好且最有效的治疗方法。没有一个人能够回答所有的健康问题。但是，作为一个患者，在你采取药物治疗之前，至少要考虑一下症状发生背后的身体机制的问题，要问问自己这些身体机制的功能是否可以得到改善。

利用胃食道逆流病例，让我们看一下身体的正常功能，并且把这些症状看作是发生功能障碍的证据，但是，这些功能障碍有可能得到修复。胃分泌分解食物必不可少的消化液和消化酶，如果消化液分泌得不够，就会出现食物不能被完全分解的现象，食物所产生的营养就会变少，血液吸收的营养就会随之减少，甚至会使身体的酸碱平衡（PH 值）发生改变，进而引起关节僵硬和钙沉积。

近年来，人们发现使用药物抑制胃酸分泌容易使人患胃炎，大概是因为药物破坏了胃酸所具有的保护功能，因为胃酸可以杀死入侵到胃部的细菌。[8]胃酸对生理机能和生理功能的正常运行都起着非常重要的作用。在人体完美、伟大的构造中，胃黏膜是用来保护胃不受胃酸侵蚀的。身体完全可以抵御胃部分泌出来的强酸的侵蚀。

健康知识普及

食道，是把嘴里的食物送到胃里的管子，它没有使自身免受强酸侵蚀的保护膜。因此，进入食道的酸可以产生胃食道逆流病的灼热症状，胃酸长时间的侵蚀作用会损伤食道。

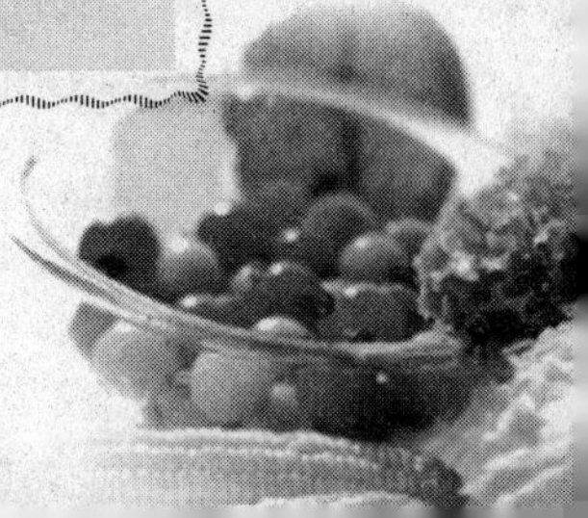

通过横膈膜的隔离作用以及隔开胸腔和腹腔的膈肌的作用，包括食道括约肌，还有胃和食道之间所有重要的屏障（正是横膈膜和食道括约肌的张力维持着这些屏障的正常活动），身体才能把酸只保存在胃里，使其不进入食道里。

因此，如果你的病症是胃酸进入食道引起的，首先考虑到有可能是因为这些肌肉不能正常工作是非常重要的。用这种方式看待疾病，是因为有一种潜在的错误机制的存在，随后再去找能改善这些肌肉正常功能的医疗保健医生进行治疗，就会合乎情理了。

医学课本中提到了裂孔疝症状（hiatal hernia symptoms），如胃酸逆流，是由食道括约肌周围的肌肉松弛和疲弱所引起的。矫正膈膜肌的功能障碍，使用内脏按摩疗法（a visceral manipulation）可以降低因其他原因而升高的胃，避免胃酸进入食道。许多人，包括皮特，使用此疗法都有良好的效果。一旦肌肉失衡得到矫正，食道括约肌就能正常工作，并且能防止胃酸上升流入食道。胃酸的重要任务是正常分解胃里的食物，只要不发生其他任何症状，人的消化过程就可以恢复正常。

矫正肌肉失衡有重要的意义，因为它是一种非入侵性的、整体性的治疗方法，与仅能解决机械性问题的治疗方法相比，矫正肌肉失衡能够更大范围地影响人的生活。数百万人接受的标准首选治疗方法不是很理想的，因为这种方法主要是通过药物的效用减少胃酸的分泌。

如果说患有胃灼热和胃食道逆流症状的人的胃都能分泌过量的胃酸，这种推理是不合理的。并且与之相反，这些人根本没有分泌过量的胃酸。发生疾病的根本原因是胃酸跑错了地方——上升到了不属于它的食道。这不是药物化学疾病（分泌太多胃酸），而很可能是肌肉出现了机械性的疾病，是可以矫正的。

为了进一步了解机制，让我们看看横膈膜。像二头肌和三头肌一样，横膈膜也是肌肉，如果缺乏锻炼，它也可能会变得无力。比较一下久坐的人和经常活动的人的横膈膜，久坐不运动的人，整天都以一种浅而短的方式呼吸，而任何一种运动都会迫使你用力深呼吸，这可以有效锻炼横膈膜。

由于受伤或者身体出现其他的功能障碍，神经系统都会抑制横膈膜，使它收缩。然而，横膈膜很特殊，如果心脏是身体最重要的一块肌肉，那么我认为横膈膜是身体中第二块最重要的肌肉，它的重要性仅次于心脏。横膈膜不仅能提高大脑和整个身体中的氧气的含量，而且还能吸取针灸疗法产生的遍及整个经络系统的能量。

当你的横膈膜反应迟缓的时候，就表明你已经疲劳了，可能会出现一些精神症状，如注意力不集中、思维模糊、记忆力衰退，还有胃食道逆流等其他症状。来设想一下，由于横膈膜受到神经系统的抑制或者横膈膜疲弱无力，如果你的大脑天天都接收到20%或30%的氧气，比大脑正常需要的要少很多，对你的精神系统会有什么样的影响呢？持续缺氧会导致大脑功能过早地衰退，许多人都出现过这种症状。功能正常的横膈膜，正常的呼吸和定期的锻炼能够使身体变得强壮，可以使老化过程逐渐减慢。

健康知识普及

横膈膜的弱化现象极为常见。尽管不是横膈膜肌疲弱的每一个人都会发生裂孔疝（胃的一部分突起进入食道口），但随着年龄的增加，裂孔疝的发病率也会增加。目前，我还不知道精确的发病概率，因为我还没有对每个人都进行检查。但是，胃灼热，是裂孔疝的最初症状，在美国至少有40%的人每天都在受着它的影响和折磨。[9]

功能良好的横膈膜对你的健康和生命都非常重要。水果和蔬菜中的抗氧化剂对身体十分有益。最好的抗氧化剂就是氧气本身。如果你能提高身体释放氧气到各个组织的能力，你就能降低整个身体的氧化压力并且可以减轻组织损伤的程度，减慢随着衰老而出现的身体功能衰退进程。

当我建议患者服用抗氧化剂维生素时，我的目的是要优化横膈膜的重要功能。我几乎为每个人做检查，不管他们有什么样的症状，因为我知道这是一个好机会，通过矫正横膈膜，可以有助于改善他们的消化功能、精神功能、整体能量和健康状况。

怎样提高横膈膜的功能？对任何功能失调的肌肉，首先要鉴别是什么抑制或弱化了它。这里有几种常见的横膈膜肌弱化模式。刺激横膈膜的神经位于脊骨的两个部位，颈或颈中部的脊骨和胸腰椎、胸廓末端。如果脊骨部位发生错位或不能正确地移动，横膈膜可能受到抑制或变得疲弱。

其他常见的错误机制也可能影响到横膈膜。如果胸廓不能向两边自由地移动，通常是因为过去受到过伤害，横膈膜的运动可能会受到限制。常见的骨盆或腰部位移会产生扭转异位限制横膈膜的运动。如果在正常的呼吸运动中，头盖骨位移或者受限，会阻止深呼吸。最重要的腰部辅助肌肉、腰肌和横膈膜直接连在一起，许多人患有腰部疾病，都会出现肌肉失衡的病症。

所有这些部位发生问题都经常会干扰横膈膜的正常功能。为了使横膈膜功能正常，卫生医疗提供者必须确定是哪种生物力学阻止了其正常功能的运行。治疗需要推拿或者矫正脊骨的特定部位，这个部位会影响通向横膈膜的神经或者矫正其他失衡的肌肉或者推拿胃部。

想一想，在人的一生中，胃部会经常发生什么疾病。当我们变老时，肩和背会变得逐渐弓起来。医学的术语，叫胸椎后凸或驼背。试着按照下面的要求做动作：弯下腰，深呼吸。这样做很困难，因为你保持这样的姿势时，横膈膜没有空间可以运动。如果你一直处于这种姿势，你就永远不能深呼吸，当然，你的大脑接受的氧气就会减少。此外，处于这种姿势，你的胃会压迫横膈膜，会给食道括约肌施加过量的压力，促使胃里的东西挤入食道。现在坐下或站起来并且深呼吸。你不仅能吸到更多的氧气，甚至也许会立刻感觉到你的大脑清醒了许多。

让我们再进一步作个分析。如果你吃了很多，当你弯下腰的时候，装满食物、膨胀起来的胃就会受到挤压，食物无处可去，最终只能被挤进食道。如果横膈膜和食道括约肌无力阻止这种挤压，胃受到向上的压力时，胃的一部分或胃里的东西就会进入食道，导致胃食道逆流，甚至导致裂孔疝的发生。

从功能角度来看，很容易理解在身体姿势不正当的时候，再加上胃里装满食物、横膈膜疲弱无力肯定会引起胃食道逆流。在患者用一种特殊方式呼吸的时候，健康职业人员对胃部进行推拿，使受到挤压而上升的胃逐渐下降，减少施加给食道的压力。这样的矫正可以减少横膈膜受到的压力，增强横膈膜的力量。如果患者能够提高肌肉功能、使身体伸直、学会深呼吸的话，进行矫正时的治疗效果会更理想。脊椎指压治疗专家通过矫正脊骨和治疗保持身体直立的伸肌，可以帮助人们改善身体姿势。除了矫正脊骨，我还教人们做几种伸展类的运动和呼吸类的锻炼，鼓励人们多进行一些身体活动来刺激横膈膜。

最近，在年轻人中，与横膈膜相关的疾病的发病率明显上升，这是由人们久坐的生活方式，也就是长时间坐着不动、不正确的坐姿和浅呼吸所造成的。像其他肌肉一样，横膈膜必须被经常使用。通过治疗，我打开了“开关”，患者进行适当的呼吸锻炼，就好比装上了一个灯泡。如果我们各尽其责，灯泡就会亮起来。对大多数人来说，几个疗程就会矫正横膈膜失衡。特别是在不锻炼、吃得过多、吃完后躺得过久或者承受着巨大压力的情况下，他们都必须定期地对横膈膜进行检查和修复，并且要对做过矫正的效果进行维护。对于一些驼背情况很严重的老年人，我不能完全矫正他们的身体，通常，我会对他们进行定期治疗来维护他们的身体，以获得明显的改善效果。

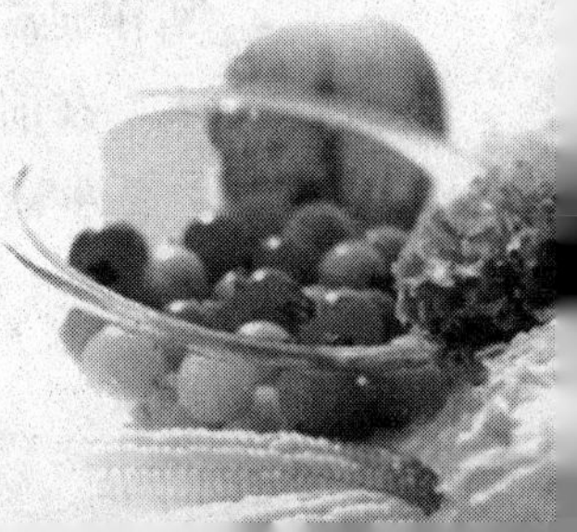

温馨提示

> 压力会以几种不同的方式对横膈膜造成不利的影响。在充满压力的情况下，你会自然地绷紧身体，呼吸会减弱，你有时会感到胸部发紧。我常常提醒人们面对压力或者处于一种固定姿势进行紧张工作的时候，要做深呼吸。一个比较极端的例子是：横膈膜绷紧是因为它受到外伤。大多数人跌倒或受到外伤后会变得垂头丧气，这就使我们想起横膈膜痉挛会是怎样的一种感觉。

情感受伤或承受压力，同样会使横膈膜绷紧。长期承受压力，会使横膈膜受到更加严重的伤害。身体的括约肌，如食道括约肌，受到自主神经系统的控制。交感神经使括约肌拉紧，而副交感神经使它放松。当你受到“剑齿虎”的持续攻击，感到筋疲力尽的时候，你的交感神经系统（它能够做出“战或逃”的反应）也会耗尽能量，这样就不能保持括约肌的正常张力了。括约肌松弛会使你容易患上胃食道逆流疾病。如果长期承受着压力，有选择性地使用刺激神经系统的特殊部位的矫正治疗和调节治疗是非常有益的。这就像补充特殊的维生素和营养物质会使构造系统重新构建身体功能、恢复疲惫的组织部位一样。当然，你必须保证改变你的生活方式，减少“剑齿虎”的攻击，从而确保身体能够治愈自己。

整体治疗方法需要你和你的医疗保健医生一起合作，共同创造神经系统平衡，共同重新建造身体衰竭或疲乏的部位。对于慢性健康疾病的治疗，整体治疗方法和传统的西方医学疗法有很大的不同，传统的西方医学疗法可以移植身体中已经不能再使用的器官，比如，一个人的腺体不能正常分泌激素，医生就会给他开药或者让他切除甚至移植不能正常工作的器官。

在前面的例子里，当皮特得知医生不能治愈自己的胃食道逆流时，他感到非常失望。医生说他的病情可能会继续恶化，甚至会转变成食道癌，可能会在6个月内死亡。很明显，这种可怕的预言没有考虑到对皮特进行治疗时，首先要修复的是最先产生疾病的失衡机制，通过修复使身体能够自行控制和自行治愈。

机械性障碍的广泛影响

理查德（Richard），是我的一个患者，出现了腰部肌肉痉挛问题。唯一与过去不同的是，他现在打高尔夫球的次数比以前多了。当他向其他一些打高尔夫球的人提到自己的病症时，他惊奇地发现他们中许多人也都在承受着同样的痛苦。我知道，我很可能帮助他解除病痛，因为机械性障碍的几种发病模式在打高尔夫球的人群中很常见，并且是可以治疗的。

其中一个最常见的机械性障就是固结，颈上部的椎骨缺乏正常运动，导致某些腰部的肌肉疲弱或者受到抑制。尽管腰部弱化的病因发生在颈部，但会导致背部的二级痉挛。上颈椎周围的韧带富含大量的机械性刺激感受器以及向大脑传递信息的神经末梢。信息的准确性对于调节和平衡肌肉以及使肌肉正确地舒张和收缩，是十分重要的。这些神经末梢甚至会影响颌部肌肉，有些人会得颞下颌关节疾病（temporomandibular joint，TMJ）。总之，位于上颈的关节感受器承担着向大脑输入正确信息的重要任务。矫正颈部的机械性障碍能够消除背部痉挛，甚至有时还能提高打高尔夫球的水平。

为了证明给理查德看，我让他站起来，注视房间上方天花板和墙面相交的一角。我让他指向那一点，并且他按照我的要求做了。然后，我让他放下胳膊，闭着眼睛重复做这个动作，利用视觉记忆记住天花板和墙面相交的那个点的位置。他闭着眼睛，抬起胳膊，指向那个点。我们都看到，和刚才睁着眼睛确定的那一点相比，他闭着眼睛时所指的那一点稍稍有点偏上、偏右。如果他正好指向睁着眼睛确定的那一点的话，就证明他的大脑接收到了从上颈传送过来的正确的信息。当他打高尔夫球的时候，球就更可能会飞向他眼睛所看到的那一点，而不会发生偏离。理查德笑了，他甚至认为自己打高尔夫球的水平是无法提高了。

我继续给理查德做一些特殊检查，尤其是使用手法肌力测试来检查他的臀大肌，看它是否在正常地辅助腿部和腰部的活动。在测试的时候，我让他面朝下趴在检查台上，然后弯曲左膝，并向上抬高大腿。然后，我向下按压他的大腿，并让他用腿抵挡我所施加的压力。我只用了很小的力量，就可以把理查德的腿按下去。当腿抬高到测试的位置时，他的腰部发生了痉挛，感到疼痛，并且他说感到腰部肌肉无力。对他右腿的测试也得到了同样的结果，因此我总结出理查德的臀大肌受到了神经系统的抑制，肌肉关闭了。尽管测试出肌肉疲弱，并且理查德也感到肌肉无力，但是肌肉本身可能是正常的。如果理查德定期锻炼，他会获得意想不到的肌肉张力。实际上，肌肉摸起来很好，只是不能舒张。正如以前的类比，灯泡是好的，但是开关坏了，是臀大肌不能正常地辅助腰部进行运动了。

像理查德一样，任何人患上此病，都会感到腰部长期无力，加强腰部锻炼反而会使病情加重。这种特殊的肌肉功能失衡，会使腿后腱肌群拉紧，这是因为臀大肌不能正常地向下运动到骨盆后面的部位。臀大肌甚至还能辅助膝盖的外侧运动，所以没有它的辅助作用，人们有时会出现膝关节外侧痛和髂胫束综合征（iliotibial band syndromes）。

身体两侧的臀大肌出现疲弱的症状很常见，就像你看到的那样，可以表现为多种不同的症状。腰部肌肉疲弱通常是因为上颈椎骨出现固结，关节周围韧带内的机械性刺激感受器传递了错误的信息，比如，机械性刺激感受器传递给理查德神经系统的错误信息是他的头部处于水平状态，其实他的头部根本就没有处于水平状态。然后，他的身体必须对这个错误的信息进行补救，并且通过调动其他的身体机制试图保持身体的协调和平衡。

做完肌肉测试之后，我开始评估理查德的上颈椎骨，为了准确地矫正它，为了使椎骨之间的关节呈现正常的运动状态，我仔细地进行了触摸。在找到椎骨固结的精确位置的上面，我用无痛矫正手法对其进行矫正治疗，我把一只手放在椎骨上，在两块椎骨上轻轻地、精确地用力推拿，使它们松开。矫正治疗之后，我立即重新测试了理查德的臀大肌。在第二次测试中，理查德能够不费力气地保持两条大腿向上抬起，而腰部再也没有出现痉挛或扭伤。做完推拿之后，理查德神经系统能够正确地控制肌肉，肌肉可以正常舒张了，这是因为上颈韧带内的机械性刺激感受器能够向大脑传递正确的信号了。现在，这些肌肉功能正常了，我期望他腰部的症状能马上减轻。

接下来，我让理查德再次做“指向测试”。他站起来，集中注意力向房间上方天花板和墙面相交的墙角望去。第一次，他的眼睛睁着，抬起的手指和房间的墙角落在一条直线上。他放下手臂后，闭上眼睛又做了一遍这个动作。他再次睁开眼后，惊奇地发现，他的手指和墙角完全在一条直线上。我对他说这是一个好兆头，他现在能够把球打向视线锁定的方向，而不是把球打偏了。

身体是一个具有自动矫正机能的系统，它能够设法重建、修补和恢复自身的平衡。但是，身体经常不能矫正自己，主要是因为旧伤没有痊愈或者是因为某些损坏身体的生活方式的存在，使身体丧失了自我治愈的机会。我为患者提供每一次机会，帮助他们的身体进行自我治愈。只要身体拥有机会，它就会自然治愈。然而不幸的是，多数人都没有给身体这个机会。我们用药物治疗疾病，这就是我们学到的全部。事实上，药物能够消灭所有入侵的细菌、减轻症状，但同时也削弱了身体的自我修复功能。有时候，药物允许身体进行自我治疗，但是药物却不能治愈身体，就像我也不能完全做到一样。我和所有医疗服务提供者的任务就是为身体提供医疗干预，鼓励身体自然地发挥它本身就有的强大的治疗功效。

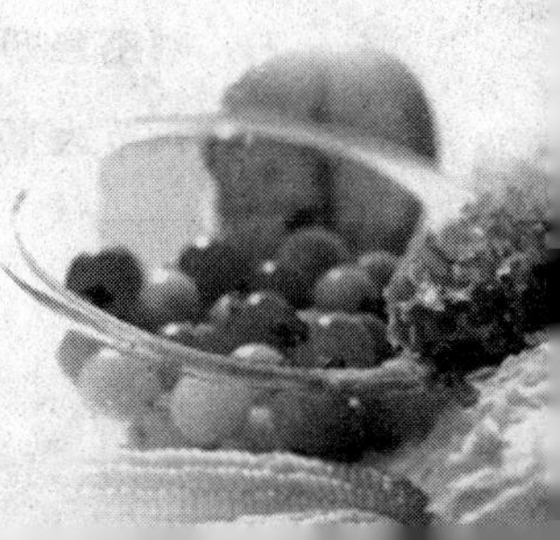

重点总结

1. 尽管胃食道逆流疾病的主流医治方法是使用化学药品，但是身体失衡机制导致的胃食道逆流疾病主要与解剖学和生物力学相关。

2. 胃食道逆流疾病症状也许不是因为胃酸分泌过多引起的，而是胃酸进错了地方。比如，胃酸上升进入了食道，而食道没有保护膜，胃却有保护膜。

3. “没有治疗，只有药物”真正的意思是，“除了药物治疗外，我不知道还有什么可以帮助你。”

4. 传统西方医学有最先进的高科技诊断检查方法，而补充与替代医学却在实际治疗领域中占优势。

5. 横膈膜是身体中仅次于心脏的第二块重要的肌肉。

6. 通过修复横膈膜和食道括约肌的功能，进行正确的呼吸和实施锻炼计划，可以减轻或消除胃食道逆流疾病的症状。

7. 身体出现症状的部位不一定就是症状的病因之所在（例如，理查德的腰部疼痛是因为他的上颈部位出现了病症）。

8. 位于上颈关节的机械性刺激感受器，能影响到整个身体的平衡性、协调性以及肌肉的张力。

9. 脊椎指压治疗法可以帮助发生功能障碍的机械性刺激感受器恢复正常活动。

改善健康和治愈疾病

伊斯特（Esther），83岁，是一位神采奕奕、与众不同的老太太。除了照顾家庭之外，她在教育行业中还有一份不错的工作。她第一次来我的办公室是由于她感觉到自己的背越来越僵直、越来越疼痛。最近，她刚刚经历了一段痛苦的时期，因为她患上了结肠癌，并且做手术切掉了一节大肠。她顺利地做完了手术，逃出了癌症的魔爪，但是她的背痛却越来越严重。手术后，她几乎变成了残疾人。由于背痛非常严重，医生给她做了X光以便检查确诊脊椎骨的状况。X光检查结果显示：伊斯特腰椎的椎骨和椎间盘严重退化，正如人们经常预期的那样，活到80多岁的人无论身体多么健康，脊椎骨也都会退化的。

尽管医生告诉伊斯特，她的骨关节炎和关节疾病严重恶化，但我还是不愿使用这些术语，因为它们会使人产生误解。这些术语听起来就像她已经患上这些疾病，并且无法治愈一样。四位整形外科医生告诉伊斯特即使做手术也不能治愈，他们已经没有别的办法了，并且一致认为伊斯特只能靠吃药来减轻疼痛。伊斯特说，当她听到自己的病无法医治之后，她的心情非常低落，感到非常沮丧。确实如此，她的病情将会恶化，可能会成为残疾人，不能走路。

值得庆幸的是，她没有盲目地接受医生对于疾病最后结果的预测。因为她是一个充满智慧的人，她极其热爱生命、热爱自然、热爱周围的人们。所以她决定寻找其他的方法治疗自己的疾病。尽管她不懂医学，但是她知道有些方法的确会有利于她的健康：改善饮食、补充营养、进行锻炼……并且她还找到了另外一位医生和她一起寻找治病的方案。

伊斯特从别人那儿听到我的消息，马上意识到我会使用和其他医生不一样的方法治疗她的疾病。我同样给她做了X光检查，但是，我是从不同的角度看X光的显示结果，它们不是静态的照片，而是一个能够改变的并且是持续易变的过程。在她的健康史里，我发现了非常重要的信息：她的身体过去受到过伤害，承受着血压、爱好、饮食和锻炼等因素施加的压力，甚至她的牙齿还有治疗史。我给她做了很多功能测试，这些她以前也都没有做过，我得出结论，我不可能改变她的X光结果，我发现我们能接触到身体的一些部位，尽管她的病情在继续恶化，但也许对某些部位进行治疗可以帮助她恢复椎骨的功能。

身体结构和身体功能

在谈我和伊斯特共同改善她的健康之前，我们先假设有一个频谱，

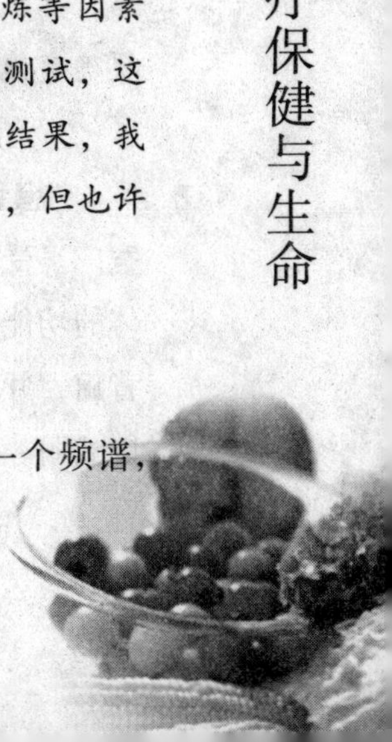

一端是身体结构，一端是身体功能。我的治疗方法是对身体结构和身体功能同时进行治疗，但我更注重对身体功能的治疗。我发现伊斯特 X 光照片显示她的椎骨退化程度非常严重。但是，我也看到了退化过程所发生的环境。我对椎骨的 X 光照片进行了分析，我发现了以下这些问题：

- 椎骨已经退化，首要的问题是：辅助椎骨和椎间盘的肌肉能够正常地舒张和收缩吗？
- 出现炎症和钙沉积的症状了吗？我进行研究，看看是否有方法可以改善身体对骨关节炎的调节作用。
- 椎骨严重错位，多发性椎间盘突出。我要确定椎骨错位的严重程度，并且要确定是否能减少椎间盘突出对神经系统的影响。

椎骨的严重受损意味着伊斯特脚部的减震机制有时不能正常工作，不过通过治疗，这一障碍可能会得到改善。

除了椎骨的 X 光片，我还看了患上背痛的患者的资料，因为我进行治疗的根据是患者的健康史：

- 伊斯特出现背痛的前几年，承受了巨大的压力。从这一点，我得出推断：在这个时期她的肾上腺衰竭了。如果是这样的话，肾上腺不能分泌足够的抗炎化学物质，然而缺少抗炎化学物质会导致身体疼痛和僵直。
- 伊斯特做完结肠手术后，背痛加剧。通过分析这些信息，我决定要确定她的背痛是否因为内脏器官或者是腹腔粘连所造成的。

"想到在盒子之外的东西"，意思就是超越现有的已知条件，想得更宽广。受到这个短语的启发，我认为对于伊斯特这个病例而言要想到身体的功能，而不要只想到它的结构。如果是身体的功能导致了伊斯特的背痛，并且可以得到改善，那么她身体的疼痛可以减轻并且僵直状态可以减弱。难道这意味着我可以神奇地治愈她的骨关节炎和恶化的关节疾病吗？当然不是。这只是说，其他医生说她所患上的“疾病”，是可以治疗的疾病，不过前提是如果能改变那些控制和产生这些疾病的身体机制。

我和伊斯特不能消除她的身体积累了 80 多年的磨损或扭转身体遭受磨损的这种状况。如果我在 30 年或 40 年以前对她进行治疗，也许能改善她的肌肉平衡和身体“减震器”的功能，也许她的椎骨就不会恶化到今天的这种程度。我看了许多 80 岁老人的椎骨 X 光照片，值得庆幸的是，他们的椎骨磨损程度不如伊斯特的严重。然而，有些人到了 60 岁或者 70 岁，椎骨磨损程度就已经和伊斯特的一样严重或者是更为严重了。椎骨的退化主要取决于遗传因素，取决于一个人遗传基因的强点和弱点以及这个人的生活经历。

当你看脊椎骨 X 光照片的时候，你会发现一些椎骨像伊斯特的椎骨磨损程度一样严重或者比她更严重的人，都有背部轻微疼痛和背部僵直的症状，这时，身体结构和身体功能之间的对比就非常明显了。再进一步作个对比，患有严重背痛和背僵直的人，他们的椎骨 X 光照片常常会显示出椎骨磨损程序不严重。也就是说，某人的椎骨 X 光照片显示椎骨磨损严重，不一定就会注定他们身体疼痛或变成残疾人的命运。

温馨提示

有一点是，X 光照片可以清晰地显示出人体的结构，但是它不是人体的整体健康图片。不能把 X 光照片看做是进行分析的唯一依据，正如伊斯特的例子所表明的那样，尽管有很多限制，但问题是怎样尽可能地使现有的身体结构和身体功能变得正常。

矫正退化进程

对于任何退化进程，我认为大概可以进行三种不同程度的矫正。第一种，能减缓这个进程吗？第二种，能使这个进程停止吗？第三种，可以扭转这个进程吗？完成任何一个矫正都是一种胜利，我认为许多身体

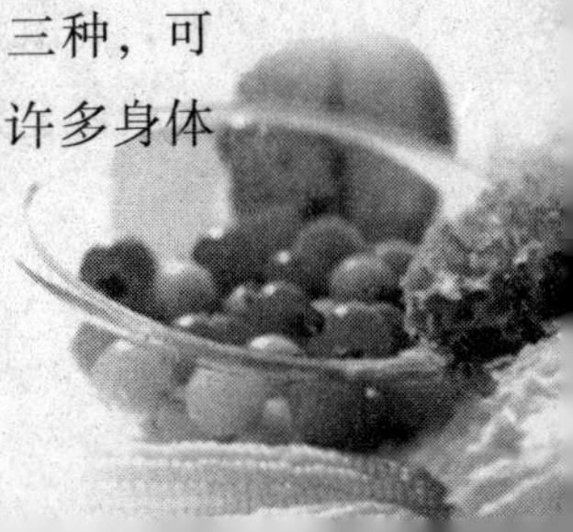

机制都会尽可能地矫正退化进程。

拿伊斯特的椎骨为例，在她这个年纪，是不可能完全扭转椎骨退化进程的。然而，很有可能的是，通过改善身体各种机制的功能来减缓或者阻止椎骨的退化进程。这就是治疗慢性疾病的真正的出发点。

我怎样才能改善伊斯特的身体功能呢？总之，从头到脚，从里到外，我差不多是检查了她的整个身体。我对她进行整体治疗，从她的头盖骨到脚，包括身体的每个部位，并且建议她要补充营养。

我从椎骨开始进行治疗。椎间盘就像椎骨之间的软垫，帮助椎骨保留足够大的空隙使神经能够顺利地穿过。随着时间的流逝，重力使它们相互挤压，这些椎间盘变得越来越薄，从两个椎骨间突出来，像身体的其他组织一样，随着年龄的增长，它们变得越来越衰弱，弹性变得越来越差，最后死亡。

健康知识普及

> 有几种生物力学因素可以加速或减轻椎间盘的退化进程。其中一个是，椎间盘与周围的韧带和位于上方和下方的椎骨进行体液交换，通过体液交换，椎间盘自己摄取营养、排除废物。运动能减缓退化进程。换句话说，当你向一个方向运动时，会把椎间盘挤压到一边，它摄取新鲜的营养，当你向另一个方向运动时，它挤出废物，然后把废物消除掉。这个过程叫做吸胀，可以使椎间盘成为有活力的健康组织。

因此，如果大块椎骨粘连、固结，不能正常活动，椎间盘之间的循环就会受到破坏。随着时间的推移，椎间盘“正常”的退化进程就会加快，它就会过早地出现磨损。相反，椎骨能自由地活动以及椎骨的中心矢状线良好，这些都会延长椎间盘的使用寿命。人类喜欢运动，但是身体的各个部位必须通过正常运动，人体才会从运动中受益。这就是我为什么希望在伊斯特40岁或50岁的时候，能够对她进行治疗。我希望在那个时候去改善伊斯特椎骨的中心矢状线，消除椎骨固结，并且帮助她减缓椎间盘的退化进程。然而，即使是在她80岁的时候，对她的椎间盘再进行保护，也不算晚。

另外一个直接影响椎间盘的因素是肌肉牵动骨骼的运动。腰部的主要肌肉是腰肌，直接附着在椎骨和腰椎的椎间盘上面。同时牵拉左右腰肌使之处于平衡的状态，这是非常重要的。我们回忆一下在前面讨论过的肌肉是怎样正常地舒张和收缩的，是怎样受到神经系统的控制的问题。身体一侧的腰肌收缩或受到神经系统的抑制，是非常常见的症状。如果你发生这种症状，也就是说无论你在走路或者进行运动的时候，都会有不均匀的力作用到你的椎骨上。这很简单，椎骨和椎间盘从腰肌收缩的一边脱开，移向相反的一边。和它相对的腰肌会因为缺少收缩的腰肌施加的反作用力，而变短或者出现张力亢进。当我第一次给伊斯特做检查的时候，经过测试发现她的左腰肌紧绷，而她的右腰肌却明显地收缩了，测试时显得十分无力。很明显，她的右腰肌不能正常地辅助椎骨的右侧部位运动了。

位于两侧的腰肌功能失衡，产生不均匀的力量作用到腰部，而她则到处行走。她在这种状态下走了多长时间，我只能进行推测。在对伊斯特进行治疗的过程中，我要做的第一件事就是矫正她的肌肉失衡。我想让这些肌肉能够受到相同的牵引，这样的话，她走的越多、行动的越多，就越有助于她的身体把椎骨牵拉到最佳位置。

只要“开关”能正常工作，锻炼就可以为身体进行自我矫正提供机会。然而，如果“开关”坏了，肌肉就不能正常地辅助人体机构进行工作了，锻炼会使人体机构的磨损增强，并且会使人体再次受伤的机会增大。保持神经系统功能正常是关系身体健康最重要的一部分。与传统的医学治疗方法相比，医疗保健在获得身体健康的过程中发挥着截然不同的作用。医疗保健不是在治疗疾病，而是在改善患者的健康状况！

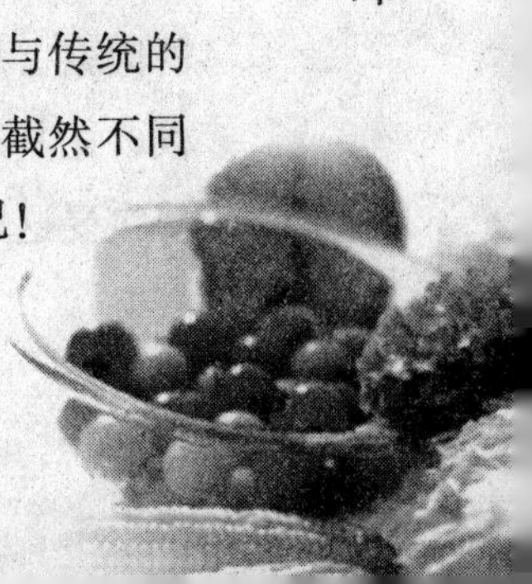

让我们回到如何矫正伊斯特腰部肌肉的失调问题上来。确诊她的右腰肌关闭了以后，我便确定了两个导致神经系统抑制腰肌的特殊部位。一个是她出现病变的右脚踝，另外一个是与中心矢状线不能重合的颈椎。颈部需要使用脊椎指压治疗法矫正颈椎错位。脚踝也要用同样的位移方法使骨骼重新对齐，使脚踝的辅助肌肉重新复位。几处关闭的脚踝肌肉需要进行大量的矫正，因为很多年以前伊斯特扭伤了两个脚踝，并且它们永远也不可能痊愈了。一旦她的双脚和脚踝的肌肉能重新开始活动，我就会给她做一些加强性的训练。

为了使经常活动的脚踝继续得到矫正，改善她的足部“减震器”功能，我给她安装了定制的矫正器，一种插入鞋子里，支撑她的足弓，可以适当地对脚部进行调整，有助于矫正治疗的机械性刺激感受器——通过脚关节的神经末梢，向神经系统传递信息，使肌肉舒张，这样她就可以站立或行走了。因为伊斯特的右脚踝不能正确地发出信号，神经系统就无法接收到信息而使她的右腰肌舒张。我确信其他的肌肉也受到了脚踝病变的影响，它们有可能在治疗的过程中得以矫正。脚关节和脚踝的正常功能对于身体其他部位的健康来说是至关重要的。

我也使用了适当的调整手法，对伊斯特出现的腰椎和骨盆错位及固结进行矫正。随着进一步的矫正，她背部的疼痛逐渐地减轻了许多。

在每一次治疗之后，我都会给她做磁共振成像（MRI），查看其椎间盘的变化，即使马上查看的话，我也不知道是否会立时看到她的椎间盘有什么改善。但是我确实知道那里的肌肉功能已经有所提高，伊斯特的疼痛减轻了，背部变得不那么僵硬了，这可能是因为改变了对神经的刺激的缘故。

我们的目标是促使患者的症状发生变化，如果不使用药物治疗和其他治疗干预手段就想达到这个目的，那么就必须要改变任何能产生病症的因素。病症有所好转，完全是你对病因加强治疗的结果。但是，有时候，尤其是慢性疾病，症状不会随着治疗的推进而马上有所改变的，你要接受这个事实。系统地制定一个治疗策略是非常有必要的，这样你就会有机会去治疗你认为会产生症状和导致病症长久存在的病因了。你继续治疗，并且用合适的饮食、正确的锻炼、充足的营养以及乐观的态度作为辅助性治疗的手段。

健康三因素：结构、化学和情感

健康知识普及

> 当你进行医疗保健时，要保持开阔的思维，考虑到各种可能性，并且及时地解决随时都会出现的每一种可能，并把它们看成一个整体。我们都是结构、化学和情感——健康三因素的集合体。如果你正经受着慢性疾病的折磨，那么你的健康三因素中至少一个或者两个甚至三个因素出现了功能失衡或者功能障碍。

任何看过伊斯特椎骨的人，都会依据她的整个背部的疼痛症状，而纯粹地认为是她的身体结构发生了病变。因为在伊斯特见到我之前，唯一使用的治疗手段就是药物治疗，这阻止了健康三因素中的化学因素的病变。

让我们看一下伊斯特的背痛和健康三因素的关系。她的背痛是身体结构发生病变的总体表现，这些结构性病变包括椎骨退化、椎骨固结、颈部、骨盆和脚踝错位以及肌肉失衡。此外，还有情感的因素，任何人经受慢性疾病的疼痛和身体残疾的折磨都会变得心情沮丧。值得庆幸的是，伊斯特对她的病情始终持有一种乐观的态度。化学因素包括许多方面，如身体是怎样调节自身的炎症、关节的健康、疼痛甚至情感。仅仅关节退化就包括许多可更改的因素，这些因素有蛋白质水平、钙和其他矿物质，还有酸碱平衡。蛋白质水平，对于关节表层的健康十分重要。蛋白质水平不仅取决于一个人的蛋白质摄取量，而且还取决于胰腺和胃分泌出来的酶能够完全分解食物的程度以及小肠的吸收能力。每一种可

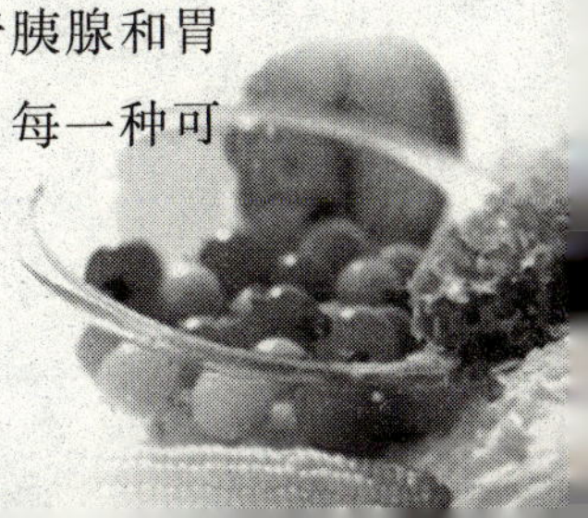

能出现的功能障碍都会导致关节过早地退化。此外，合理饮食、补充营养、修复神经系统内部平衡可以使身体正常地控制消化系统的运动，通过使用这些方法，功能障碍可以得到及时的矫正。

你吸收的就是你获得的

许多表面看上去与消化无关的健康问题，却正是由消化引起的。原因是：副交感神经刺激消化，交感神经抑制消化。“剑齿虎”过于频繁地触发交感神经系统会降低我们正常消化食物的能力。因此，在承受压力的情况下，吃饭之后我们经常会感到腹胀，时间一长，就会出现蛋白质和其他营养不足的现象。你虽然吃了很多富含蛋白质的食物，但是体内仍然缺乏蛋白质，这是因为你不能完全地消化它。

如果人们普遍都有良好的消化能力，那就不会有成千上万的人抱怨他们正在遭受着胃灼热的折磨。要改善人们消化系统的功能需要做一些治疗，通常情况下，症状是可以得到改善的。有一个解决办法就是通过治疗头盖骨来刺激副交感神经系统。刺激头盖骨神经，能提高消化能力。另一个办法是使用脊椎指压治疗法矫正上颈，达到刺激这些神经的目的。有时候，我们在提高患者身体自身分泌酶的治疗过程中，会建议他们临时补充酶。为了配合这个治疗，我会帮助人们了解他们所承受的压力，并且鼓励他们做许多“减轻压力”的活动，从而降低触及交感神经的频率，使神经系统的内部变得更加平衡，更加协调。

患有关节疾病的人的体内通常缺乏蛋白质。即使一个人的血蛋白水平保持在正常值范围之内，蛋白质水平会非常明显地低于最佳状态水平。因为患者的蛋白质水平低于最佳状态水平，所以我会改变他们的饮食以保证他们能摄取到足够的、高质量的蛋白质，并且使他们不再受到不健康食物的影响（例如，身体利用不同酶的混合物消化蛋白质和碳水化合物，如果在同样一顿饭中，你的消化系统遭到破坏，身体就不能很好地吸收蛋白质和浓缩的碳水化合物）。通过治疗患者的身体，刺激正常的消化过程，也能改善患者的消化能力。

温馨提示

"你吃进去的就是你获得的"，只能说这句话的部分内容是正确的，更准确的表达应该是："你吸收的就是你获得的。"如果你不能完全消化食物并吸收它，它就不能为身体提供营养。

我通常会治疗患者的小肠，提高它们吸收营养的能力，因为这样可以有效地治疗关节疾病。为了达到这个目的，我尽量刺激患者中央神经系统中直接和器官相连接的神经。至于小肠的治疗，我会刺激患者的椎骨。我也会考虑到增加某些营养物质，这些物质有利于某些神经传递素的分泌。例如，我建议人们多吃鸡蛋，以增加胆碱的摄入量（蛋黄含丰富的胆碱），从而会增加乙酰胆碱的分泌。乙酰胆碱，是一种化学物质，它有助于信息在副交感神经和部分交感神经的神经细胞中传递。我将处理一种特殊的反射，这种反射不仅会刺激小肠淋巴腺排泄的血液供给而且会刺激能使小肠能量模式正常化的特殊针灸穴位。我也可能会让患者吃一些特殊的营养物质来提高小肠的蠕动和吸收能力，使小肠放弃对不适合它本身或者身体其他部位的某些食物或食物化合物的加工工作。

小肠的功能与它的名字听起来一样地让人感到奇怪，它是一个连接身体与外界的器官。多数营养物质通过小肠的吸收功能进入人体内。如果你吃了变质的食物或者过敏的食物，小肠表现出来的反应就是减少对它们的吸收，这也许是生存的本能。甚至小肠里很有可能有情感感受器，它给我们带来另外一个空间，让我们去了解它的重要性。当我们说有一种"预感"（gut feeling），这也许是真的。这不是说每一个"预感"都是准确的，但确实是我们的内脏会感应得到，大脑向内脏传递很多信息，反之亦然。

简而言之，矫正蛋白质消化和吸收功能是一项系统性的工作，它能够帮助你减缓关节退化的进程。有各种治疗方法确实能够提高身体重要

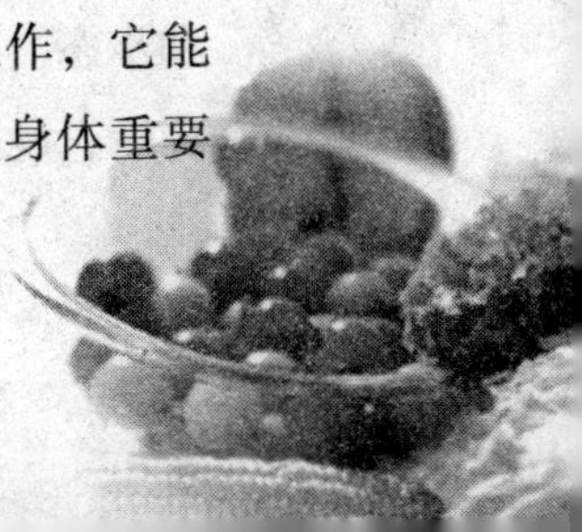

器官的功能，如提高小肠的功能，你的营养状况也能够随之得到改善，这主要是因为小肠能够从饮食和营养物中吸收更多的营养成分。

总之，如果你能使健康三因素——结构、化学和情感——一起为你工作，而不是与你进行对抗，那么你就会成功地提高自身的健康水平。伊斯特进行定期的锻炼之后就实现了这一点，并且这对她来说是很困难的。锻炼使她受益匪浅，最终使她实现健康三因素的完美结合。从情感上来说，伊斯特喜欢锻炼，她知道自己正在积极地关注着健康。从结构上来说，锻炼可以减缓她的骨骼、肌肉、椎间盘的退化以及促进可以抗炎的化学物质，如前列腺素的分泌，并且这一切都有助于稳定她的情感状态。

作为一名医生和一名患者，我们是合作伙伴关系，我们在共同改善着她的健康。伊斯特进行身体锻炼、注重健康饮食、及时补充营养物质，并且保持定期和我见面。我进一步鉴别她的系统是否失衡，并给她做及时的矫正治疗，这样可以促进她的身体的和谐性，允许其身体发挥自身的自然治愈力量。每一次见面，我都会研究她的姿势，仔细地观看她走路时的样子。我的观察是为了发现是否存在结构或肌肉失衡，也许它们是治疗的关键，最好在这次见面时对它们进行治疗。我用手指触摸她的头颅、颈部、腹部、腿部和双脚。我要评估她的双脚和脚踝是不是已经复位。在解剖学上，她的双腿长度相同（不是每个人的双腿长度都相同），但任何可测量的差异，从右向左，都是功能性腿长的差异，可以通过轻微地矫正骨盆位置使双腿重新对齐，消除长短差异。我一般通过对患者头盖骨的矫正来刺激其副交感神经系统，并以此来平衡椎骨的张力。我在她的腹部做内脏推拿，矫正她的横膈膜。我刺激她的膝盖和脚踝部位的针灸穴位，采用脊椎指压治疗法矫正其他位移的椎骨，来帮助椎骨和椎间盘重新复位。

经过治疗，伊斯特又站起来了，我仔细地重新检查了她走路的姿势和步态。她走路时的平稳性和身体左右摆动的对称性显著地提高了。治疗后，她的步伐也变得轻松连贯了。伊斯特马上对我说她看起来好多了，感觉也好多了，她很高兴看到身体状况有了如此之大的改善。

小心“什么方法也帮助不了你”

在伊斯特长达80年的生活里，她的身体多次显示出自身的多个部位发生了磨损。如果把身体老化看作为一个过程，那么你的行动完全可以改变这个过程，主要表现为尽早地干涉和保持身体的最佳功能状态，这会对你的生活质量产生巨大的影响。

从伊斯特第一次见到我开始，我们便一起为改善她的健康而努力，已经有一年的时间了，现在，她行动起来更容易了，身体的疼痛也大大地减轻了。当我们一起回顾健康的进展状况时，她十分感激我，因为别的医生几乎让她彻底地失望。当他们告诉她说她的病无法治愈的时候，伊斯特的心里感到非常不安。当她走出失望并开始关心他人的时候，她率直地问我：“为什么那些医生会那样说?”

我也不能给她一个满意的答复，但是我告诉她“什么方法也帮助不了你”这类的话是说给那些患有慢性疾病的人的。我的许多患者都听过这样的话。但值得庆幸的是，他们并没有相信那些医生的判断，至少他们没有放弃。

如果那些医生能深刻地认识到这些话的分量，他们也许会换种说法，会使用同样能达到这种效果的一些词，“我无能为力，不能帮助你了……”或者“我不知道还有什么方法可以帮助你”……这些与“什么方法也帮助不了你”这句话相比，表达的意思会略有不同。对于伊斯特X光照片显示出的椎骨退化，也许她的医生说那句话的真正意思就是他们确实无能为力了，但是，他们没有考虑到这个与众不同的患者的椎骨是动态的、是有生命的。

当然，我不可能帮助每一个患者，尤其是当一个患者看了许多其他的医生之后，把我当成他最后的救命稻草。我也许会对某个患者说我帮不了他，我可能也不知道到底谁能帮助他或者用什么方法去帮助他，但是我不会对他们说“什么方法也帮助不了你”。对于慢性疾病，你总能做

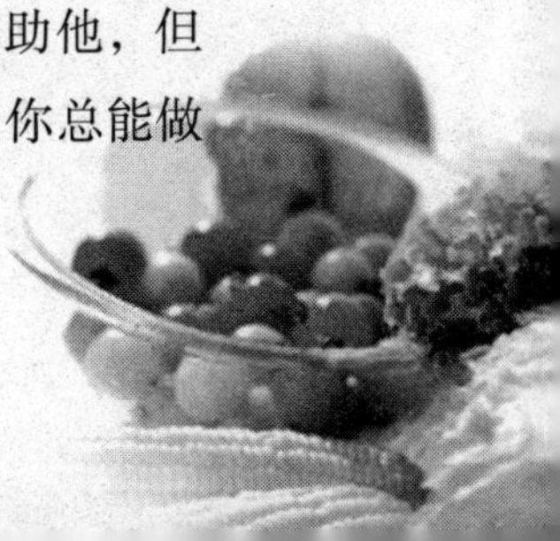

一点儿能改善身体功能的事情。

重点总结

不论你们患上什么样的疾病，是急性的还是慢性的，都要努力探究一些能够改善你身体健康的方法：

1. 对于持续的退化过程，要考虑到三种重要的可能性：

a. 可以使退化过程减缓吗？

b. 可以使退化过程停止吗？

c. 可以使退化过程得到扭转吗？

2. 人类喜欢运动，但是身体的各个部位只有通过正常的活动，才能使身体在运动中获得最大收益。

3. 保持椎间盘健康的最重要的因素是，位于每个椎间盘上面和下面的椎骨都必须能够自由运动。进行定期脊椎指压治疗的最大成效就是能消除椎骨固结和椎骨错位，否则就会导致椎间盘过早地退化。

4. 健康衰老是一种过程，它的发展快慢取决于对身体正常功能保持的程度。

5. 不是“你吃到的就是你获得的”，而是“你吸收的才是你获得的”。

6. 努力使健康三要素——结构、化学和情感——共同为你的健康出力。

整体健康和身体健壮

注重健康水平和加强身体锻炼，能够治疗运动损伤，并能提高运动员的成绩。

埃伦（Ellen）身体很健壮，但是她的身体不是一直都很健康。作为一名出色的长跑运动员，她的职业生涯对她的个人能力要求非常高。

她赢得了很多场比赛，曾一度保持着美国长跑的冠军纪录，几次参加奥运会预选赛。现在，她45岁了，是三个孩子的妈妈，并且是职业律师，但她仍然热衷于长跑。第一次与我见面是因为她的脚严重受伤，不能跑步了。前些年，她的右脚曾经骨折。尽管骨折痊愈了，但是右脚的功能并没有完全恢复正常，跑步使它的伤势变得更加严重。

在开始接受治疗以后的5个月里，每个月都要与我见两到四次面，她说她的脚痊愈已经有一段时间了。她在5周内跑了3次全程马拉松，每次跑完全程用不了3小时，在对她的双脚进行彻底地检查之后，我发现她的双脚状态十分正常。我并没有建议她在相隔很短的时间内，接着跑3次马拉松。她之所以选择这样做，是因为她想实现自己的目标，跑完3次马拉松，而且双脚没有出现问题，这就证明她是非常有毅力的，她的身体是强壮和健康的。

有时埃伦的身体状况不是很好，知道这个有什么重要意义吗？她在20岁、30岁的时候，像许多优秀的运动员一样持有这样一个信念：肥胖是不好的。多年以来，她不断地和饮食失调症作斗争，因为饮食失调症会破坏她的营养状况。逐渐地，随着我们一起做出的努力，我给她做的功能测试显示出了治疗的特殊效果，显示出以前由于缺乏营养而出现的身体功能失调得到了明显的改善。她用开放性的思维进行倾听和学习，使她的勇气大增，变得更加坦然，现在她能接受自己吃下去更多的健康蛋白质和有益脂肪了。尽管如此，如果体重比以前增加了几磅的话，她还是会很在意的，但是她认识到的健康和持久的利益超过了她以前所固有的信念。

埃伦就是一个典型的例子，只有积极地关心你的身体，你才能使身体更加健壮和健康。这里所说的健壮和健康是不同的。人们通常为了变

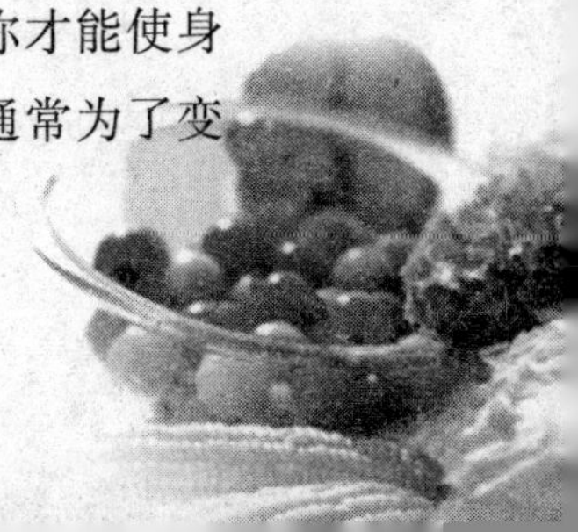

得健壮而牺牲健康。结果会不可避免地使自己受伤。通常，人们经常放弃锻炼，加入受伤的勇士队伍中来，他们注定会变成懒虫。

然而，埃伦来找我只是因为她的脚有病了，进行治疗需要埃伦的配合，我想让她达到整体健康和身体健壮的最佳状态。我不是在治疗脚的疾病，而是在治疗脚部发生病变的人。如果我只治疗她的脚，而不考虑她的身体的其他部位，我不可能把它治好，因为只有部分病症表现在脚部。她还有一处骨骼错位、两处脚踝肌肉受到抑制或者关闭。如果她的脚踝肌肉不能适当地辅助脚部进行运动，就会引起疼痛，甚至骨折。

但是，对于外行人来说，出现功能障碍的脚踝肌肉是没有害处的。它们本身没有出现病变，只是因为身体其他部位出现病变使它关闭了。灯泡是好的，但是开关坏了。由于埃伦的骨盆和腰椎错位，厌氧和有氧系统失衡，导致脚踝肌肉无法舒张。

利用应用运动学的方法，我首先检测了她的脚踝肌肉，然后确定是什么原因使它们关闭。请记住，肌肉带动骨骼活动，所以矫正脚部的机械性疾病，可以辅助修复脚部运动的肌肉的功能。因为椎骨和骨盆错位，所以埃伦的脚踝肌肉受到抑制，这将会影响到和肌肉连接的神经，所以我使用了力学矫正方法去矫正她的椎骨和骨盆。现在，她的脚踝肌肉能够正常地工作了——能正确地带动脚骨活动，而不出现疼痛。

关上医药箱，启用“内部药剂”

现在让我们看一下埃伦的肌肉是怎样受到她的“内部药剂”影响的以及“内部药剂”与有氧新陈代谢和厌氧新陈代谢的关系。有氧系统通过分解和燃烧脂肪产生能量。在脂肪转化成能量的过程中，也会产生抗炎化学物质，叫前列腺素。分解脂肪得到的能量要多于分解碳水化合物（糖）得到的能量。因为脂肪新陈代谢产生更多的持续能量，是形成耐力的基础——不论你是跑步还是保持日常健康。

尽管碳水化合物是美国公民饮食中的主要成分，但它不是构成耐力的主要成分。碳水化合物新陈代谢是厌氧系统运行的基础。它能增加短暂突发性运动的爆发力。为了逃避“剑齿虎”的袭击，我们的祖先曾消耗过体内的碳水化合物。但是碳水化合物系统不适合进行持久的运动，当然，我们的祖先也不需要时时躲避“剑齿虎”的追击。试图把碳水化合物新陈代谢用于产生耐力，不仅无效，而且还会给身体带来极大的压力。糖燃烧可以作为身体的燃料，糖燃烧的越多，身体就越需要保持良好的血糖水平。身体通过不断地消化糖或通过把储存的糖、蛋白质和脂肪转化成有用的糖来维持血糖水平。因为血糖进入肌肉燃烧转化成为能量，所以血糖水平就会自然地降低。

为了保持血糖的稳定供给，肾上腺分泌糖皮质激素，叫做皮质（甾）醇。但是，因为为了支持厌氧活动，皮质醇会升高血糖水平，当皮质醇分泌过于频繁或者分泌过多时就有害而无利了。作为应激激素，如果它分泌过多，就会导致高血压、焦虑、失眠症状以及其他许多伤害身体的疾病。然后，身体需要更多的其他营养物质对其进行分解。

为了躲避“剑齿虎”袭击而发生的短时间突发性运动不同于持续几个小时的长跑运动。你可以靠肾上腺素和皮质醇跑上几个小时，不会有生命危险，但是，你会付出什么样的代价？这样，你会使肾上腺枯竭，并且会马上把储存的糖、蛋白质和脂肪转化成可用糖。

健康知识普及

碳水化合物（糖类化合物）和糖燃烧厌氧系统不是使身体产生耐力的最有效的方法。健康衰老最终就是一场耐力竞赛。良好的生活质量能使你长命百岁，这和你成功地跑完马拉松，但是身体没有垮掉是同样的道理。

具有讽刺意味的是，我们的“内部药剂”就能有效地降低血脂、消除炎症，并且不需要你花一分钱、不会发生药物间的相互作用，但是现

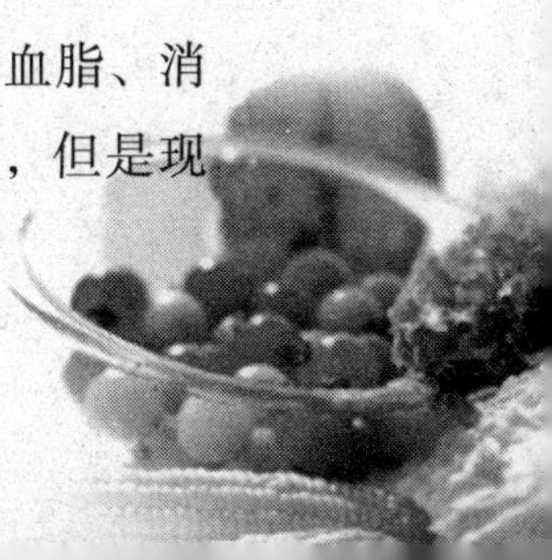

在许多人为了降低血脂、消除炎症，却要吃非常昂贵的药，如服用抗炎症药物非类固醇消炎止痛药（NSAIDs）控制炎症。我们要做的就是为我们的身体提供正确的原材料，进行适当的锻炼，这样就能使身体把原材料转化成能量和有益的化学物质。

让我们来看一下原材料，因为饮食失衡是导致氧缺乏的主要原因。

第一种常见的饮食失调是没有消耗足够的有益脂肪，为有氧系统提供足够的燃料。

有益脂肪存在于植物和鱼的脂肪和油里。它们不包括加工的蔬菜脂肪，但也可以把一些动物脂肪看成有益脂肪，然而最终的问题是要达到平衡。你想多消耗有益脂肪而少消耗有害脂肪，所以你的身体愿意分泌大量有效的抗炎化学物质，愿意分泌少量不太好的促炎化学物质。像许多运动员和低脂肪饮食的人一样，埃伦没有消耗足够的有益脂肪，因为她天生就认为脂肪是有害的。

第二种常见的饮食失调是消耗有害的脂肪，如反式脂肪或氢化脂肪和氢化油。

这些人工合成的人造脂肪会使身体发生炎症和疾病，甚至会干涉你身体代谢有益脂肪的能力。应该尽量避免食用它们。油炸食品、大多数加工和包装食品含有反式脂肪。最典型的西方饮食结构含有大量的反式脂肪，这可能是导致美国退化疾病的发生率位居世界首位的一个重要原因。

第三种常见的饮食失调是消耗过量的碳水化合物，如精制糖、精制面粉、淀粉、土豆，这样会导致有氧缺乏。

过量摄入碳水化合物和随之发生的胰岛素水平升高会妨碍有益脂肪的代谢。升高的胰岛素水平还会导致过早地衰老和许多退化疾病的产生。持续的高碳水化合物饮食需要身体分泌过量的胰岛素。如果胰岛素连续多年分泌过量，胰腺就会变得反应迟缓，最终衰竭。在美国，现今人均每年消耗 150 磅糖，而一个世纪之前的年人均消耗量仅为 10 磅。[10]这也就是说，平均每20年就要消耗和加工3 000多磅的糖，而几代人之前，20年只消耗并加工了200磅。许多人的血糖调节机制出现了问题，这很奇怪吗？当我们让身体把一生的工作在10年或者20年里完成的时候，身体就会过早地衰退。

如果你分泌的胰岛素是祖先的15倍，你就必须具备产生它所必需的至少15倍的成分和辅助因子（如锌、铬和一些维生素B）。如果你的胰腺缺乏产生过量胰岛素所必需的原材料，它就会失去调节血糖水平的能力，使糖进入组织并燃烧，最终导致的结果是使你患上糖尿病。

成年型糖尿病（adult onset diabetes）的名字已经不再被使用了，主要是因为现在糖尿病的患者包括大量的儿童和青少年。与幼年型糖尿病（juvenile diabetes）（天生就有的）相反的是，我们可以避免成年型糖尿病发病率的增加。仅仅通过修改饮食结构、进行锻炼、补充营养物质，我们就可以很好地预防和延缓成年型糖尿病。大部分健康专家都表示同意其中的一个观点，那就是对胰岛素分泌的需求越少越好。因此，要减少摄取过量的碳水化合物是非常重要的。

饮食促成了健康，合理饮食因而成为你要承担的一项重要责任。在未来，如果人们消耗更多“上帝赐予”的食物，而减少消耗“人类制造”的食物，我们就会向健康的方向迈进。自然本来就是平衡的，人造反式脂肪和高度加工、浓缩的糖在这里是没有地方容身的。

总之，我们都处于有氧缺乏的危险之中，这主要是因为原材料失衡或缺乏正确的锻炼而导致无法把这些原材料转变成有益的化学成分。影响摄取原材料的最常见的饮食是：

(1) 没有足够的有益脂肪；

(2) 太多的有害脂肪；

(3) 太多的碳水化合物或者这三种物质的化合物过多。

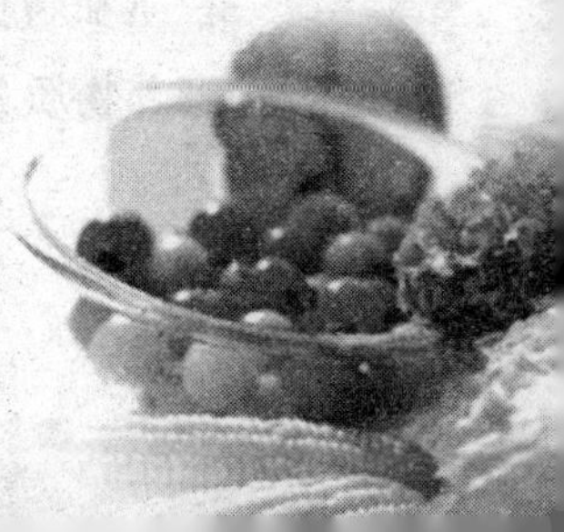

方法十分简单。除非你保持有规律的饮食，否则你很容易把以上提到的三项搞糟，至少在西方，大多数人是保持这样的饮食的。这也是为什么我要患者除了保持良好的饮食习惯之外，还要他们补充营养物质的原因，如补充鱼油、亚麻籽油、麦胚油、黑加仑籽油或芝麻油。要对患者的情况进行个别考虑，根据身体的类型、饮食结构和运动水平，大多数患者至少要补充其中一种最基本的脂肪酸物质（这将在第三章进行进一步的讨论）。

另一个关键办法是矫正有氧缺乏，使你的身体把有益的脂肪转化成有益的化学成分和能量。最好的方法是进行有氧锻炼，真正地锻炼你的身体使它高效地燃烧脂肪。每天只需要 30 分钟，你所做出的努力就会使你的身体在其余的 23.5 小时里燃烧更多的脂肪。

健康知识普及

有氧锻炼不是指在当地健身俱乐部进行的某些锻炼。几乎任何锻炼都会成为厌氧锻炼（糖燃烧）或者成为有氧锻炼（脂肪燃烧）。不论你选择什么，使你锻炼的有氧成分最大化的最重要的因素是提高和维持你的心率（确定适当心率的公式在这一章的后面论述中给出）。

如果在心率太慢或者心率太快时进行锻炼，身体就不能从锻炼中受益或者更糟糕的是，你会使自己受伤。最常见的一个问题就是厌氧锻炼过度，也就是人们进行不正确的锻炼，主要是人们在心率太快的时候进行锻炼。

如果厌氧运动过度，你的肝脏常常会来不及把储存的足量的糖、蛋白质和脂肪转化成有用的血糖。肝脏也必须进行超时工作，使用另外的营养物质分解增加的厌氧代谢所产生的副产品，尤其是对乳酸的分解。

当这种情况发生时，你会出现肌肉和关节疼痛，甚至会产生睡眠不良等疾病，例如失眠，这些症状都是由于乳酸水平过高而导致的。

也许你在锻炼过程中感觉良好，那是因为你的肾上腺激素分泌太多而使自己感到兴奋，但是，实际上你的肾上腺却正在衰竭。这种肾上腺素急升是“剑齿虎”快速追赶的结果，是造成身体紧张的一个原因。最终，在锻炼过程中或者完成锻炼后，疲乏的肾上腺很难再保持适当的血糖水平，从而出现了低血糖，而低血糖会使身体更加疲乏，更加容易患病。随之而来的是身体对糖的需求常常会加强这种循环，并且使锻炼失去了意义。

你可能会处于有氧缺乏、厌氧过量或者两者兼有的情况。不管是不是进行了定期的锻炼，你都有可能出现有氧缺乏的症状。在不进行锻炼的人群当中，这种状况尤其常见，因为内部药剂没有机会把有益脂肪转化成能量。在进行锻炼的人群当中，如果他们没有给身体提供足够的有益脂肪，也会出现这种情况。

厌氧过度，在进行定期锻炼的人群当中很常见，因为他们在心率过快的时候进行锻炼，并且在锻炼前没有充分地进行准备活动或者是在心态不平静的状态下进行锻炼。

我第一次检查埃伦的身体时，发现她处于有氧缺乏和厌氧过度的状态。为了矫正这种失衡，我对她的饮食结构、营养物质还有她的训练进行了调整。通过稍微降低她的心率，使厌氧的压力降到最小，使有氧性能实现最大化。怎样确定是有氧缺乏还是厌氧过度，我将在下面进行阐述。

怎样知道是有氧缺乏还是厌氧过度

在功能神经学和应用运动学中，应用的特殊肌肉测试是鉴别有氧缺乏或厌氧过度最为有效的诊断工具。

这种肌肉测试方法和对患者进行的传统神经学评估相似。例如，当你测试肌肉寻找肌肉疲弱模式的时候，导致肌肉疲弱的病因可能会追溯

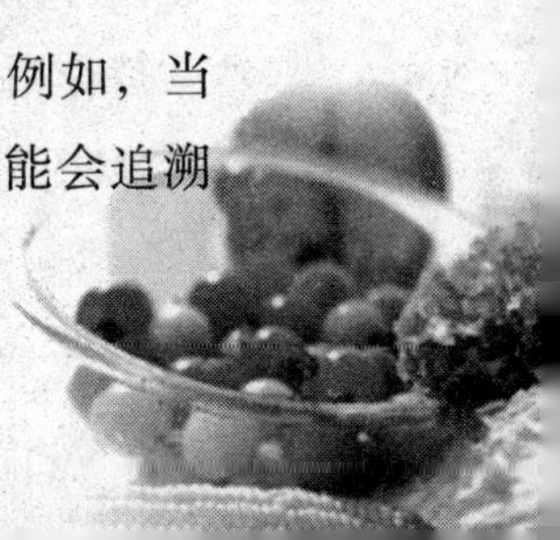

到大脑的某个部位。

厌氧过度是说，如果身体处于厌氧的状态下，你会出现多发性的肌肉疲弱。在我的办公室里，我让患者就地跑步或者在跑步机上跑步。然后，我监测他的心率，我让他跑到我认为心率上升到厌氧状态时停止。如果厌氧系统功能正常，肌肉就不会收缩，因为他的心率超过理想的有氧范围。然而厌氧过度的话，在心率较快的情况下肌肉会变得疲弱无力，因为厌氧系统受到了挑战，而不能正常地工作。肌肉本身不会出现问题，发生功能障碍的生理机能会抑制肌肉使它收缩。因为受到抑制的肌肉不能适当地辅助关节运动，所以身体更容易受到损伤。

另外一个阻止厌氧系统正常工作的障碍是患者迅速收缩肌肉，例如，大约 10 秒钟内完成肘部弯曲和伸展的动作。处于厌氧过量状态的人，通过手法肌肉测试，可以非常容易地被鉴别出很多肌肉暂时疲弱或暂时受到抑制。因为身体只是在短时间之内处于厌氧状态，身体在 10 秒或者 15 秒内就会恢复正常。如果厌氧运动持续进行的话，肌肉就会继续受到抑制，不能舒展。

有氧缺乏表现的肌肉无力模式更为常见、更能引起人们的注意，因为不管做没做过锻炼，很多人都出现过这种症状。如果你测试正常的肌肉使它反复伸或缩，经过三四次测试，它也会很快变的无力。在有氧缺乏的状态下，如果多次使用肌肉，正常的肌肉就会变的虚弱无力。你怎么知道当肌肉受到抑制会导致身体疲乏、使身体更容易受伤呢？

这些肌肉测试方法可以评估在某些运动中选择性的肌肉抑制模式，比如，在有氧系统没有充分地燃料或者心率过快的状态下测试持续状态的跑步。

让我们把这些方法用到测试埃伦的脚踝肌肉和长期脚部疾病当中。两处脚踝肌肉关闭，使她的脚无法得到肌肉的辅助作用。通过矫正骨盆和椎骨错位，能使肌肉正常舒张。身体错位通过影响神经对这些肌肉的支持作用而造成了肌肉虚弱无力。一旦肌肉功能恢复正常，使用有氧或厌氧状态下的试验就能准确地检查到它们。当我对肌肉进行反复检查时，它们就会迅速变得无力，这表明有氧缺乏发生了。为了解决这个问题，我在埃伦的饮食里增加了一些有益脂肪，并且让她开始食用鱼油胶囊。

肌肉遇到厌氧的挑战也会变得虚弱无力，这表明埃伦在心率过快，且超过有氧范围的时候跑步，肌肉不能正常地辅助她的身体进行运动。矫正厌氧过量需要提高她的肝脏功能。她减少了对糖（没有过量）和人工甜味佐料的消耗，因为它们是肝脏必须要分解的。我们给她增加了营养补充品，增加了维生素 B，尤其是增加了硫胺或维生素 B_1，肝脏常常利用它们分解乳酸。埃伦会需要更多的硫胺或维生素 B_1 才能把在厌氧过量状态下增加的乳酸完全代谢掉。因此，她重新评估了跑步时的心率，并且减慢心率，最大化地利用有氧系统，进一步使厌氧系统所受到的压力降到最小。

修复有氧系统和厌氧系统的正常功能、恢复两个系统间的平衡能使脚踝肌肉进行正常运动。埃伦在 3 次全程马拉松中，她的脚踝肌肉和脚部都没有出现问题。能矫正骨盆、腰椎和足部的脊椎指压治疗法和能矫正脚踝肌肉的应用运动学，在恢复正常的身体功能时都起到了同样的作用。

怎样找到最佳运动心率

有几种方法可以计算出最佳运动心率。我引用我的同事菲尔·马菲图恩博士（Dr. Phil Maffetone）研发的公式。[11]在过去的 30 年里，他训练并且治疗了许多著名的耐力运动员，并且知道什么方法有效，什么方法无效。像我一样，他只使用自然保健方法，而不使用药物或外科手术治疗方法。

马菲图恩博士的心率公式指出大多数人是在较慢的心率状态下进行锻炼的，他们的心率要比运动员训练和多数健身俱乐部使用的传统公式计算的心率要低。经过 20 年的实践，我发现这个公式对健康和健身都十分有效，并且十分安全。

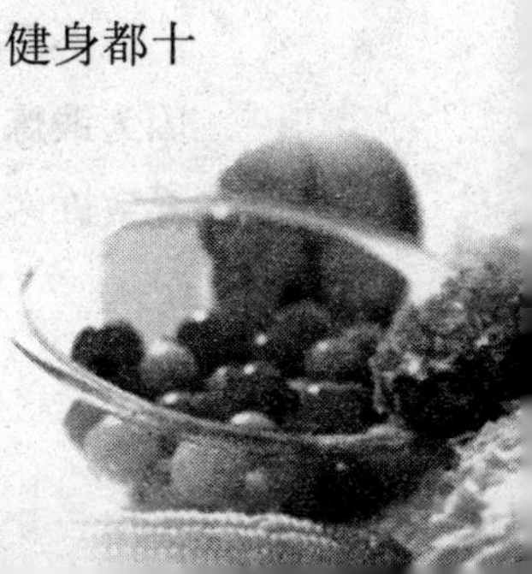

为了找到你的理想有氧运动范围，用 180 减去你的年龄，计算的结果是你个人最佳运动心率范围的最大值，以这个值为基础减去 10 以内的数字，所得数就是你的最佳运动心率。例如，埃伦，45 岁，心跳是每分钟 125 ~ 135 次（180 − 45 = 135）。这个范围可以增加 5 ~ 10 次或者减少 5 ~ 10 次，主要是根据你的健康状况、最近有没有受到损伤和目前的运动情况以及你是否定期服用药物等多方面因素来确定，这些将在以后的章节中进行讨论。

因为埃伦身体非常健壮，为了和身体状况保持协调，她的最佳有氧心率应该是每分钟 135 次。不需要再说这些了，她能够在心率较快时做短时间突发性运动，但是，要长期在心率较快的状态下运动，她将会处于厌氧过量的状态，这可能会使她受伤的机会增大。

越增强有氧运动的基础，你的心血管系统和脂肪燃烧机制的工作效率就会越高，身体里由脂肪转变过来的能量和抗炎症化学物质越多，你的耐力就会变得越强，受伤的机会就会越小。有氧运动的基础就像金字塔，塔基和下半部到金字塔的 2/3 处代表有氧运动和整个生理学的基础，它可以提高脂肪燃烧的速度、提高耐力、增强健康、延缓衰老。金字塔的顶部代表厌氧运动和糖、碳水化合物燃烧的生理学基础以及有益和必要的快速运动，如果没有有氧运动作为基础，它对身体就是有害的。

健康和健身来自有氧和厌氧运动的平衡。有氧和厌氧系统都需要特殊的营养物质作为燃料，都需要特殊的维生素的帮助把燃料转化成为能量。每个系统的活动都会受到在各种心率状态下进行的锻炼的刺激。

不幸的是，有氧缺乏状况蔓延，而厌氧过量状况少之又少。这都是因为锻炼方法不正确或者饮食不能为我们提供必需成分的结果。这样就导致许多人很早就放弃了锻炼，并且变得越来越不爱活动，极大地加快了衰老的进程。

我描述怎样治疗埃伦脚部疾病的过程。但是如果另一个人也说脚痛，那他也许会接受另外一种截然不同的治疗方法。不过不同的方法的共同的目的都是恢复脚的正常功能。作为一名整体医生，我治疗埃伦，不仅仅治疗她的脚。运动医学医生和足部专家已经对她的脚进行了评估和治疗——但是没治好，直到她的身体状况变好，她的脚部疾病才有所好转。所以要治疗一个人所患的疾病，首先要治疗这个人：要矫正他的肌肉、椎骨、调整他的饮食结构和营养结构以及他的生活方式。

诊断不只是给疾病取名字

当埃伦第一次见到我的时候，她关心的是怎样称呼她的脚部疾病。尽管我们说的是两种不同的语言：她让我告诉她脚部疾病的名称，其中的原因是因为她见过的每一位医生都会告诉她不同的名称。腱炎（tendonitis）或足底筋膜炎（plantar fasciitis）或者是别的病名。而我更关心的是要断定是什么病因导致了这一炎症，我们矫正身体的什么部位才能减轻这一炎症。当我说她得的病是腱炎时，她松了一口气。后来，埃伦渐渐理解为什么这个特殊的病名对我却没有什么意义。她明白了脚发炎是因为骨骼发生位移，是因为椎骨错位使受到刺激的神经和肌肉不能辅助脚部进行运动，是因为她的有氧和厌氧系统的不平衡。正如我早些时候所说的，她的脚是一个清白的旁观者，而病因却在身体的其他部位。

因为埃伦的身体痊愈，她对增强医疗保健和人类性能的整体治疗方法的效果，感到非常惊讶。整体治疗方法使埃伦全面、全新地了解到自然是怎样使身体治愈，身体是怎样治疗自己的。她又能继续跑步了，并且能享受到更多的跑步的乐趣，对此，她对我表示非常感激。

通过治疗，埃伦的脚不仅痊愈了，而且她的整体健康水平也得到了改善，健康和强壮的身体使她的运动能力提高了，这是她从未想过的。这就是我称其为医疗保健的原因。我和每一个人共同努力、共同工作，使他们变得更健康，在治疗的过程中，他们会有不同的症状出现。埃伦

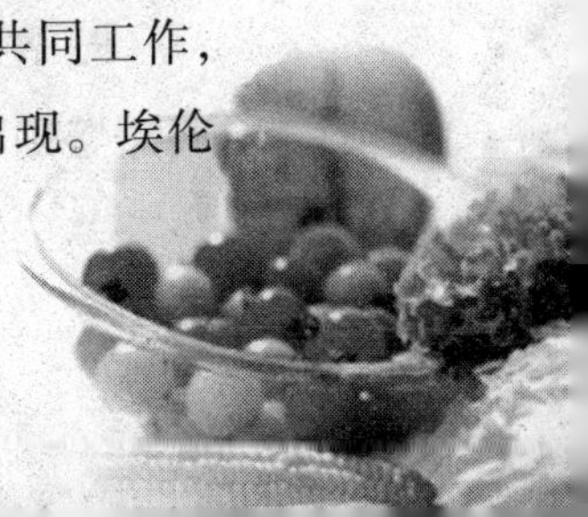

是一个非常好的人。她虽然对有益于健康持有怀疑的态度，但她仍然会按照我的建议去做，适当地改变自己的生活方式。她和我一起工作，医生——患者关系就应该是这样。她全身心地投入治疗过程中，我们就像是一个工作小组，为了使她的身体功能变得更好而努力工作，只有这样，她的脚才能痊愈，她的身心健康水平才能提高。是的，这就是整体医疗保健。

重点总结

1. 没有必要牺牲健康而使身体更加健壮。

2. 健康衰老是一件持久的事，我们要为提高健康和增强体质而努力。

3. 如果你为了使身体变得更加强壮而受伤或者生病，请重新评估你的锻炼和生活方式策略。

4. 有氧缺乏的蔓延是由于：

a. 你提供给身体的原材料失衡，例如：

(1) 缺少有益的脂肪；

(2) 有害脂肪过量；

(3) 碳水化合物过量。

b. 没有通过正确的锻炼使这些原材料转变成有益的化学成分。

5. 你锻炼时的心率，决定了身体内用作燃料的糖和脂肪的相对数量。

6. 在特定的心率范围内进行锻炼会导致你的身体燃烧更多的脂肪和相对比例的少量的糖。

7. 在心率过快的时候进行锻炼会产生厌氧过量，导致发生许多潜在的症状并且增加受伤的机会。

8. 在锻炼过程中，选择性的肌肉抑制特定模式可以通过应用运动学得到鉴别和矫正。

9. 整体医疗保健，是为了使身体功能恢复正常，提高健康水平、增强体质、提高身体性能。

是什么触发了你的症状

约翰（John）是一个才华横溢、表现卓越的交响乐团指挥家。他的日程表被安排得满满的——到世界各地讲学、演出、举办音乐会。他的肩部疾病表明了这样一个重要的教训：看病不要只看症状。

1991年，在一个朋友的推荐下，约翰第一次和我见面。他的右肩肩痛已持续很多年了，内科医生开始时建议他服用止痛药，后来建议他去做手术。作为一个外行人，他认为做手术就是“挖他的腱”。如果还有其他的办法能治疗他的肩病，他是坚决不会去做手术的。约翰的父亲是内科医生，他对我的整体治疗法持怀疑的态度。但是，既然这种治疗方法对约翰而言没有什么损失，所以他愿意让儿子试一试，但是他认为这种治疗方法不会有什么帮助，总之他还是赞成做手术。

第一次诊断，约翰告诉我一些伟大的指挥家在60岁、70岁或80岁的时候，在艺术上才会有所成就。具有讽刺意味的是，他们到那个年龄才会达到艺术的顶峰，而到那个年龄的时候他们的肩也都坏了，不能用了，并且他们的行动也会受到限制，这些都是多年的指挥生涯造成了肩部的损坏。

约翰，在45岁的时候每天要指挥8~10小时，他告诉我，他其中的一个目标就是在70~80岁的时候，肩和手臂还能进行大幅度的、自由的、灵活的运动。一个患者对我说出他的健康目标或者要实现的目标，一定也是希望我能帮助他实现的目标。约翰抱有这样一个美丽的想法，深深地感动了我，我决定全身心地去寻找引起他肩部疾病的病因。现在问题已经不是怎样消除他的肩痛，而是怎样使他的肩部能在以后的指挥生涯中正常工作。

其他的医生认为约翰的肩部疼痛只是因为每天指挥的时间过长。他

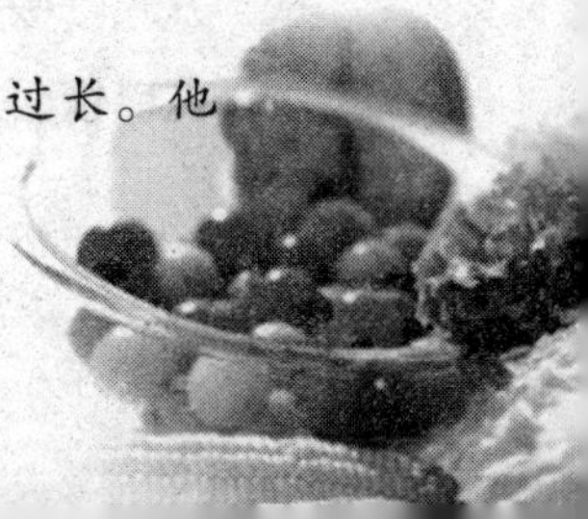

们的解决方案是定期地“取出废物”或者刮除堆在损坏部位的钙沉积。然而我却有不同的看法，我想断定怎样才能阻止发生疾病的身体部位受到进一步的破坏。

我知道如果约翰的肩部能正常工作，即使他一天指挥10个小时，它也不会受到损坏，也不会感到痛。所以，我的任务和面临的问题就是用什么方法才能改善约翰的肩部功能或者换句话说，要确定是什么阻止了他的肩膀以最佳的方式运动。当然，也就是说要知道有肩部疾病的人，症状不仅仅出现在肩部。

在分析和检查约翰整个身体的时候，经过测试，我确定他右肩的一块肌肉好像受到抑制，明显地表现出虚弱无力。这不用说，肌肉无力不是因为缺乏锻炼，但是，测试表明它好像非常疲弱，是因为身体功能障碍使肌肉收缩了。在这一点上，我感觉就像“快要逮住了”病症发生的原因，因为关闭的肌肉就是症状的根源，这是比较合乎情理的。通常情况下，坐在沙发上看电视的懒虫拿东西时不需要肩部肌肉的辅助，但是世界一流的指挥家却不同于他们。指挥家一天工作几个小时，需要肩部的全部肌肉都要活动，时时刻刻地辅助肩部进行运动。这些不稳定的肩部肌肉不能正常地工作，很可能会引起慢性炎症和身体的疼痛。

在应用运动学中，有一个系统的方法能确定肌肉在不应该收缩时却出现过度收缩或受到抑制的原因。这需要测试不同的因素，如肌肉的血液供应和控制肌肉的神经、肌肉的淋巴排泄、特定的针灸环路，然后再观察过度收缩的肌肉在测试中有什么不同。在约翰的病例中，经测试，当他以一种特殊的方式呼吸时关闭的肩部肌肉运动正常，这表明是他的头盖骨出现了问题。而我得到的数据表明，头盖骨的特殊症状事实上常常和过敏症有关。

我决定先做最简单的工作：矫正他的头盖骨。当约翰用一种特殊的方式呼吸时，我轻轻地按压他的头盖骨的某些特定部位。这种矫正手法可以恢复颅骨的正常运动，大约用了1分钟，约翰的身体马上就调整过来了，肩部的肌肉能正常运动了。我还给他做了头盖骨、椎骨和尾骨的矫正，这些部位出现的病症常常与抑制肩部肌肉的某些特定的头盖骨病症相关，有时候，矫正肌肉使它“复位”会马上就见效或者矫正效果会保持得很久，但是，通常需要几次矫正才能最终确保肌肉复位。有些头盖骨的病症就像是身体的“短路器”，结构、化学甚至情感方面的失衡都会导致身体超负荷而“短路”。因此，我怀疑是头盖骨的病症关闭了约翰的肩部肌肉，这一切与过敏症有关。我告诉他，他的病情有可能会再次变坏、肌肉再次变得虚弱无力，并且如果他吃一些使他过敏的食物有可能会再次触发已经好转的病情。

他看着我，就好像我来自太空。但是，自从他的肩膀疼痛有所好转之后，他同意再拿出几天的时间进行复查，检查一下做过的头盖骨矫正是否有效、肩部肌肉是否能继续保持良好的状态。我确信他的肩部肌肉一旦能永远地处于良好的状态，肩部功能就会恢复正常，并且肩部会自行治愈。

几天以后，约翰又来了，他的肩部疼痛有所好转，这是一个好兆头，但是，我相信它还没有痊愈。检查表明上次测试过的肌肉关闭了。再做进一步的测试，我用和上次同样的方式做矫正，疲弱的肌肉的伸缩力量又一次加强了。我不再仅仅进行矫正治疗了，因为最需要解决的问题是什么原因使它又回到原来的状态或者是什么原因使它出现“短路”。

自从我上次看见约翰以后，究竟发生了什么事情又使“电路”超负荷运转而“短路”了呢？他的呼吸模式表明是食物过敏，我又和约翰一起回顾了他的饮食情况。我不担心他对某些特殊的食物有经典的过敏反应，但是有些食物过敏是身体对摄入的一种食物所做出的反应，出现这样的反应是因为你的身体不能完全消化或者代谢这些食物或者是因为你吃这种食物太多或者是你多次食用了这种食物。食物过敏有时会表现为流鼻涕、眼睛痒或者出现典型的过敏性鼻炎症状，这些症状可以让人们警惕人体反映出来的过敏本质。食物过敏也经常会引起关节疾病。然而，当过敏引起头痛、疲劳或者手、脚、膝盖和肩部的关节僵硬和疼痛等症状的时候，人们通常不会把这些症状和食物联系起来，特别是在你吃完

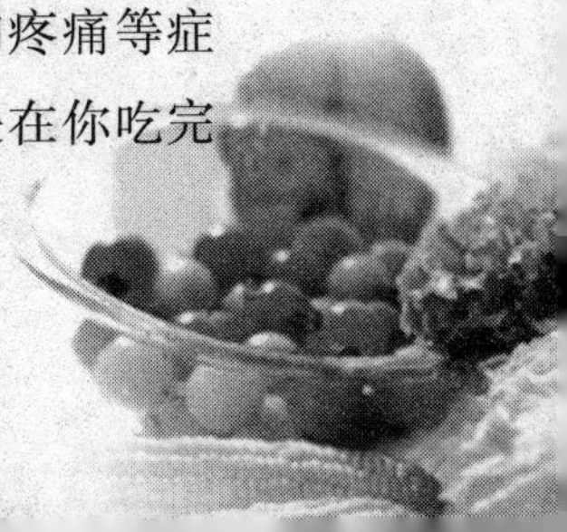

食物之后的几个小时甚至几天以后，症状才会表现出来。这就需要医生帮助你侦察并确定引起食物过敏的罪魁祸首。

有两种情况会造成食物过敏。一种情况是我们渴望吃一些令我们过敏的食物；另一种情况是我们频繁地吃不健康的食品（offending food）——有时天天吃或者一天吃几次。总之，约翰的饮食很健康。他没有食用大量的糖和有害脂肪。他只食用了适量的水果、蔬菜和蛋白质。我怀疑是小麦引起了他的过敏反应，因为他几乎每顿饭都要吃小麦：早餐一个百吉饼，午餐有面包，晚餐是意大利面食。他对小麦食品没有渴望的感觉，但是它们是能给他“安慰”的食物，他至少每天吃3次。

为了得到更多的数据，像以前一样，我又对出现病症的头盖骨进行了矫正治疗，有症状的肩部肌肉的伸缩力量又立刻加强了。然后，我在他的舌头上放了一点小麦面粉。他尝到面粉以后，我就重新测试了他的肩部肌肉。手法肌力测试不仅测试到现在肌肉变得无力了，而且肌肉也收缩了，甚至还引起了肩部疼痛。

约翰张大了嘴巴、睁大了眼睛，惊讶地看着我。他无法相信小麦面粉能马上对他的身体产生如此巨大的影响。用他自己的话来说，他的肩部对舌头上的小麦面粉的反应把他吓住了。做这样的测试会使肌肉轻微受伤，几天来他没有察觉到肌肉有任何异常的变化。约翰从来没有见过这种奇怪的测试结果，甚至作为一个还对此种疗法持有怀疑态度的人，他开始相信这种治疗方法确实有些不同之处了。

我向他解释说这是一个神经学测试，小麦面粉刺激了舌头的神经感受器，它会直接把信息传递给大脑辨别味道的区域，大脑对小麦做出反应，使这些肌肉关闭，因为大脑把小麦看成是它厌恶的物质。我强调说这就是他的身体对每次放进嘴里的小麦是怎样进行反应的！

我建议约翰停止吃任何含有小麦成分的食品。他的妻子对他说这没什么，她和他的同事能共同帮助他度过不吃小麦的日子。两周之内，约翰肩部疼痛的症状完全消失了。但是他仍然需要一段时间相信他的肩痛和小麦有关，他继续避免吃小麦食品。我定期地对他进行监测，看他是否能最终吃适量的小麦面粉。但是，我每次把小麦面粉放在他的舌头上做测试时，肩部的肌肉都会变得无力，我就得重新做头盖骨矫正来重新调整他的身体。在后来的几年里，约翰在日本偶然喝了小麦啤酒，他的肩痛又发作了，这次，他的大部分同事甚至都开始相信小麦确实会影响他的肩部的这一事实了。

当时，我不知道约翰天生对小麦过敏，也就是说他对小麦总会有过敏反应或者是如果吃大量的小麦或吃小麦太频繁的时候，他的身体消化小麦的能力就会超载，他就会出现过敏反应。

三年后，约翰可以吃意大利面食了，他只要每隔几天吃一次小麦做成的食物的话，肩部就不会受到任何影响，这表明约翰不是对小麦完全过敏，而是对它比较敏感。他的肩部变成了他对小麦敏感的测量计。

到了 1991 年，约翰的肩部疼痛痊愈，他不需要做肩部手术了。此外，肩部治疗帮助他提高了整体的健康水平。我所做的是对身体的矫正和重新调整，所以身体才能治疗自己。更重要的是，最有助于约翰身体健康痊愈的治疗方法就是利用整体治疗法对约翰做的检测工作，主要目的就是确定他的身体为什么不能正常工作、是什么原因使它不能正常工作。最让人惊讶的答案是：肩部肌肉不能正常舒展是因为他的身体对某种食物敏感。

如果约翰做了肩部手术，并且永远不会发现他对小麦敏感，这对他将会有什么样的影响？首先，甚至在手术之后，对小麦的敏感反应还会使肩部肌肉变得虚弱无力。其他医生所建议做的手术，能清除肌腱周围的碎屑，也许会刮掉过去的旧伤，但是不会改善他的肩部功能。没有适当的肌肉辅助肩部，他也许需要一段艰难的时间才能从手术中康复。即使手术后肩部疼痛减轻，但是，因为他要在肩部肌肉过度收缩的状态下指挥几个小时，随着时间的流逝，肩部的功能也会退化。所以肩部症状可能会进一步恶化或者至少会造成再次进行手术的恶性循环，最终甚至会威胁到他的指挥生涯。

如果没有查出约翰对小麦敏感，他的身体很可能会发生其他疾病，如影响到其他关节或者引起身体健康问题的其他衰老疾病，通过改变饮食可以避免这些疾病的发生。

对任何患上慢性疾病的人而言，最重要的是有没有出现和过敏反应相关的其他常见症状，幸运的是约翰没有出现过和过敏反应相关的其他常见症状。他对小麦的过敏反应只影响到了某些关节和肌肉，而没有引起其他明显的症状。约翰的病情很常见吗？在看待慢性结构性疾病，如关节炎或者消化疾病时，考虑到食物过敏了吗？

是的，食物过敏以各种方式影响着许多人。它们不一定会像约翰的情况那样影响到肩部肌肉。但是，它们经常会影响到手、脚、膝盖、肩部、臀部或者椎骨的一处甚至几处关节。小麦不是唯一制造疾病的罪犯。在生活中，小麦很常见，是因为我们吃大量的小麦，也许因为是精制面粉，而不是全麦面粉愚弄了我们的身体。然而，几乎任何食物都会引起身体反应，某些食物，如柑橘类、茄属类的蔬菜（尤其是番茄和马铃薯）、奶制品、玉米和巧克力更是会常常影响到人体的关节部位。

健康知识普及

这不是说任何患关节疼痛的人都有食物过敏症。人们关节疼痛有好多原因：受伤、关节错位、关节周围的肌肉功能失调、酸碱失衡或蛋白质失衡。也不是说，食物过敏不只会引起关节疾病，它们还会引起消化或免疫系统疾病、哮喘甚至心境障碍（情感性精神障碍）。大脑过敏，是大脑对不良食物产生的反应，大脑过敏会严重影响到注意力和精神专注力，会导致许多儿童和成年人患上注意力缺陷多动症（attention deficit hyperactivity disorder，ADHD）[12]。一些症状，如焦虑、惊慌恐惧症、哮喘和某些皮肤病，常常和食物过敏有关。

许多人吃完饭以后会感到腹胀、不舒服，是因为我们身体不能接受我们吃进去的食物。不幸的是，没有人告诉我们出现这些症状是因为有些身体的某些部位不能正常地工作。我们要对自己的健康负责，我们能够找到引起消化或者关节症状的原因，而不是立即寻求药物治疗以减轻病症。

完全忽略引起症状的病因就等于你失去了辨别引起许多其他慢性疾病病因的机会。这就像是不注意车里的闪光警报指示灯，你用胶带包上它或者把它拆掉，但是你却阻挡不了问题的存在，它在某一时刻很可能又会出现，可能会带来一个更为严重的问题。

如果一种食物引起身体的一个部位出现炎症反应，炎症加重很有可能会导致身体其他部位也出现炎症反应。因为炎症会引发心脏病，发现和消除触发你的“内部药剂”产生有害化学物质，而不能产生足够的有益化学物质的任何因素都是非常重要的。

在发生食物过敏症状的情况下，如果定期吃不健康的食物就会引发慢性疾病。如果你有慢性疾病，首先，要想到你的身体总是会努力地去治愈它的。发生慢性疾病就表明有某种因素阻止了你的身体进行自我矫正。这些因素可能是结构失调、化学失调或者是情感失调，甚至是三者的组合出现了问题，它们经常、也许会天天影响到你的身体。在约翰的病例里，病症主要是由化学失衡引起的。无论是什么原因，你的目标是在关节症状或者其他症状不严重的时候，在身体还有能力进行自我修复之前，辨别并消灭它们。

当然，有一点很重要，如果身体本身不能进行自行恢复，就需要切除或者置换身体发生疾病的某些部位，甚至在某些情况下，有的人必须切除它才能保住生命。值得庆幸的是，西方医学在关节置换和器官移植领域已经取得了很大的进步。但是，不管你怎么看待它，都应该把置换治疗作为计划 B（次要计划）。计划 A（首选计划），执行起来更容易、对身体几乎没有损害，它会使你尽可能长时间地保留你自己的关节和器官。

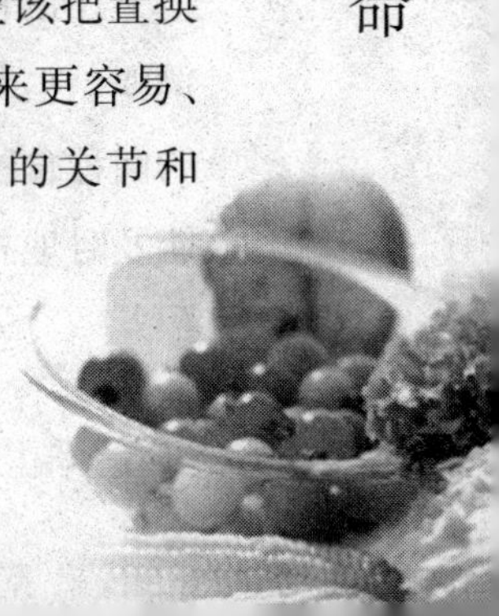

医疗保健整体治疗方法能鉴别和矫正身体出现的功能障碍以及身体部位出现的磨损，磨损会造成身体部位过早地衰退。这就是如果你患上慢性疾病，整体治疗是一个最好的选择原因。也许直到病情恶化到一定程度，传统医学才能认识到疾病的存在。你不必等到要进行关节置换的时候，才做一些有利于解决关节过度磨损的治疗。做不做手术，对于恢复出现功能障碍的任何身体部位的正常功能非常重要。即使你已经计划做手术，去咨询整体治疗医生，并且在他那里得到身体正常功能的评估，这对你是非常有益的。有时候，恢复发生功能障碍身体部位的正常功能，你的身体就会自行治愈。但是，如果必须要做手术，已经做的有助于身体正常功能恢复的矫正工作也会有助于身体在手术之后快速康复，它还有可能增加手术的成功概率。因此，在所有可能的情况下，首先要恢复身体的正常功能。

食物过敏源自何处

因为食物过敏是引发慢性疾病越来越常见的原因，让我们来探讨一下它们的起因。它们是后天得来的还是天生的？换句话说，为什么约翰到成年的时候才对小麦过敏？或者他一生都对小麦过敏，但是在他 40 岁的时候，过敏症状才开始表现出来？

看来过敏不仅起因于你个人的遗传和生物化学特性，而且每天不适合你身体的不均衡饮食也会引起过敏。如果约翰只是偶尔吃几次小麦食品，并且吃的量比较少，那么也许他的身体对小麦一辈子都不会过敏。或者如果他吃的是全麦面粉而不是精制面粉，那么也许在消化过程中，他的身体不需损耗其他物质就能消化掉它，这是因为在加工精制面粉的过程中，我们把重要的成分从全麦里除去了。

在消化和吸收各种食物的过程中，身体需要各种维生素和营养物质。例如，消化精制面粉，会消耗多种维生素 B 和锌。如果你继续消耗大量的同种食物，把供应给身体的营养物质全部用来消化这种食物，并且不能及时地补充这种营养物质时，结果最终就会导致你身体的某些部位损坏，这是因为身体机制变得衰弱或者是因为没有足够必需原材料去维持这个过程。

想一下你真正喜欢的一种食物，即使是糖果，像巧克力或者冰激凌也可以。现在，想象一下，你每天至少3次食用这些食物，并且40年没有间断。你也许从未想过你会因为它而得病，但是你的身体却恰恰因为它而得病了。在某些时候，你的身体失去了消化和吸收它的能力，特别是如果消化这些食物耗尽了你所储存的营养物质，这些营养物质也许是维持身体其他重要功能所必需的营养物质。然后，你的身体就开始无法消化吸收这些食物，身体逐渐会出现缺乏这种食物的症状或者消化过程中表现出消化能力减弱的症状，就像约翰一样，发生这种情况可能需要5年，也可能需要60年——但是，最终几乎每个人都会出现饮食失调症状。

然而，我不是一个过敏症专科医师，我可以治疗的是因食物过敏而使炎症加重的、患有慢性炎症疾病的人。对食物的反应经常会触发身体的炎症，经常会引起关节疼痛，治疗食物过敏症状能明显地减轻身体的炎症，而不需要借用抗炎症药物。

把小麦从饮食中排除掉的人们知道他们必须要注意很多问题，因为小麦出现在太多的食物之中：面包、面包卷、松饼、百吉饼、意大利面食、脆饼干、谷类食品、蛋糕和小麦玉米饼……小麦太常见了，而大多数人没有认识到消耗过量的小麦会增加身体集聚的压力。如果你对食物过敏，每当你吃一次小麦就相当于“剑齿虎”对你发起一次化学攻击。

集聚的压力重担形成了，直到你不能再承受，你的身体有些部位就会坏掉。不关心慢性疾病的病因经常会加速衰老的进程。忽略常见的症状或者用药物医治常见的症状，而不调查研究引发病症的潜在病因，就等于失去改善健康的巨大良机，就等于失去防止以后发生严重疾病的巨大良机。

约翰的小麦过敏症状影响了他的肩部肌肉；其他有类似过敏症状的人也许会出现头痛或肠道不适或心脏病。无论哪一种食物都可能触发炎症反应，你的遗传基因决定了你身体的哪些组织会受到加重炎症的影响。

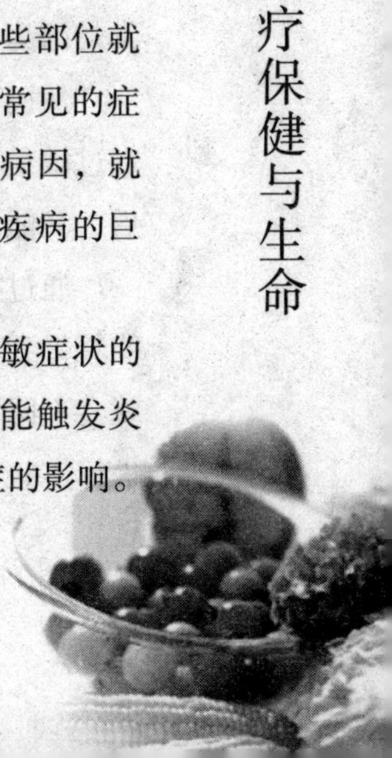

正如你现在所知道的，主流医学治疗方法主要是针对急性病并对疾病本身进行治疗的，而不是尽力治疗慢性疾病的。然而，评估身体功能适合于慢性疾病的治疗。当你看到主流医学治疗给约翰提供了极少的治疗方法，对克里斯、皮特、理查德、伊斯特和埃伦的病症也是如此，你就了解了它的局限性。在每一个病例中，医学治疗方法都是认为患者的病情是既定的，他们已经患上的疾病是早已存在的。并且医生没有尝试着鉴别病因，他们的诊断只限于为发生的症状确定一个名字。于是，医生只是通过药物治疗疾病所表现出的症状，使患者摆脱病痛。

另一方面，整体治疗把症状看作为出现故障的整个过程中的一部分。治疗约翰的肩部疾病时，我并没有试图确定是不是他的肩部的生物力学出现了功能障碍，仅仅是一般地认为他的肩部疾病是磨损的结果，没有考虑到可能是食物过敏所导致的。约翰的病例很普遍，把许多关节疾病归类于关节炎，而没有考虑到是否是身体本身或者生活方式引发了疾病。

超出标准过敏测试

在经典过敏反应中，一种叫做 IgE 型过敏反应，它是一种会立即发作，是会发生过敏性休克、气管收缩，甚至会有生命危险的症状。

约翰对小麦的过敏反应在过敏界叫做 IgG 型过敏反应，不是急性的；相反，它们经常会造成症状延迟出现，例如关节或者肌肉疼痛、头痛和乏力，有时是在吃完不良食物 24 小时或者 48 小时之后才会出现症状。通常是因为在特定的一段时间里，你吃的个别食物太多或者吃的太频繁。

然而，一种食物可能会引起 IgE 和 IgG 两种症状，我不确定约翰对小麦过敏是否有 IgE 反应，因为到最后，当他减少了吃小麦的次数和数量之后，又能重新吃小麦了。

通过标准过敏测试，约翰对小麦过敏的症状能够得到确定吗？也许能够得到确定，根据几种过敏测试，由于测试的物质不同，测试的结果就会不同。我通常经过血液检查，寻找可能出现的过敏反应，我也可能进行实验室检查或者把约翰归为传统过敏者。但是首先做一些最简单的工作是很有必要的。根据我得到的数据对约翰进行治疗，约翰和他的保险公司都会节省一笔很大的费用。更重要的是，在我们将要拿到实验室检查结果的时候，约翰已经得到了治疗，并且病情有所改善。像他这种情况，可以不用做实验室检查。

一些新的、先进的治疗方法能有效地减少人们对以前过敏食物的敏感性反应。我使用了这些疗法中的一些方法，主要是把不健康的食物从饮食中除去，然后在几周后，重新评估患者的过敏性。大多数从事过敏治疗的人都赞同的一个观点是：最终结果就是怎样和何时消除患者的可疑过敏食物。可疑过敏食物被排除之后，如果症状减轻，这就说明食物和过敏之间有一定的联系。

不要让症状限制了对医疗保健的选择

传统过敏测试是否将会确定约翰的小麦过敏症，这主要取决于做了什么测试、对什么进行了测试。但是，有一个较为重要的问题是，我们医疗系统显示出了最大的不足之处：是什么促使约翰首先向过敏症专科医师咨询他的肩部疾病的呢？

约翰没有办法和过敏症专科医师直接取得联系。我们的医疗系统主要是以病症为基础进行治疗的，所以他只好先去找矫形外科医师，因为他的症状是肩部疼痛，属于矫形外科疾病。

由于受到文化教育方式的影响，约翰不知道他的症状是潜在的功能障碍所导致的。像大多数人一样，他服从症状的支配去向医生求助治疗。而矫形外科医生专门治疗肩部疼痛，通过对约翰的肩部进行治疗评估，马上就会发现损伤，并且下一步就是要清除损伤部位。

但是，矫形外科医生只看到了约翰的肩部，而没有看到约翰的整个身体。他没有解决引起损伤的潜在功能障碍，他也没有相信自然的治愈力量可能会治疗约翰的肩部。

当然，约翰不能自己去找过敏症专科医师。因为这需要他明确地知道造成他肩部疼痛的功能障碍是什么。这也需要一位思维开阔的过敏症

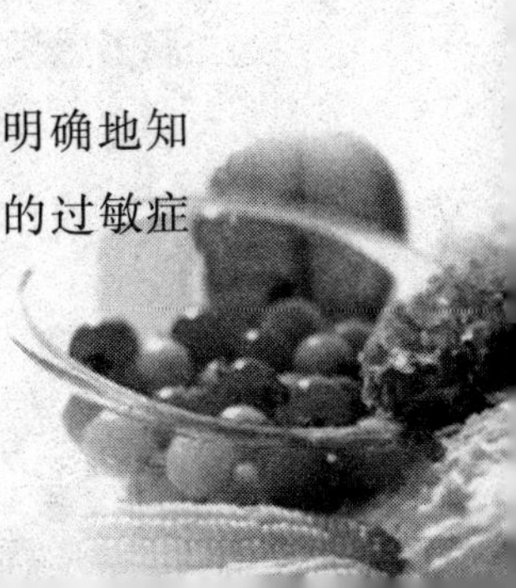

专科医师，他能给约翰做一些表明他对小麦过敏的过敏检查，并且这位医师能够把小麦过敏和肩部疼痛联系起来。

温馨提示

请不要忘记，是潜在的身体功能障碍导致了所有症状的出现。这就是对症治疗如此重要的原因。用“以一治百”（one-size-fits-all）的方法治疗病症，而没有根据不同症状进行个别诊断，然后治疗各种潜在的功能障碍，这种治疗方法治疗的效果是非常有限的。当你患上慢性疾病，就要考虑找一个样样精通的医疗保健医生给你进行治疗。如果医生把你当作一个整体看待，就能够加快对症治疗的治疗过程。

我希望有一天我们会有一个所有医生都赞同的、都遵循的以功能障碍为基础的协议。这样的话，对于特殊的症状通过使患者的身体功能正常化和指导他们创建一个更积极、更健康的生活方式，我们就能为获得更有效的治疗结果而更好地工作，进而能更好地提高患者的健康水平。

我和约翰一起对他的肩部疾病进行治疗，不是使用了魔法或者只凭直觉，甚至使用了奇异的治疗手段，我们只不过是鉴别并且矫正了他出现的生理学方面的故障，因而他的身体能够恢复正常的功能并且能够自行治愈。当这一切发生的时候，他就摆脱了疼痛和烦恼，阻止了病症的发展——自由地生活，充满梦想，并且最终实现他的目标。

作为一位整体治疗医生，就是要作为一位“对患者进行整体治疗的医生”，而不是“只对病症做片面治疗的医生”。我的许多患者对我都充满了感激，是因为我把他们当成一个整体进行治疗，而不是只治疗出现病症的身体部位。这就是我喜欢成为一个整体治疗医生的原因。我的主要目的并不在于治疗食物过敏、有氧或厌氧失衡、横膈膜衰弱无力、由于肌肉不能正常舒张导致的脚部功能障碍等这些症状，但是，这些常见的症状是导致身体发生许多其他慢性疾病的罪魁祸首。出于必要，我必须治疗这些病症以改善患者的身体功能，只有这样，人们的身体才能正确地治疗自己，使自己痊愈。医疗保健就是要关心健康，健康可以尽可能长时间地使身体获得正常的功能或维持身体的正常功能。

重点总结

1. 对于任何症状，都要考虑到是身体出现了什么样的功能障碍才导致了它的发生。不要只是不断地使用药物进行治疗，这样的话你就会忘记病症。

2. 仅仅减轻病痛与改善发生病痛的身体部位的功能是截然不同的。

3. “过度使用”的身体损伤经常是由加重病情的潜在功能障碍引起的。

4. 发生炎症就是表明“内部药剂”产生的促炎化学物质太多，产生的抗炎化学物质太少了。

5. 食物过敏常常会引起身体发生炎症。

6. 延迟发生的食物过敏反应常常会导致慢性疾病的发生。

7. 如果你患上了慢性疾病，就要考虑到潜在的食物过敏症，要确定是不是与你渴望吃的食物和你经常吃的食物有关。

8. 不同类型的过敏测试会检查不同的过敏反应。传统的 IgE 过敏测试，包括测试立即反应的皮肤实验，但也许不能鉴别引发慢性疾病的延迟过敏反应。

9. 传统的医学主要是以和发生病症的身体部位相关的“以病症为基础的”或者是“以隔离为基础的”治疗方法进行治疗。而补充与替代医学主要是以“功能障碍为基础的”治疗方法进行治疗。

10. 修复和维护你“内部药剂”的正常功能。

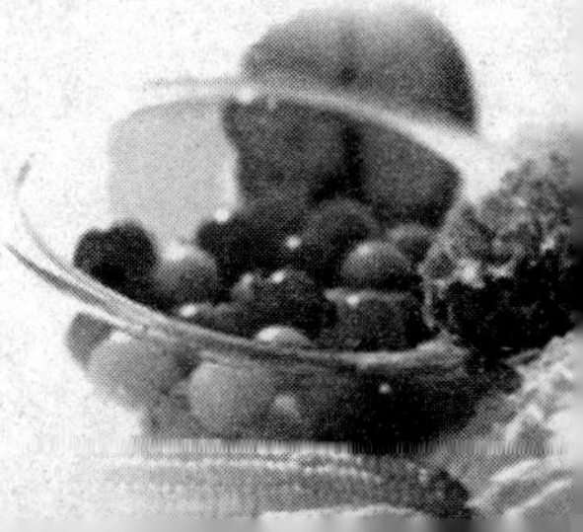

第三节　现实生活中的整体医疗保健

在这一节要讲述一些真实的病例。每个病例都给我们一次去探究身体的正常功能对我们意味着什么的机会。每个病例都真实地表明，真正的医疗保健、为身体提供良好的原材料、有一种健康的生活方式，所有的这些努力都能够恢复你的身体功能，都能使你身体的正常功能得到恢复与维持。

在这一节，你将会看到进行整体治疗的医疗保健到底有什么意义。你的健康三因素——结构、化学和情感——将会得到矫正，我们通过一个假想的患者——汤姆（Tom），假设他患上膝盖疾病的故事，来解决健康三因素所出现的问题。他是我见了数百次的常见病情和病症模式的一个结合体，是医疗保健要治疗的“普通人”。他出生在“婴儿潮”时期，多年来承受着各个方面的压力。

解决健康的结构因素

汤姆来找我，他希望我能帮他治疗膝盖疾病，至少能够减轻他的疼痛，并且帮助他能够重新进行运动。他酷爱运动，但他认为自己病了，运动生涯就此结束了，传统的医疗方法可以帮助他治疗膝盖的疼痛和炎症。他曾经和矫形外科医生预期将来进行膝盖置换手术。他本身就是医生，他从来都没有把自己的膝盖疾病看成是潜在的、可以矫正的疾病。他一直坚持着，疾病等到有一天无法承受时再做手术。

我向他解释，我是在治疗患膝盖疾病的人，而不只是在治疗膝盖本身。我也自愿地向他解释我要做的工作和这样做的原因，因为这样他就会直接体验到我是怎样评估和治疗他的疾病的。我很愿意按这种方式继续下去，因为我总是想让人们从功能的角度来看待他们的身体，并且让人们意识到许多健康问题实际上是可以治疗的。

汤姆在我面前走了几步，我一看到他走路的姿势，就知道我能治愈他了。他对我的自信感到迷惑不解，并且问我在还不知道他的病史的情况下或者还没有对他进行检查的情况下，为什么确信能够治疗他的膝盖疾病。

我向他解释说，慢性膝盖疾病发病率极高的主要原因是发生了功能障碍。像大多数人一样，汤姆患上了功能膝盖疾病。矫正功能障碍将很有可能会改善他的膝盖病情。如果韧带完全撕裂，如果不牢固的碎片在膝盖的周围移动，如果软骨完全受损，他行动的姿势会给我完全不同的感觉。但是，这些可能性都不存在，因为他还能站立和行走。

尽管他还没有告诉我他的膝盖疼痛病史，但我却说出了他的几个症状，汤姆对此感到非常惊讶。通过观察他的移动姿势，我能够了解到他的左膝。我描述了一种膝盖疾病的常见发病模式，我已经见过数百次：他的病痛可能出现在膝盖前面的内侧部位（内侧）。此外，他的膝盖僵直，除了早上疼痛轻微一些，剩下的一整天，疼痛都会加重。他在站立和走路的时候可能使疼痛更加严重。抗炎症药物能减轻疼痛，但是可能会使他感到膝盖不稳——如果运动不适或者跑步，就会发现膝盖无力。我告诉他可能是内侧半月板受伤（膝盖内侧的软骨受伤），他的 X 光照片显示至少他曾经有过一次使胫骨平台骨（膝关节内侧）的关节表面受到中度磨损的经历。

他开玩笑地称我是一位通灵的人或者是一位魔术师。我告诉他，我两者都不是。我从他的身体运动姿势就能非常容易地得出观察到的结果。我能看到是他的腰、膝和脚踝发生的错位把机械压力转移到了膝盖内部。

乔治·古德哈特博士，是一位内科医生，也是我多年的老师，他总是告诉我们要“注意眼睛看到的事物”。换句话说，整体治疗医生必须注重培养观察力。

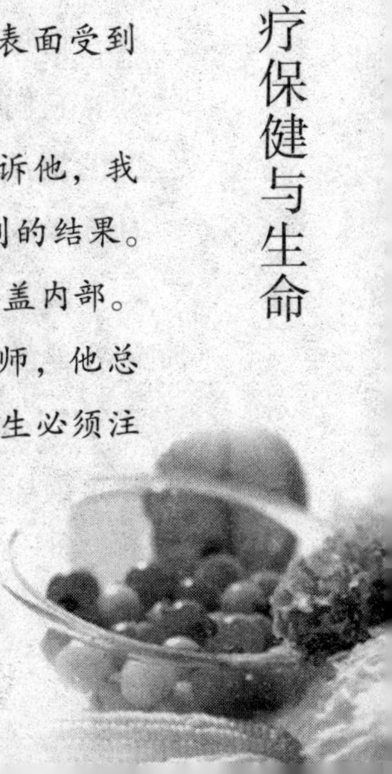

接下来，我让汤姆脱了鞋，这样他就能看到他的左脚踝旋前多大角度，也就是说当他站起来时内足弓下陷。我向他说明他的脚踝旋前会引起胫骨（小腿）向内旋转，造成内侧膝盖不稳定。我十分肯定的是他的左脚踝在某些时候扭伤了，并且从来没有痊愈过。

他说是这样的，在他25岁那年，左脚踝在打篮球时曾经严重扭伤。他不相信以前的扭伤现在会影响到他的膝盖。从生物力学和功能的角度来看，以前受到的扭伤确实会影响到他的膝盖，因为脚踝改变了膝盖的位置，而且，他的脚踝不能发挥正常的减震功能，也就是说当他走路时脚部撞击地面所产生的震动会直接传递给膝盖，尤其是传递给膝盖的内侧部位。并且当他站在或者走在坚硬的地面上时，这种情况变得更加严重。他说，的确是这样的。

然后，我让他看他的骨盆是倾斜的，左边比右边高出1英寸。这种类型的骨盆倾斜也会导致膝盖内侧的不稳定。

他的左膝看起来像“八字脚”。这种姿态说明由于内侧膝盖无力，所以给内侧副韧带增加了机械的压力，也说明本应辅助内侧膝盖运动的肌肉不能进行正常的工作。

汤姆的脚踝、膝盖和骨盆生物力学发生改变导致膝盖过度磨损，使膝盖的内侧部分过早退化。一个人的关节表面一旦失去了光滑，膝盖的关节软骨就会被永远损坏，因此尽你所能延长软骨的寿命是非常重要的。

通过观察汤姆走路的姿势，我也能看出他至少有三块特殊的肌肉关闭，它们已经不能正常辅助骨盆、膝盖和脚踝的运动了。了解这些肌肉间的相互关系能够帮助我推断出导致身体关闭这些肌肉的原因和应该用什么样的治疗方法去恢复它们的正常功能。

因为肌肉功能失调和肌肉位移通常是可以矫正的，我告诉汤姆我能治疗他的膝盖。如果我能使他的膝盖更好地活动，但是最大的不利因素在于20多年前，他出现的结构疾病以及脚部极差的减震效果使关节表面严重损坏并且退化。如果在检查的过程中或者在检查他的病史中有意想不到的事情发生的话，那么我有权改变我的观点。

在给汤姆做解释的过程中，我强调症状本身和功能障碍引发的症状之间有何不同。作为一个整体治疗医生，比如我自己，通常内侧膝盖也会疼痛，主要是因为各种潜在的因素改变了身体的生物力学并且给内侧膝盖增加了压力。

如果治疗这些症状，不使用药物或者进行手术治疗，那就需要改变引发症状的发病机制。如果你进行整体治疗，一定会受益匪浅，因为这样不仅能改善症状，而且还会提高整个身体的功能。如果对汤姆的膝盖进行必要的矫正治疗，不仅能改善膝盖的症状，而且他的脚踝、腰部和受到椎骨影响的身体的其他部位的功能也会得到提高。如果能治愈膝盖症状，他就能重新进行更多的体育运动和身体锻炼活动，他的心血管系统、能量、健康、骨骼力度、灵活性、协调性和情感方面都会受益。目前有那么多令人兴奋的可能性会成为现实！

为此，汤姆说他非常愿意接受我为他做的所有的矫正治疗。他也告诉我他非常热爱体育运动，尤其是打篮球，但是不喜欢锻炼。他这种特殊的观点使我怀疑他的健康受到了一种特殊的情感因素的影响。一些显著的新技术有助于改变这种态度，所以我告诉他我们以后再解决这个问题。现在，我们最好开始了解他的全部病史，并且对他的身体进行评估。我说假设我对他什么都不了解，对他的膝盖病情也不了解，让他叙述一下膝盖的病情，从开始第一次出现病症时讲起。

汤姆的故事

在医学院期间，汤姆在打篮球的时候，他的膝盖扭了一下，受伤了。当时并没有发生碰撞，而是他的身体突然间迅速改变了运动的方向。他感到疼痛难忍，因为他的膝盖突然受力扭曲并且受伤，膝内侧副韧带扭伤但没有撕裂。从那以后，副韧带就不牢固了。膝盖受伤带来了剧烈的疼痛，汤姆借助拐杖走了两个星期。一旦膝盖疼痛暂缓，他就去做一会儿标准复原锻炼。做这些锻炼对他会有所帮助，但是自从受伤以后，他

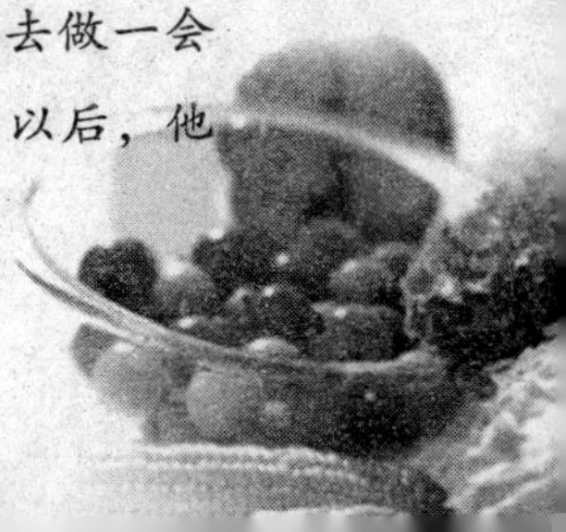

感到膝盖逐渐变得虚弱，并且更容易受伤了。

汤姆受伤后，还试着玩了几次篮球。他使用膝关节架，但是，身体不能移动得太快，膝盖很容易疼痛并且容易发炎。他经常通过吃药来止住疼痛，但是他感觉膝盖从来没有完全康复。他害怕膝盖会再次受伤而韧带撕裂，并且他感到膝盖好像会感染或者不能活动。因此，他20年没有跑步，也没有做长时间的其他高强度的锻炼。他感到自己没有力气，变老了，并且认为当他面对他的患者的时候，他也不再是一个健康的好榜样了。膝盖疾病确实妨碍了他的生活。

最初，只是内侧膝盖疼痛，随着时间的推移疼痛越来越严重——站立和走路的时间越长，疼痛感就越强烈。为了减少膝盖的压力，他经常不得不坐几分钟，再进行活动。

我也想知道他的整体健康状况，即使看起来这和他的膝盖无关。他说他比想象的还要虚弱，如果几个小时不吃东西的话，会变得更加虚弱。他从来没有感觉到身体状况良好，他不能很好地消化蛋白质，所以他经常发生胃酸、腹胀和胃灼热等症状。他通过吃药来控制胃酸分泌，似乎这样可以减轻胃灼热的症状。但是不能消化蛋白质的问题仍然困扰着他，因此他不再吃含有蛋白质的食物，平时主要吃含碳水化合物的食物。他能接受任何关于他消化不良的观点，包括我提到的横膈膜出现力学障碍会使胃酸上升进入食道的观点。

当我给他做身体评估的时候，我说要看一下他的横膈膜的功能，做一些例行检查，因为它的功能状态不好，提高它的功能可以在许多方面改善身体健康状况。横膈膜功能失调通常会引起全身无力和消化系统疾病。

我问他除了抗酸剂，是否还服用过其他药物。

他说："抗抑郁病药。"

在过去20多年的时间里，他服用了此药。因为膝盖疾病，他不能再进行体育活动，他的情绪变得很低落。在以前能够自由活动的时候，他感到自己身体健康、心情愉快。他说那时感觉自己就像一个完美的人，但是现在他不敢回想膝盖受伤后的20多年是怎样过来的。他说为了止住疼痛，经常会服用非甾体（类固醇）类抗炎药物（NSAID），并且改了一下说法，加了一句，“如果你认为那也算是一种药物治疗”。

我说那当然算是一种药物治疗。我关注的是服用那些药物可能会产生的严重的副作用，并且让他告诉我，他所说的“经常”的含义是什么。他说“经常”差不多是每天，常常是一天几次。他说非甾体（类固醇）类抗炎药物会使他的胃不舒服，但是它能减轻膝盖的疼痛，使它不再肿胀。

我认为服用抗炎药物会有很多副作用，特别是自从他早在20多年前受伤的时候就服用了很多那种药物。我以后再说我对服用非甾体（类固醇）类抗炎药物的看法，让我们继续来看他的病史吧！我问到了他的手术情况以及他受到过的其他的主要损伤。关于左脚踝严重扭伤，他对我说了很多，大约是25年前，差不多是膝盖受伤的前5年，是他身体状况最好的几年。我的推测是对的，要从观察他左脚旋前开始。这是典型的内翻扭伤，他的脚向内翻转了。这是一次严重的脚部扭伤，他认为其他部位没有撕裂，也没有受到伤害，至少3个月后他又能跑步了。自从那次扭伤，他的脚又发生过几次内翻扭伤，但是都没有第一次的严重，当他提到这些的时候说不能跑步可能也是一件好事，至少可以使他的脚踝免受伤害，因为他认识到如果再出错的话他真的会再次受伤。

我问到他最近的膝盖X光透视检查和核磁共振成像的情况。他说他从没做过核磁共振成像，但是，膝盖X光透视检查结果显示胫骨平台内侧的关节表面有明显的磨损，正如我所预测的一样。

我问了他最近的血液化验情况，实验室研究报告有没有出现什么异常。他每隔几年就做一次标准血液化验，大多数血液指数都在正常范围之内。我想要一些能评估他的蛋白质消化疾病的数据和加快膝关节退化的数据。在考虑如何治疗关节疾病时，使用这些能够衡量蛋白质水平严谨而精确的标准数据是非常重要的。他同意给我提供这些数据。

最后几次血液化验报告表明，他的甘油三酸酯水平有点升高，并且比正常水平高。缺乏锻炼，也不会使甘油三酸酯水平升高，但是，汤姆想不明白为什么它们会那么高。他的胆固醇指数正常。

他承认没有进行定期锻炼，并且好像对锻炼有心理障碍。他知道能够找到不伤害膝盖的其他运动方式，他经常做的一个动作就是仰卧起坐，这样可以锻炼他的腹部肌肉。

既然已经了解了汤姆基本的病史，我们就继续做下一步的工作。现在我们要取得另外一些数据——是关于他身体的哪个部位出现了功能障碍，哪个部位表现正常。我将对工作进程中的一些发现进行详细的描述。

如何看待正常和不正常

首先，我让他站到前面的姿势测定器的测定范围内，以便能准确地测量骨盆、肩部和头部从左到右的高度差别。他的身体外观证明了我早期观察到的骨盆倾斜、膝外翻或者弓形腿是正确的，特别是左侧，左脚中度旋前。从这边看，他的肩部和上背的脊柱有点后突（向前弓起，驼背）。这种姿势会损坏横膈膜的功能，并且可能会使他出现胃灼热和全身无力的症状。

他扁平的腹部能够有效地提拉胸部。许多运动员都有这样的问题，他们的腹部过度发达，因为他们喜欢成熟的样子，但是，与此同时，他们不注意锻炼顺着椎骨生长的腰部背伸直肌群，这些肌肉能够使身体保持伸直。绷紧的腹部除了牵拉肋骨，使人弯下腰，它还可以减少胸部移动，也就是说在深呼吸的时候，胸部不能自由移动。这样就会使氧气不能正常地向身体各个部位进行输送，并且会降低身体性能、降低身体的耐力。因此，加强这种功能对身体不益。

驼背是衰老进程中一个十分标准的组成部分。人们的背部肌肉失去了张力，骨骼强度与硬度变差。但是，为什么锻炼你的腹部而不是其他的部位，会使驼背变得更严重，使身体过早地衰老呢？你不必浪费背部肌肉的张力了。我的解释是，尽管汤姆站着，但是他的身体认为他是在坐着。

他带着讽刺性的口吻说："这可太好了，我本来想做锻炼加快膝盖康复，但是这样做却加重了自己的病情。"

我当然不是不鼓励锻炼，但是对他而言，极为重要的事情是增加锻炼腰部背伸直肌群张力的锻炼，多做伸展腹部的动作并且进行深呼吸。这样做会有助于提高他的横膈膜功能和消化能力，几个简单的锻炼动作每天只需要几分钟就可以完成。

我再次向汤姆保证，根据他左侧脚踝、膝盖和骨盆的错位程度看，过去20多年缺乏锻炼对他的身体没有多少不利的影响。坦白地说，负重锻炼对他的身体很可能是有害而无益的，这就像驾驶一辆没有"减震器"且车头不正的汽车一样。那样也许会进一步损伤他的膝盖和脚踝，并且给臀部和椎骨带来不必要的磨损。

我其中的一个目标是要改善他的身体功能，因此锻炼能帮助他实现恢复健康的梦想。从锻炼中受益，避免不适当的磨损，这需要身体生物力学能正常地发挥作用。

我让汤姆仰卧在检查台上。矫形外科检查可以对膝盖进行评估，检查结果显示出他的内侧副韧带松弛，这通常表明内侧膝盖稳定肌肉已不能正常工作了，而其他韧带状况良好。

在检查他的膝盖真实的对准线的时候，我对他仰卧时脚和身体在一条直线上的角度进行测量，由此可以了解骨盆的对准线和膝盖的生物力学的一些情况。他的腿伸直后左腿比右腿短3/4英寸。事实上，他的左腿不一定短，也就是说，长度的差异很可能是功能性腿长差异，这是很常见的，通常是由于骨盆倾斜所造成的。真正的结构性腿长差异，确实是骨骼的长度不同，但这种现象很少见。重新排列汤姆的骨盆，他的腿的长度将可能相等，施加在他腿上的结构压力将会平均地分配在两条腿上。

两条腿之间有3/4英寸的差异，并且通过重新排列他的骨盆有可能

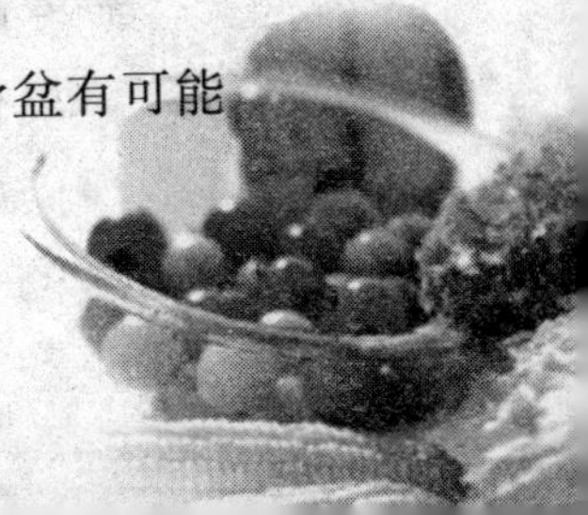

使两条腿的长度相等，他对此迷惑不解。在这之前，没有人曾经测量过他两条腿的长度，他认识到这一点多少会影响到他的膝盖。于是，他问我骨盆重新排列是否能有利于减轻不断出现的腰部疼痛。

在他的病史中，他没有提到过腰部疼痛，因为他认为每个人都会腰痛的，这很正常。我向他解释经常腰痛是很不正常的，特别是那些腰部椎骨排列整齐的人，肌肉功能处于平衡状态，他们的腰部是不会疼痛的。

当汤姆站立的时候，倾斜的骨盆表现出同样的倾斜状态，这使他在躺着的时候，表现出左腿功能性腿短。站立的时候，较大的重量会压到左膝内侧，改变了左右臀部和左右脚踝之间的负重平衡。左脚踝的功能障碍更加重了这种不对称性，甚至还影响了椎骨和椎间盘的从左到右的平衡。身体错位导致的过度磨损使这些部位过早地退化。我问他这些是否是我们应该要解决的问题。

“当然。”他回答。他不是有意要忽视腰痛，只是没有想到过腰痛是椎骨和椎间盘发生变化所表现出来的症状，并且这是可以治愈的或者说腰痛是可以治愈的。在生活中，疼痛折磨着他，他还要不时地服用止痛药或者肌肉松弛剂。

汤姆既是医生又是患者，他用一点时间想一想这些情况是很有必要的：神经是否不断地受到刺激，传递疼痛的信息……不重视腰痛症状会加快衰老的进程。他开始领悟到：他的膝盖和身体的各个部位是相互联系的，如果膝盖不能完全治愈，可能是因为受到骨盆和脚踝病症的影响，我是第一位整体看待他的医生，看到的不只是他的膝盖。从这个观点来看，我相信我能够改善他受伤的膝盖的功能。但是，前提是需要提高他的整个身体的功能。

既然汤姆是位医生，我问他是不是经常看老年人臀部的 X 光照片，那些 X 光照片显示出其中一半臀部比另一半臀部退化的程度要严重。他说，“是经常看这些 X 光照片”。

需要做臀部置换手术的人们，通常把手术的原因归咎于他们的年纪大了，或者臀部受到严重的磨损了。当一个患者对我说他其中一侧的臀部或者膝盖损坏是因为年纪大了的时候，我会问他另一侧的臀部或者膝盖伴随他也有很多年了，却为什么没有损坏。或者通常会给他这样的解释：一侧的臀部或者膝盖过早损坏，是因为过度的磨损或者是改变的生物力学引起的。我尽力在关节损坏之前，在生命的早期，尽量提高患者的正常生物力学性能。我想做能够延长身体各个部位使用寿命的任何工作，也就是说要从结构、化学甚至情感方面去关心人们。

矫正汤姆的身体结构

再回到汤姆的腿长差异的问题上来，我从治疗影响他的膝盖的身体错位开始工作。我开始治疗他的骨盆错位，这样会使他的左腿向上提升。因此，我检查他膝盖内侧特殊点的敏感度，用手压在这个点上，问他是否感到疼痛。

对我施加给他的检查压力，他的反应是跳了起来。他说我按压那一点令他感到非常的痛，他站立或者走路的时候，这个部位的疼痛通常会干扰着他。他对这个部位的解剖学很熟悉，但是，他不了解这个特殊点会有这样的局部敏感性。

我对他解释说辅助内侧膝盖的几块肌肉附着在这一点上，与骨骼相连接。骨盆同一侧向前牵拉的肌肉已经扭伤，并且关闭了很长时间。我对它们进行治疗使其复位，这样它们就能辅助他的两侧骨盆和内侧膝盖进行运动了。

开始进行矫正时，我在他的骨盆下面的特定位置上放了楔和木块，这有助于他的骨盆自己进行重新排列。这也是脊椎指压治疗调整法其中的一种方法，这种方法很轻柔，对骨骼定位很有效，而且还会影响腰部骶髂关节的感受器，使那些神经末梢向神经系统传递关于骨盆新位置的信息。

大约一分钟以后，我把木块从他的骨盆下移走。我再次测量他的两条腿时，它们的长度相等了，这正好证实了他确实是功能性腿长差异。如果确实是腿的骨骼长度不同（结构性腿长差异），通过矫正他的骨盆是

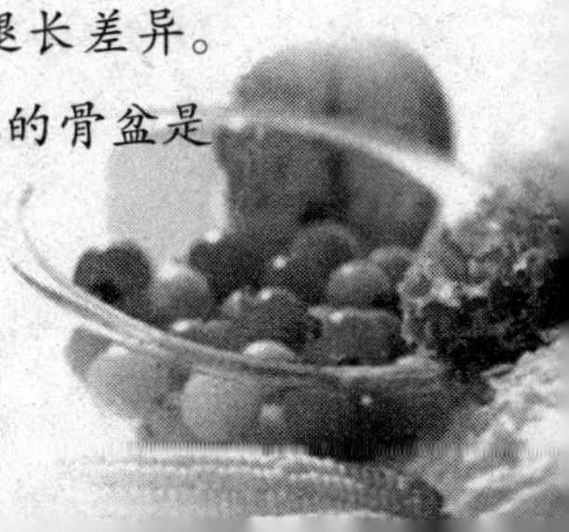

不可能使两条腿的长度变得相等的。我再次用手按压他膝盖内侧的那个特定的点，看看他的疼痛是否已经减轻，他大吃一惊，用同样的压力按同一点，他对施加的压力的反应已不再那么敏感了，疼痛完全消失了。他甚至问我是否用了和上次同样的力量。

是的，我使用了同样的压力。是的，这确实令人不可思议。我们身体的反应真是令人惊异。20 多年来，在那一点连接的肌肉可能一直努力重新排列他的骨盆，但是它们无法做到这一点，因为它们由于扭伤而关闭了。

让我们倒退一分钟，重新回顾一遍整个过程。最初的问题是我是否能够治疗汤姆的膝盖。他身体对骨盆矫正的反应说明我能够影响到他膝盖的疼痛。接下来面临的挑战是如何矫正其他失衡的生物力学并且如何使他的身体保持矫正以后的效果。

通过矫正骨骼错位和重新调整使骨骼保持整齐排列的肌肉，会使生物力学的性能提高，这很简单。汤姆认识到在膝盖第一次受伤时，如果他已经知道这种整体治疗方法，膝盖很可能会早就被重新排列。它就会完全痊愈，他这些年也就能打篮球了，并且膝盖也不可能发生退化了。

如果汤姆知道他的脚踝受伤，可以用手重新排列他的脚踝骨和肌肉，也许他会避免在 5 年以后膝盖受伤，他的膝盖受伤是因为膝盖扭伤失灵，这是常见的病例。他没有受到碰撞，他的膝盖也没有受到撞击。因为膝盖失灵，正如他描述的那样，很可能是因为一块或者多块肌肉不能正常运动了。肌肉关闭了，不能辅助膝盖进行运动，所以膝盖扭伤、失灵了。鉴于他以前的脚踝扭伤，很可能是踝关节的神经末梢不能向辅助膝盖进行运动的肌肉正确地传递需要辅助运动的信息。因此，当他落下发生功能障碍的左脚踝时，神经末梢，也叫机械性刺激感受器，不能向他的神经系统传递舒张左边膝盖内侧肌肉的信息。

另一种可能性是他的骨盆在膝盖受伤前就已经错位了，这很可能促使膝盖失灵。辅助内侧膝盖的肌肉同样也辅助骨盆的前面部位。如果身体的其他功能障碍导致这些肌肉受到抑制或者关闭，骨盆和腰部就会失去稳定性，它们就无法辅助膝盖进行运动。如果在20多年以前，就对他的骨盆和脚踝进行矫正治疗，他的膝盖也许不会受伤。如果那时他身体的各个部位功能正常，膝盖也就不会失灵了。

回头再看一看接连不断的受伤经历，他便陷入了如古语所说的“先有鸡还是先有蛋”的进退两难的境地。但是，在20多年前，不管是哪种功能障碍使汤姆的膝盖受伤，它都有可能得到矫正。

如果汤姆最初没有受伤，会发生什么事情？或者他即使受了伤，并且完全治愈了，他能够积极地继续享受丰富多彩的生活吗？减缓衰老进程的价值是什么？你能看到我为什么如此充满激情地努力提高身体的正常功能，并且在身体受伤后，尽力恢复其功能吗？良好的身体功能能够给你时间，能够提高你生活的质量，它能保存你的实力使你更加充满活力。我想让人们参加长寿革命，能够一生保持身体的健康。

健康知识普及

在我们的身体系统中，每个人都有“脆弱的环节”——有些是我们天生就有的，有些是由受伤或者极差的生活方式选择所造成的。健康就是要鉴别和加强我们的脆弱环节，而不仅仅是表面上治疗脆弱环节所产生的症状。

在汤姆的病例里，甚至他还是一位医生，对自己的病症却只会使用药物治疗，从来不知道要调查研究膝盖出现的错误机制。他的右膝盖的X光照片没有显示出关节表面退化，却显示出左膝严重退化。尽管他的两个膝盖的使用年龄是一样的，但是两个膝盖的功能和生物力学是不同的。伴随他20多年来的生物力学故障、骨骼和肌肉的排列不整齐、肌肉失去稳定性以及脚部极差的减震功能造成了左膝盖过早地退化。

那一次扭伤时的身体跌倒引起了膝盖退化，但是跌倒时膝盖没有受到碰撞。相反，膝盖发生退化是由于出现障碍的结构和功能，但两者却都是可以矫正的。

我很自信，当汤姆做完骨盆矫正站起来的时候，他会注意到他的腰部感觉好多了。但是我并不想让他马上站起来——直到我给他做了另外一些矫正治疗，来固定给骨盆做过的矫正，以便使脚踝和膝盖能够自行重新排列。

我们继续谈论医疗保健理念的不同之处。汤姆后悔没有用更加开阔的思维去探讨对膝盖实行更多有选择性的治疗方案。他说在 20 多年前，他就认识到传统西方医学已经不能改善自己膝盖的病情了。他没有继续寻找其他的治疗方法，而是选择了放弃，他认为自己的膝盖疾病永远都治不好了，永远都会限制着他。这使他变得极为沮丧。汤姆唯一感激西方医学的一点就是抗抑郁病药物治疗对他还有点帮助。

下一步是治疗汤姆膝盖和脚踝的错位。首先治疗脚踝很重要，因为当他站起来的时候，他的脚部旋前会立即重新产生压力作用到内侧膝盖。我开始用手法肌力检查测试了几块辅助脚踝的肌肉，以评估他脚踝肌肉的功能。发现其中有两块肌肉关闭了，我矫正了这两块肌肉，然后我再矫正其他所有的肌肉。

汤姆摇着头，感到难以相信：做完矫正治疗之后，收缩的肌肉能恢复得这么好，尤其是当他认识到在以后的日子里，即使这些肌肉不再进行矫正治疗也能够保持舒张的状态。我告诉他，一旦脚踝的肌肉恢复到原来的状态，尽管常常第一次做完矫正治疗就能“维持”矫正的效果，但是还需要再做一次或者两次矫正治疗来巩固矫正效果，使矫正效果得到永久的保持，甚至治疗很久以前的旧伤也是如此。我给汤姆做了脚部锻炼，来加强他的辅助肌肉的力量。我还建议他使用器械进行矫形治疗(定制的鞋垫、插入件)，它们将会支撑他的内侧足弓，矫正脚内翻。并且防止他的膝盖向内旋转，因为内侧膝盖很长时间以来都非常脆弱。器械矫形术治疗不需要购买特殊的鞋子，我能根据他的脚部模型，给他做一双。

抛弃因不熟悉而产生的偏见

汤姆说他所接受的医学教育，要求学生要对脊椎指压治疗法持慎重的态度。他从来没有真正地了解脊椎指压治疗法究竟涉及哪些方面，他只知道这种疗法可以治疗骨骼位移以及用推拿方法治疗损伤的关节，但是他却不知道正确排列骨骼和关节的重要意义。脊椎指压治疗就是对身体进行治疗，恢复身体的正常功能，使用手法矫正关节和推拿肌肉是脊椎指压治疗者使用的主要治疗方法。矫正治疗是以恢复身体正常功能为基础的，只有身体的功能恢复正常，身体才能自我治愈。人们持有的最大错误观念是脊椎指压治疗方法只与骨骼有关，脊椎指压治疗者就是骨骼医生。实际上，脊椎指压治疗的概念并不仅仅只限于这两个方面。

健康知识普及

从传统意义上来讲，脊椎指压治疗者就是背部或椎骨医生，他们可以有效地治疗人们的身体结构疾病。但是脊椎指压治疗法不仅仅可以治疗背部疼痛，因为椎骨里面有神经系统，神经系统控制身体的功能，当通过脊椎指压矫正疗法提高了椎骨的功能时，许多身体的功能也会随之提高。由于椎骨和头盖骨的疾病会影响神经系统，所以矫正这些部位也能提高神经功能，因此把脊椎指压治疗者看成神经系统医生更为确切。

汤姆的骨盆矫正减轻了膝盖疼痛，其中一个原因是它影响了膝盖本身的神经，另一个原因是它影响了刺激膝盖周围肌肉的神经，允许肌肉改变膝盖的生物力学。骨盆矫正说明结构和功能是相互联系的。矫正骨盆的结构错位不仅能改变膝盖的结构和生物力学，而且还能影响神经对膝盖辅助肌肉的控制。在他起立和走路时，提高的神经肌肉功能有助于保持他做过的矫正效果。

治疗椎骨症状，有可能会刺激受到椎骨神经影响的身体任何部位的正常功能。我在开始时就曾谈到过对几个患者做过的头盖骨矫正治疗。进行改善结构性的矫正不仅可以减轻头痛，而且还可以刺激某些神经和自主神经系统的副交感神经系统部分。

对汤姆做矫正治疗，重新排列其脚踝处的骨骼，他的脚踝、膝盖和骨盆的结构和生物力学马上得到了改善。但是，最重要的是，矫正治疗使他脚踝韧带的机械性刺激感受器功能恢复正常，因此它们可以正确地刺激肌肉，使肌肉“舒张”，辅助脚踝、膝盖和骨盆进行运动。

健康知识普及

对椎骨和关节进行脊椎指压矫正治疗可以提高控制全身神经系统的功能。脊椎指压治疗法是一种生物力学和神经学相互统一的疗法，是一种关于健康、健身、行为和生活质量的疗法。

汤姆像许多人一样，开始认识到整体治疗方法为人们的健康提供了许多好处。但不幸的是，在他对此有所了解之前，他的膝盖、椎骨和生活方式已经受到了不必要的损害。

提高“减震器”的效果

接下来对汤姆进行应用运动学测试，来评估负重关节的减震功能是否良好。开始测试汤姆的臀部肌肉，确定左侧臀中肌的状态是否正常。仍然让汤姆仰卧，让他把左腿向上抬起大约45度，并保持住这个姿势，我往下按他的左腿。锁住的肌肉抵抗着我所施加的压力，他注意到肌肉很有力，因为它能正确地伸缩。下一步进行的是实际检查。如果他脚踝的神经末梢和机械性刺激感受器能够正常工作，他就算通过测试了。我用拳头，轻轻地敲了几下他的左脚脚底来刺激神经末梢，就像是走路时脚底受到撞击那样。如果机械性刺激感受器能正常活动，臀部肌肉就会处于原来正常的状态。但是，我再重新测试臀中肌的时候，汤姆大吃一惊，现在他的腿不能保持原来的姿势来抵抗我所施加的压力了。很明显，肌肉关闭了，他想了一下之后明白了，我在他脚上做的叩打动作触发了他臀部肌肉脆弱的部位——这就是他每迈出一步时会出现的疼痛现象。

错误的信号，关闭了本应舒张的肌肉。在脚部受到撞击后，它们变得无力，测试起来也显得很无力，他的臀中肌功能很正常。它只是一个“无辜的受害者”，只是在按照神经系统给出的指令做出行动。汤姆每走一步，其他几块腰部、臀部和膝盖的辅助肌肉也是进行这样的运动。过去几年里，功能失调导致了左侧膝盖和臀部的退化。在过去的 20 多年里，如果他的左腿每天走 3 000 步的话，他的脚就会受到 27 亿次撞击，他左侧膝盖和臀部辅助肌肉的力量就会削弱。这就像驾驶一辆没有减震器的汽车，经过了 27 亿次颠簸，受到的破坏会一点点地积累起来一样。

温馨提示

许多人的脚踝部位的功能都很差，但他们自己并不知道。人们不去注意它，是因为大家还没有受到脚踝疼痛的折磨。通常情况下，我们经常会受到膝盖、臀部或者腰部有时是颈部和肩部疼痛的折磨。如果在未来的一天脚踝症状恶化或者你走路时间太长或者过去脚踝受过伤，这时，你才可能会抱怨脚踝的功能太差了。

事实上，鉴别和治疗这样的病症，修复脚踝的正常减震功能，具有极其重要的意义。这样不仅能减轻你身体的磨损，而且还能保持身体的正常功能。我治疗过许多脚踝严重受伤的世界级长跑运动员和美国国家足球联盟（NFL）的足球明星。其中，美国国家足球联盟的一个足球运动员已经做过两次脚踝重塑手术。恢复脚踝的正常排列、肌肉功能和

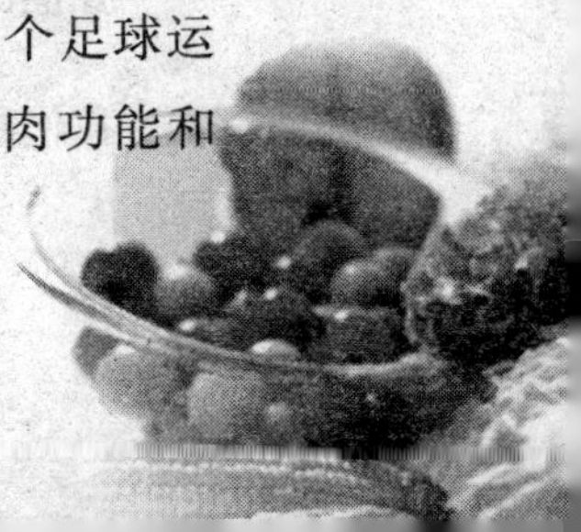

"减震器"的功能使他的速度和耐力有了很大的提高，而且他的脚踝再也没有出现过发炎的症状。

我继续调整汤姆的脚踝，使脚踝和足部的距骨和舟骨重新排列，这对于臀部、膝盖和脚踝的功能恢复是非常重要的。我让他的脚踝放松，他会感到腿部受到牵引，但是不会感到疼痛。矫正治疗可以使这些骨骼回到更合适的生物力学的位置。我再次做了减震测试，用力叩打他的左脚底部。我马上重新测试了他的臀中肌，它现在还保持原来的状态——测试起来很有力，并且他也感到它更加有力了。

矫正治疗汤姆的脚踝错位，他的身体功能得到了明显的改善，对此他留下了深刻的印象。汤姆想知道，"为什么其他的医生不这样做？这种方法很简单，很安全，对身体也没有什么侵害，并且能够提高身体的功能。即使有人仍然需要手术或者已经进行了手术，通过医疗保健或整体医学修复身体的正常功能仍然是非常重要的。"

温馨提示

整体医疗保健并不是让你放弃所有已经知道的事情和已经对身体做过的一切。整体医疗保健只是在拓展你的思维，让你认识到大多数慢性症状根本不是疾病，如果你解决了引起这些症状的障碍机制，这些症状是可以被治疗的。但是，当你的身体出现症状的时候，需要你考虑到身体功能，并且对它进行分析。这就是为什么应用运动学和诊断肌肉检查是如此重要的原因。它们允许医生用直接、实际的方法评估你的身体功能。通过医生——患者互动评估的全新形式，它们正在改变着医疗保健的整个面貌。

膝盖的前端调整

我们再来看汤姆的病例。矫正完他的骨盆和脚踝，接下来我要看一下膝盖本身的排列。我测试了他的四头肌（大腿前的肌肉），因为它能辅助膝盖骨以适当的方式进行移动。经测试，左侧四头肌有力，很明显它的状态很正常。我想要通过测试膝韧带的机械性刺激感受器神经末梢来评估膝盖的排列情况。因为他出现了胫骨（小腿）内旋，会重压内侧的关节表面，然后我用力推他的小腿使它进一步内旋来测试膝韧带，然后再次测试四头肌。当我做完这些动作再对它们进行测试时，它们显得非常虚弱无力。虽然四头肌非常有力，但是汤姆却不能再次抵挡住我施加的测试压力，使腿保持抬起的姿势。

我想再做一次测试来进一步确定我的推测。这一次，我用不同的手法测试韧带，向相反的方向旋转他的小腿，使它向外旋转。然后，我再测试四头肌。随着胫骨向外旋转，四头肌经测试感觉非常有力。很明显，再次证明它的功能很正常。小腿内旋错位，这是我在没有进行测试之前就看到的症状。但是，测试的结果却表明，他的小腿内旋的角度更大，辅助膝盖的肌肉关闭了。他的小腿外旋时，肌肉能够舒张。这可能是因为20多年前的扭伤导致了膝盖的位移，使小腿内旋。左脚旋前和骨盆错位进一步加重了胫骨内旋的角度。

我可以对功能正常的膝盖进行多个方向的测试，并使辅助膝盖的肌肉工作状态表现良好。像汤姆发生的这种错位很常见，它容易使膝盖受伤。如果汤姆尝试着跑步，他迈出每一步所用的力量都会施加到内翻的脚踝上，会加重膝盖内旋和膝盖肌肉的收缩。转体的动作，像身体转变方向，可能会使错位加重，导致膝盖功能失灵。庆幸的是，他没有使它再次严重受伤。

矫正了汤姆的膝盖功能，他又可以进行锻炼了。因为膝关节表面损坏，他必须避免进行强大的冲击性的运动，但是，他的左膝状况已经好了很多，他可以进行更多的活动。即使运动方式不当，他也不必再担心膝盖“失灵”了。所做的矫正和功能正常的肌肉将会辅助膝盖完成正常的运动。

我把他的左膝矫正到正确的位置，然后再进行测试，发现四头肌功

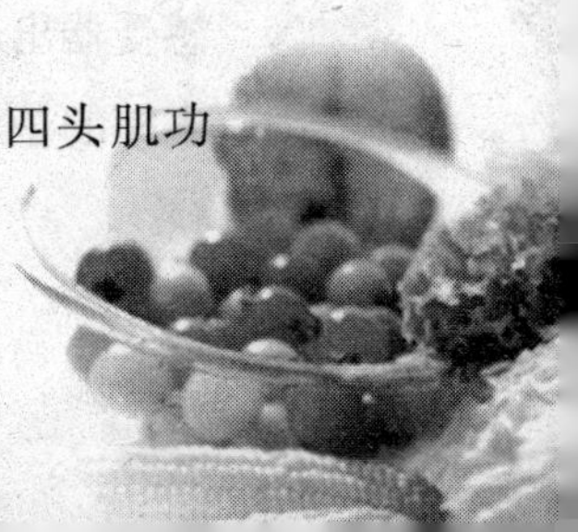

能很正常。为了重新测试膝盖，我在各个方向用力推动膝关节，然后再次测试四头肌。不管我用多大的力量，不管我在哪个方向给膝盖施加压力，四头肌的功能都表现正常，我很满意，因为如果现在汤姆的膝盖再次扭伤，辅助膝盖的肌肉也不会再关闭了。

汤姆最后终于明白了，我使用的肌肉测试不是要加强虚弱无力肌肉的力量，而是用它来评估和治疗身体的功能，是为了改进身体的“线路”，从而，在运动的过程中，肌肉能够正确地舒张和收缩。矫正治疗使神经系统的功能正常化，使它能精确地控制辅助关节运动的肌肉。

我们下一项重要的任务是提高辅助膝盖肌肉的功能，使其正常化。如果汤姆的身体里使这些肌肉关闭的原因不是我们刚才解决的结构性因素造成的，我们必须要检查腺系统或者检查其他身体功能，来保证膝盖能够得到正常的辅助作用。

从化学的角度来看汤姆

虽然汤姆曾经是一位医生，但他仍然吃惊地问道：“你现在又让我糊涂了，我按照你的要求配合你进行治疗，我想治疗已经结束了。腺系统与膝盖又有什么关系呢?”

我指出自然科学已经认识到某些肌肉和某些器官之间有相互联系和相互影响的关系。汤姆熟悉体节内脏反射（viscerosomatic reflexes）和体性内脏反射（somatovisceral reflexes）——神经学上的术语，它描述了肌肉和某些器官共享某些反射路径的关系。在体节内脏反射里，器官功能失调会反过来造成某些与它相关的肌肉收缩。无论哪个关节，如果辅助它的肌肉关闭，这个关节就会变得无力、不稳定，表现出来的症状就是关节疼痛或关节虚弱，实际上这是关节出现结构性或者机械性障碍的表现。

再回到这一点，我和汤姆谈到的是肌肉本身或者韧带的机械性刺激感受器出现功能障碍导致肌肉收缩的。身体外伤或者内伤都会扰乱神经末梢的正常功能。对于这样的损伤，我有把握治愈它们，主要是通过力学矫正，也就是重新排列关节，如重新排列骨盆、脚踝和膝盖关节，使它们复位。我通过推拿矫正病因的发生点和附着的肌肉来重新排列脚踝。换句话说，到现在为止，我可以治疗由于结构原因造成的肌肉收缩。但是，我怀疑功能失调的器官正在关闭他膝盖的某些肌肉。我们必须治疗那些功能失调的器官，才能使膝盖得到全方位的治愈。

汤姆想知道我为什么会怀疑他的器官出现了功能失调的症状，并且提醒我，他找我是来看膝盖疾病的。我说我的怀疑来自他提供的医疗史、内侧膝盖的疼痛以及我对他的脚旋前症状的观察和明确的骨盆错位。这类病症的发生通常是因为缺乏肌肉的辅助作用，这些肌肉是与肾上腺相关的。这当然不是说他的肾上腺出现了疾病，病史表明他的身体很可能发生了肾上腺功能失调。

我的计划是做一次检查，对辅助膝盖的主要肌肉进行测试，如果任何肌肉关闭了，下一步就是要测试是否由于他的身体功能失调造成了这些肌肉的关闭。

对他的膝盖辅助肌肉进行了手法肌力检查，结果表明有两块肌肉显示出虚弱无力。很明显，它们关闭了。在矫正他脚踝的骨骼错位之前，我测试过的其他几块肌肉，可能也会显示出无力。事实上，即使做了基本的力学矫正，矫正了其他肌肉，那两块肌肉还是会关闭的，这证实了我的猜疑，汤姆需要做进一步的治疗。接下来的任务就是要解决这两块肌肉——缝匠肌和股薄肌所发生的症状。因为它们从骨盆直通膝盖内侧，它们的功能正常与否是非常重要的，它们的任务是支撑膝关节内侧副韧带，防止膝盖向内旋转。很可能这些肌肉在膝盖扭伤之前，就已经不能舒张了，它们允许膝关节过度扭曲，促使膝盖受伤，导致膝盖“失灵”，汤姆就是这样受伤的。

这两块肌肉，通常和肾上腺功能有联系，它们表现出来的病症我已经见到过数百次，许多人都会受到它们的影响。既然是常见的病例，它不可能仅仅影响了汤姆的膝盖。汤姆感到乏力的病史、膝盖炎症、蛋白质消化不良、抑郁症，这些共同特征表明也许就是他的肾上腺功能出现了失调。

让我们来看一下肾上腺的基本功能——看一下“剑齿虎”。许多在“婴儿潮”时期出生的人都是肾上腺素上瘾者（ex-acrenaling），这些人多年来都在快节奏的生活中度过。当步入老年阶段时，他们就会发生同样的病症。请不要忘记，当一只“剑齿虎”袭击你的身体或者任何形式的压力马上出现时，将会发生什么。在“战或逃”的反应中，交感神经系统高度兴奋，分泌肾上腺激素，建立生存机制：一方面，血压和血糖上升、心率加快、瞳孔扩大、气管张开（气管扩张）；另一方面，副交感神经系统受到抑制（它主要是调节身体的日常活动，例如降低心率和刺激消化），正常的消化和肠蠕动受到阻碍，身体集中所有的精力用于生存。据统计90%的人都患有与压力相关的疾病，这些疾病的发生都是由于身体系统失衡引起的变异所导致的。

为什么会发生高血压

延迟激活应激反应会引发许多慢性疾病，慢性疾病会加速衰老的进程，引发许多退化疾病。正如开始讨论过的那样，分泌大量的肾上腺素会引起身体失调、耗尽身体的营养物质，并且会降低身体在将来分泌更多肾上腺素的能力。汉斯·塞里博士——压力学说的始创人，提到在压力不断地、反复地刺激作用下，肾上腺的进化分为三个阶段：警觉期、抗拒期、衰竭期[①]。他把这些阶段定义为全身适应性综合征（the General Adaptation Syndrome，GAS）。最初的应激反应处于警觉期，是典型的战或者逃反应，使肾上腺素分泌过量。

塞里博士发现在实验室里动物面对不断、反复出现的压力时，它们的身体就会进入抗拒期。如果你长期处于压力状态下，也许抗拒期会持续几年甚至几十年。在这期间，你的身体会发生几种变化。一个是肾上腺表层（皮层）扩大，肾上腺皮质分泌激素，这些激素可以控制矿物质平衡、血糖水平、炎症和第二性特征。在抗拒期，塞里博士发现，进行试验的动物出现了胃溃疡和肠黏膜溃疡、胸腺和淋巴系统皱缩、胸腺和淋巴系统变弱，最终导致了免疫系统变弱等症状。如果是人类的话，就会出现消化疾病，如胃灼热、胃食道逆流病、肠易激综合征（irritable bowel syndrome，IBS），人们长期面对巨大的压力，经常会表现出慢性疾病和疲劳无力等症状。

在某些时候，身体无法保持不断增加这些激素的分泌以满足持续存在的压力的需求，肾上腺就发展到了衰竭期，身体就无法调节自己本身的重要功能了。

因为应激机制和肾上腺控制着身体的许多功能，这些功能受阻会导致各种各样的慢性疾病发生。

我和汤姆对我们使用的不同的治疗方法进行了对比。他对高血压患者治疗的方法是至少开一种或两种治疗高血压的药物，其中包括利尿剂，使血压降下来。但是，我在调查高血压发病的病因时，会查看控制身体本身血压的机制，如身体对矿物质平衡的控制和血管的扩张与收缩程度。例如，肾上腺皮质分泌醛固酮，促进醛固酮分泌可以使身体保留钠和水。如果你的肾上腺受到刺激，分泌过量的醛固酮，你的血压就很可能会升高。传统西方医学治疗高血压患者最常用的方法就是进行药物治疗，阻止醛固酮对身体的影响，因此会导致身体不能保留过量的钠和水。但是这种方法不适用于每一位高血压患者，并且它不能使每位患者的血压都降低，因为不是每一位高血压患者都是因为醛固酮分泌过量而导致血压升高的。但是，如果他们确实是因为醛固酮分泌过量才患有高血压的，那么让他们服用药物也只能象征性地降低他们的血压，因为药物治疗只是其中的一种方法。

整体治疗首先要问为什么一个人的醛固酮水平会那么高。正如我们在前面讨论过的，你体内的化学成分过多是因为分泌过量，还是因为不能有效地分解它。因为肝脏通常是降解醛固酮的场所，体内醛固酮过量，可能是因为肝脏反应迟缓所造成的。饮食中有过量的精制糖、酒精、咖啡因或者有害脂肪，缺乏锻炼，缺乏肝脏用来分解醛固酮所需的维生素B，这些都会导致肝脏在高效率地降解醛固酮的同时变得反应迟缓、无

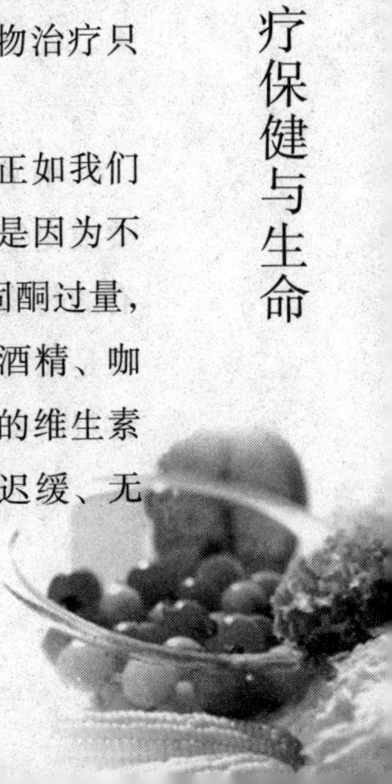

力。因此，提高肝脏功能或者治疗肝脏功能失调有助于提高身体调节血压的能力。

问题是处理你的“内部药剂”失衡的最好方法是什么？如何让身体不依靠药物，而是利用自己本身的机制进行自我调节？如果这种失衡很严重或者仍在继续加重，这就需要使用“外部药剂”控制血压，但是为什么要忽略身体自我调节机制和自我调节能力呢？

为了使“内部药剂”正常发挥作用，整体疗法的治疗对象永远都是患有高血压的人，而不是症状本身。作为一位医生，你要考虑到面对压力时患者的饮食情况，看他怎样进行锻炼以及他消除压力影响时的所作所为。如果你能提高身体的功能并且能影响到这些因素，那么你就会有很大的可能去改善他的血压。

健康知识普及

脊椎指压治疗法和整骨矫正疗法能够有效地影响肝脏、肾上腺的功能，这些功能控制着人体的血压。通过矫正骶骨和头盖骨刺激副交感神经能够促使血管扩张，与之相反，交感神经系统的应激反应会促使血管收缩。营养成分如钙、镁、维生素E、核黄素和必需脂肪酸有助于降低血压。这些成分有助于身体的“内部药剂”的转化，因此身体能够进行自我控制血压。

不幸的是，许多人的体内控制血压的机制发生了失调或者退化，所以要改变生活方式，并且保守的治疗效果会非常地有限。值得庆幸的是，现有的药物治疗会控制血压，但是，利用身体本身的血压控制机制的重要意义是显而易见的。至少，改善身体功能会帮助你获得整体健康，并且你也许只需要使用少量的药物进行治疗或者推迟使用药物进行治疗的时间。

我和汤姆都一致认为：控制血压的最好方法是整体治疗方法。首先这种方法使人体的“内部药剂”功能正常化，然后再通过使用“外部药剂”来进一步增强“内部药剂”的功能。

承认肾上腺功能失调

再回到汤姆和他的膝盖疾病上来，还记得我根据观察他的病症和两块特定的内侧膝盖辅助肌肉，提出要警惕他的肾上腺功能是否正常吗？我继续问他一些问题，我问他是否亮光会令他的眼睛不舒服。

他回答说他是斜视眼，如果在外边不戴太阳镜，有时候会感到头痛。他问我为什么会问这样的问题。

我观察到他的瞳孔非常大，并且处于扩散的状态，这是肾上腺功能失调通常表现出来的身体语言模式。我还问他如果快速站起来的话，是否会感到眩晕。

他说有时会出现这样的情况。像许多人一样，他从来没有认真地想一想这些情况是否正常，他反而认为这一切都很自然，只是因为他站起来的动作太快了。然而，既然这是肾上腺功能失调的另外一个迹象，我就要进一步检查他的血压。他有点不愿意，几乎要向我保证他的血压从来都不高，他甚至告诉我他的血压通常会比正常血压低。

我说这就是我所怀疑的，并且我并不关注他的血压是高还是低，我想看到的是当他改变身体的姿势时，血压会怎样变化。首先，我让他仰卧后，对他进行检查。然后，我让他站起来，我又马上给他测血压。收缩压，血压读数中高的数值，应该从6毫米汞柱上升到10毫米汞柱，这属于正常范围。血压正常的上升是由于肾上腺化学成分水平良好引起了腹部的血管收缩，使血液上升流向头部。当你站立的时候比你躺下的时候，需要有更大的压力才能使血液上升到头部。如果你站起时血压不能马上升高，很可能是因为你的肾上腺缺乏活动能力或者它衰竭了。人们快速站起时会感到眩晕，这种情况很常见。

汤姆站起来的时候，心脏收缩读数并没有急速升高，反而下降了6毫米汞柱。既然这就是他从躺着到站起来时血压的变化情况，也许，从

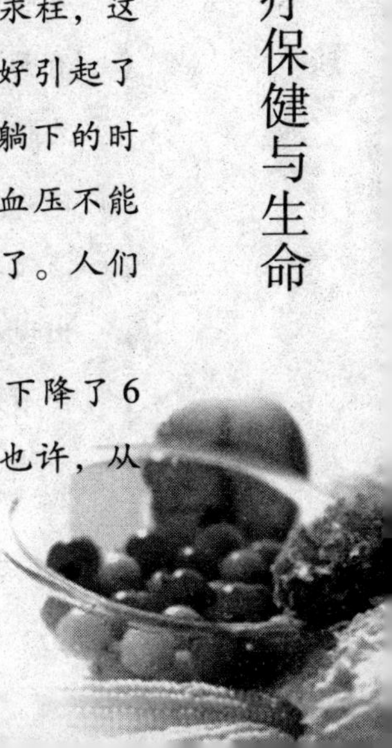

坐着到站起来，变化程度会更小，这就解释了为什么他快速站立起来会出现眩晕感觉的原因。这个小实验也给了我一个提醒，我可以用它来衡量肾上腺功能失调的一个方面。如果我能改善他的肾上腺的健康状况，他的“内部药剂”就会分泌更多某些正常数量的肾上腺素。将来他站立时，血压就会正常升高。

汤姆对这个简单的功能测试和这个测试的重要性很感兴趣。我检查他的血压，不是看他的血压是多少，而是看他的血压为什么会发生变化。如果你想测量肾上腺功能的状况，那将是一项非常值得做、效果相当明显的检查。我对他解释，我也许要做另外一些血液和唾液的实验室化验，以评定各种激素的水平，但是此刻，我只能利用已有的数据进行工作。当他站起来的时候，血压变得更低，很可能是目前他的肾上腺不够活跃。根据他的病史、症状以及我所观察到的现象，我敢肯定他的身体处在全身适应性综合征的第二阶段——抗拒期的晚期。

健康知识普及

要了解处于抗拒期的晚期意味着什么，首先要认识到抗拒期的早期阶段要经历多长时间：一方面取决于一个人保持应激机制处于过度活跃的水平需要多长时间；另一方面还取决于其他因素，如频繁而强烈的压力、一个人的肾上腺遗传的内在力量、营养状况，还有面对压力时的个人态度和减轻压力的生活方式。在这个阶段，因为腺体功能失调和神经系统失调，人们通常会出现健康疾病。根据生物化学个性和如何处理压力这些因素，他们也许会发生高血压、消化不良、炎症或者血糖处理问题等疾病。即使在这个阶段，没有出现引起他们注意的明显症状，“炎症调节化学成分”失衡很可能会不知不觉地、缓慢地引起冠心病或者退化性关节炎的发生。

不过这时，身体不能再保持过量分泌应激化学物质的状态了，并且以前过度活跃的肾上腺也变得不再活跃了。它们变得疲劳无力，常常会耗尽有助于分泌紧急应激激素的营养物质。因为肾上腺要分泌许多不同的化学物质，同时要调节各种不同的活动，根据个体的不同情况而发生不同的病症，这些不同的功能会不同程度地变得虚弱无力，这就是每个人生物化学的独特性。

肾上腺素水平高的生活方式不能持续太久。有些人中的一种“应激调节”机制会突然崩溃，随之出现的严重健康危机会使他们“玉石俱焚”。就像汤姆一样，身体逐渐地衰弱，出现各种迁移性症状。但是更重要的是，他们感觉很糟，感到自己不再像自己。在这个变化发生之前，经常会出现应激性事件。当你不得不强迫自己达到一个最终期限的时候，你会牢牢记住使人产生压力的那个时间。许多人会联想到上学的那段时间、学位论文到期要交和期末考试前期的紧张时间。他们强迫自己努力，使用过量的肾上腺素，在最后的期限到来之前尽自己最大的努力完成制定的目标。考试结束以后，一旦“剑齿虎”停止追击他们，他们就会筋疲力尽地倒下。一旦直接的威胁消失，就会出现肾上腺“衰退”。这也是许多人生病或者背部“生病”或者出现其他症状的原因。

一般休息和放松几天，肾上腺会恢复活力。但是，最终不能恢复到以前的状态，或多或少会发生一些症状，身体无法再完全进行自我矫正了。这些事情的发生通常是由他们的肾上腺不够活跃或者衰退引起的。

我先猜测汤姆医生在膝盖受伤之前，多年都是处于一种肾上腺素水平很高的生活方式之中。如果他像大多数医生一样，具有高度进取的个性，在中学时强迫自己努力学习，可能没有最健康的饮食或者任何有效的减压计划，空闲的时候，除了打篮球之外几乎没有进行过其他的锻炼。在这一点上，他是典型的周末武士：健康水平低，承受着巨大的压力，但是肾上腺素分泌快，喜欢打篮球。他没有意识到这种生活方式使自己不断地跑向“剑齿虎”，在打篮球的时候，快速奔跑会使身体严重扭伤。他有点像肾上腺素“过瘾者”。

汤姆说这个猜想完整地描述了他的相关情况。他说听到我这样描述他的生活，感到很害怕，他已经认识到了面临着随时可能发生意外事故的危险。

因为他的肾上腺虚弱无力，才使他的身体有机可乘而关闭这些与肾上腺相联系的膝盖肌肉。我怀疑是这些肌肉的关闭才引起了他的膝盖扭曲，从而导致膝盖受伤。因为他早在膝盖受伤5年前脚踝就扭伤了，可能在脚部受到撞击之后，脚踝就已经关闭了一些其他重要的膝盖肌肉。很可能在那个时候，他身体的几处功能失调已经削弱了膝盖的力量，这就是关节失灵的原因。更重要的是，他的膝盖从来没有自我治愈过。20多年的时间，它从来没有复位，也没有重新恢复自己的正常功能，这些因素都会导致膝盖继续衰退。

使肾上腺康复

如果我们能提高汤姆整个身体的功能，并且能够重新修复他的肾上腺，那么那些与肾上腺相连的膝盖肌肉就能正确地舒张与伸缩。重新修复他的肾上腺，可能会改善他的消化能力，减轻疲劳无力、抑郁以及炎症等症状。

他很高兴身体能从中受益，但是他怀疑我是否有可能真正地“重新修复他的肾上腺”。这里的修复不是指快速修复，通常是指重新修复。长期有益的健康积累可以使肾上腺进行自我修复，并且恢复它的正常功能。有了这样的机会，自然的治愈力量就会发挥作用。在过去的20多年里，汤姆的肾上腺一直试图修复自己，但是没能成功，也许是因为他不断受到“剑齿虎”的袭击，而导致肾上腺从来没有得到机会休息一下的缘故。但是，也许这并不是全部的原因，我怀疑还有其他更多的原因。过度刺激肾上腺不但会使它变得疲惫无力，而且还会耗尽它在分泌各种肾上腺激素时作为原材料的营养物质。

健康知识普及

形成肾上腺素最重要的成分是维生素 B_6 和酪氨酸。如果你的身体需要分泌 1 000 单位的正常量的肾上腺素，你就需要 1 000 单位的维生素 B_6 和酪氨酸，缺乏分泌肾上腺素的原材料会使你处于一种肾上腺素水平较高的生活方式当中，使身体出现各种症状。人们的身体用光了原材料，尽管身体能利用其他的氨基酸分泌酪氨酸，但由于使用过度，也会损坏某些物质，使它最终变得枯竭。请不要忘记，“剑齿虎”只是偶尔才袭击我们祖先的，这样的袭击不是每天都发生，并且一天只发生有数的几次。

我怀疑汤姆缺乏维生素 B_6，也许也缺乏酪氨酸。在检查之前，我向他解释为了使他的肾上腺能够被成功地治愈，必须要使它被修复的进程比衰退的进程快。我必须知道他是否愿意改变生活方式和饮食结构来辅助肾上腺的修复治疗。不用说，汤姆的生活方式一定会产生很大的变化，比他当初向我咨询膝盖疾病时预想的变化还要大，但是，他已经做好了一切准备，他知道他必须这样做。

对他膝盖的治疗可以被比作是重新连接肾上腺素的“短路开关”。我可以重新连接它们，但是，我无法阻止汤姆再次使它们因负荷过重而“短路”。只有汤姆自己才能真正有效地控制“短路开关”。如果他不能发挥自己本身的作用，我就只好一次又一次地重新连接它们，汤姆也不会使他的整体健康得到良好的改善。

值得一提的是，患者并不是完全依靠他们的医生来获得健康的。恰恰相反，我建议人们像汤姆一样，维持自身的健康，以后要尽量减少对医生的依赖。

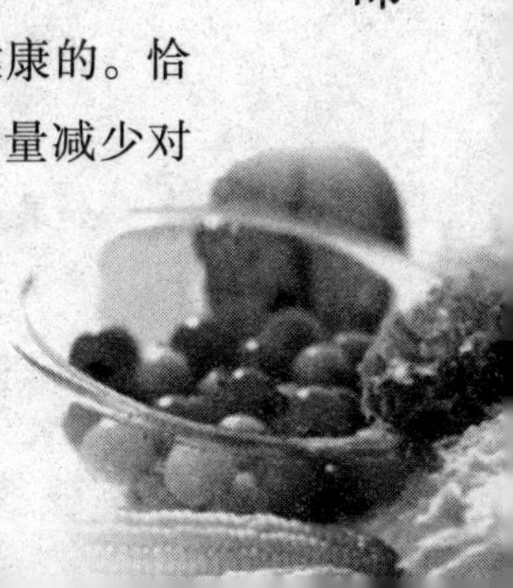

在互相了解了医生和患者的关系之后，我们可以考虑提高汤姆肾上腺营养状况的某些可能性了。

健康知识普及

营养物质和药物不同。药物是一种物质，通过药效能够影响身体的某些器官或者细胞。大多数医生经常把药物用做替代治疗：如果身体不能分泌足够的某些化学物质，就要开化学药品处方，化学药品含有这种化学成分，化学药品的化学成分替代了某些身体本身不能分泌的化学成分。

偶尔，替代治疗是必要的也是适当的。但是，尽量不要过度使用。这种方法常常不是唯一的选择，它本身不能加强腺体的功能，腺体本来就是分泌某些化学物质的组织。药物会引起功能弱化，也就是腺体退化，药物会使人们对它产生依赖性。

然而，营养素是一种食物物质，它为身体的分子构件或辅助因子提供营养，分子构件或辅助因子是身体分泌化学物质所必需的原材料。比如，肾上腺分泌的肾上腺素来源于一种氨基酸，它是一种叫做酪氨酸的蛋白质，大家都知道影响肾上腺素分泌的一个要素是酪氨酸在血液中的含量。

我怀疑汤姆像许多人一样，出现了应激所致的肾上腺素损耗。如果没有足够的原材料，如果肾上腺由于多年过量分泌肾上腺素而变得疲劳无力，那么“内部药剂”就能够限制它们和其他重要的神经传递素的分泌。

还有一个例子，显示了肾上腺在哮喘发作时的作用。

如果是我或者是汤姆，治疗一个哮喘患者，我们都要增强患者支气管的舒张作用（肺部的气管张开）。汤姆会给患者开一些肾上腺素的化学药剂，也可能是其他一些使细支气管扩张并且能改善呼吸状况的肾上腺激素药物。

我的治疗策略和汤姆的治疗策略也有些相似：通过增加肾上腺的化学物质使支气管舒张作用增强，以此来减轻哮喘症状。但是，我们的治疗方法的不同之处在于：我要做的是帮助身体依靠自身分泌更多能促使支气管扩张的化学物质，主要通过提高患者的肾上腺功能和提供更多的营养素来实现，这些营养素是增强患者身体所需化学物质分泌的原材料。如果患者的“内部药剂”能分泌更多的促使支气管扩张的化学物质，那么哮喘的病症就会减轻，这完全是以提高身体功能为前提的。因为身体有能力分泌促使支气管扩张的化学物质使它治愈并且变得更加健壮，患者就会减少对呼吸器和其他药物的依赖。由此可见，把实现“内部药剂”正常功能作为首选，具有非常重要的意义。

当然，我不是建议你停止服用你必须使用的药物。但是，我很重视并且也很尊重身体在给定的机会下进行的自我治愈和自我调节能力。身体的“内部药剂”发挥作用的时间要比我们对高深的生物化学和药理学做出理解的时间要早好多年。我的目标就是恢复身体正常的生理机能，使自然的治愈力量发挥作用。

在哮喘的例子里，如果把我和汤姆的治疗方法结合起来，治疗哮喘患者，治疗效果就会更好一些，对此他表示赞同。西方医学能为哮喘患者提供所需的化学物质，然而整体治疗方法可以改善患者的身体功能，使患者身体本身能够分泌这些化学物质。

这种合作的治疗方法可以治疗高血压、心脏病、关节炎、情绪障碍和其他慢性疾病，甚至还可以治疗早期糖尿病。减少对药品的依赖，将会大大减少个人、保险公司和政府对医疗投资项目的支出。

再回到汤姆医生的膝盖疾病中来。我重新给他做了手法肌力检查，检查了曾经是虚弱无力的两块肌肉。因为它们仍然虚弱无力，所以我们

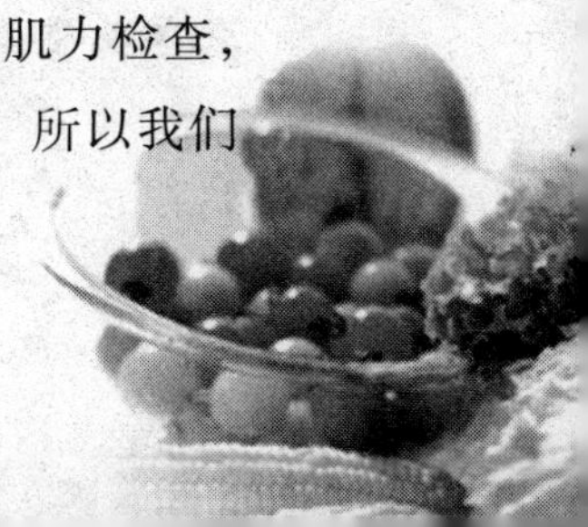

一致认为我们所做的一切努力都没有改变它们的状况，它们已经不能辅助受伤的内侧膝盖进行运动了。

我在汤姆的舌头上放了一点酪氨酸，给他几秒钟用舌头品尝它。我想看看营养素是否会刺激舌头上的神经末梢，我认为酪氨酸是肾上腺需要的营养素，它将会使与肾上腺相连的肌肉舒张。

随后，我再次检查了肌肉，发现它们马上变得有力了——这些辅助膝盖的肌肉以前虚弱无力，现在很明显都变得有力了。对于汤姆来说，好像我在第二次检查时没有用力。但是，他感知到我用了很大的力量，肌肉感觉起来完全不一样了。他不需要通过拉紧或者移动身体使他的腿保持向上伸的姿势了；他的腿几乎是毫不费力地保持着这个姿势，就像是肌肉能够正常舒张和伸缩时那样。

"放在我舌头上的酪氨酸能够引起这么大的变化吗?"他问道。

"它就像极其讨厌的开关。"我向他解释。这个开关就是他的神经系统，酪氨酸弥补了身体对这种物质的需求，身体缺乏酪氨酸会导致肌肉关闭。肌肉受到抑制可能是由于缺乏可用的酪氨酸而使自主神经系统发生了反射作用，缺乏有用的酪氨酸会限制身体分泌与肾上腺相联系的化学物质。后来经过测试，肌肉显示为强壮有力，这是因为他的神经系统能够接收到（从他的舌头那儿）使肌肉正确舒张的信号，是酪氨酸刺激神经末梢向神经系统传递使肌肉正确舒张的信号。

如果我让他漱口把酪氨酸从舌头上洗掉，肌肉就又变得虚弱无力了。肌肉又关闭了。

"那么我该怎么办呀?"汤姆开玩笑地说道，"难道我要把酪氨酸永远地放在舌头上?"

"当然不是。"我对他说。因为只要汤姆从饮食中增加酪氨酸的摄取量，他的身体就能补充酪氨酸，增加它的存储，并且利用它分泌所需的化学物质，这样的话，与肾上腺素相连的肌肉就能开始正常工作了。

因为他的“内部药剂”需要产生必需的激素和神经传递素，我建议汤姆要在饮食中为肾上腺补充其他新的化学物质，比如维生素 B_3（烟碱酸）、维生素 B（叶酸）、维生素 B_6 和维生素 C。

身体会用到从饮食中摄取的物质

我想多用一些办法，帮助汤姆的肾上腺功能恢复正常，使他的自主神经系统处于更加平衡的状态。这不是仅仅为身体提供必要的营养素就可以的，而是要使身体利用原材料进行正常的工作。治疗对连接“短路开关”有帮助。营养素能帮助肾上腺积极地活动，以保持“短路开关”的正常连接。如果他只摄取营养素而不做别的事情，“短路开关”最终也许能自己连接好自己。但是，我能利用掌握的数据进行预测，把肌肉作为指示剂，准确地连接这个“短路开关”。如果肌肉活动正常，我就知道“电路”的工作状态正常——这就表示汤姆的膝盖很稳定，并且肾上腺的功能也加强了。如果经过检查，肌肉再次显示出无力或者“关闭”，我就知道有些东西还不正常或者我们对肾上腺修复的进程要比肾上腺衰退的进程要慢。我们也会知道他的膝盖还是很容易受伤，如果肌肉不能正常地辅助它的运动，它可能会再次“失灵”。

汤姆是怎样出现严重缺乏酪氨酸的症状的?

第一个原因是汤姆在肾上腺素水平高的生活方式中度过了 20 多年。

第二个原因是他没有从饮食中摄取足量的酪氨酸或者含有酪氨酸成分的营养物质。

酪氨酸是一种氨基酸，是一种蛋白质，可以直接从食物中获取。身体也能从苯基丙氨酸中分泌氨基酸，苯基丙氨酸是另外一种氨基酸，苯基丙氨酸必须由身体从食物蛋白质中获取。汤姆曾经说他不能很好地消化蛋白质，并且长时间避免吃高蛋白的食物。很可能是他不能给身体补充足够的酪氨酸和其他的氨基酸，再加上肾上腺激素分泌过剩，身体所

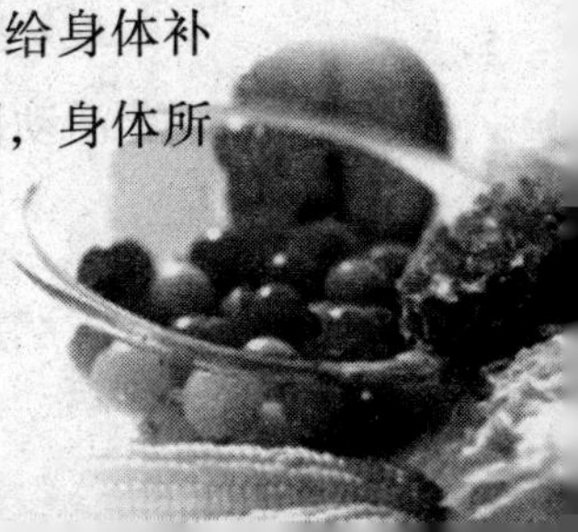

需要的远远要多于他所补充的，即出现了入不敷出的现象。

酪氨酸有时被称为“抗抑郁剂”氨基酸。人们缺乏酪氨酸就会变得消沉、乏力。除了肾上腺激素，身体还可以用酪氨酸来分泌甲状腺激素。缺乏可用的酪氨酸是一件坏事情，因为它是分泌一种激素所必需的成分，这种激素通常能使你感到“兴奋”，缺乏可用的酪氨酸就会减少这种激素的分泌，从而会使你变得消沉，甚至会发生情绪障碍。

当汤姆提到在他膝盖受伤时出现了抑郁症时，我就曾怀疑他在当时可能已经缺乏酪氨酸了，可能是他的肾上腺进入了抗拒期的晚期阶段。如果缺乏酪氨酸的话，不仅膝盖会变得虚弱无力而且他自身的康复能力也会降低，还可能会引起持续多年的抑郁病症。事实上，抗抑郁病药物减轻了他的抑郁症状，但是，抗抑郁病药物证实了这个假设：化学物质失衡导致了抑郁症，而这种失衡是可以得到矫正的，可以通过帮助汤姆的“内部药剂”分泌更多本身的抗抑郁剂来调节。

前面我们在讨论塞里的全身适应综合征时，我指出在抗拒期，很容易出现消化疾病。持续的压力不断地刺激交感神经系统，使身体进入生存模式。当身体面对目前的危机，尽力使自己的生存不受威胁时，正常的消化过程会受到抑制。当这种危机时时存在的时候，身体正常分泌消化酶的功能就会继续关闭或者大幅度地降低。因此，当人们吃油腻难以消化的食物时，例如蛋白质，身体需要更多的消化酶才能使它分解，如果没有足够的消化酶，身体就会出现不适：胃胀、胃痛和胃灼热。这就是汤姆所说的症状，因为这个原因，他说他尽量避免吃富含蛋白质的食物。

不幸的是，我们没有查找常见的消化系统失调的原因，而是吃一些抗酸剂或药物“暂时减轻”我们的病症。虽然我们的病症暂时减轻了，但是这种方法几乎不能矫正限制我们正常消化的神经系统的失调。因为胃不舒服，许多人经常靠吃药来缓减病情，并且认为病情已经好转，这是因为他们感觉不到这些症状了。

最好的方法是：治疗神经系统失调，使副交感神经系统刺激正常的消化活动。通过脊椎指压治疗和整骨矫正治疗可以实现神经系统的平衡，此外，改变生活方式也许能永远地改善神经系统的平衡。

在汤姆的病史里，他曾告诉我吃药也能降低胃酸的分泌，也有助于减轻胃灼热症状。听到这些，我知道最好检查一下他的横膈膜的功能，确认它是否处于正常活动状态，是否能把胃酸保留在胃里而不进入食道。他肩膀缩起、腹部紧绷的症状使我提高了警惕，很有可能是横膈膜出现了功能障碍，矫正横膈膜的功能对恢复正常的消化功能是至关重要的。

但是，首先我要确定汤姆是否已经明白了正常摄取和消化蛋白质的重要性。消化能力弱会限制酪氨酸有效性的正常发挥，可能会引起抑郁症，缺乏蛋白质可能会加快他的膝关节的退化。

用蛋白质保护关节

同时出现的膝盖疼痛、关节表面损坏、消化疾病和蛋白质摄取问题使汤姆提高了警惕，它们迫使他再一次多方面地考虑这些问题。他将仔细查看医学院的骨骼和尸体，因此我开始详述关节软骨（两块骨头相接的关节表面）的外观和触摸它时的感觉。我们以为许多年纪较大的人的骨骼和尸体的关节表面是非常光滑的，但实际上它是很粗糙的。令人惊奇的是，一些负重关节，如膝关节、脚踝、臀部和脊椎骨关节，它们却能像年轻时一样正常地活动。关节表面光滑是保证两块骨头之间相互正常滑动的重要因素。年轻人和关节强壮的人的关节表面是自然界中最光滑的物质之一，光滑的关节表面包含了高度浓缩的蛋白质，它是血液循环中蛋白质浓缩的好多倍。如果你的身体缺乏蛋白质，关节表面就会更加迅速地退化。除了缺少蛋白质保持关节光滑之外，膝关节表面丰富的蛋白质还会被强行用于身体的其他部位的正常活动。

健康知识普及

当膝关节表面失去了蛋白质，它就变得不再光滑了。随着时间的推移，膝关节表面就会从像磨光的大理石地面一样由光滑变

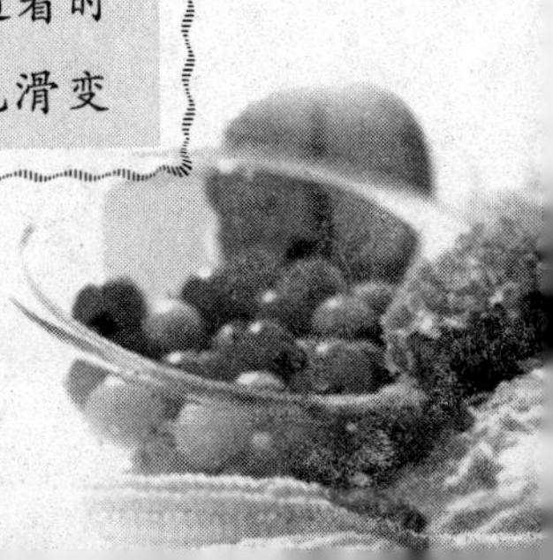

得像砂纸一样粗糙。这种退化过程就是骨关节炎、磨损型关节炎发生的潜在原因，蛋白质缺乏很大程度上加快了衰退的进程。

良好的蛋白质水平和良好的关节生物力学，包括正确的排列、在活动过程中肌肉的辅助作用以及工作正常的“减震器”等因素，都能减缓关节的退化。葡萄糖和分离纯化的硫酸软骨素（用作补充品）有助于减缓膝关节表面的退化，因为它们为软骨修复提供有用的化学成分，优质的食物蛋白质和正常的蛋白质消化会使退化进程按照最缓慢的方式进行。

温馨提示

万事万物各应其时，各有其所。高蛋白质饮食，像其他特色饮食一样，有它们的一席之地。它们可以帮助人们减肥，还能为肌肉修复提供大量的营养成分。但是长时间食用它们，就不能“促进健康”了。原因之一，高蛋白质饮食会增加肾脏的工作量；原因之二，很难保持促炎症化学物质和抗炎症化学物质的健康比例。当我在讲到埃伦和她的炎症时，曾经讲过这些健康比例。如果你的高蛋白质饮食主要以鱼为主，它含有一种丰富的化学物质叫花生酸，它会使身体的炎症加重。你也许在许多人的身体里都没有发现过它，并且除非他们持续了多年的高蛋白质饮食，你才能在他们的体内发现它，但是，有时它会转变成严重的炎症表现出来。

我推荐适度的蛋白质饮食，即均衡的优质高蛋白饮食。对于大多数人来说，消耗含蛋白质的高碳水化合物食物也会影响蛋白质的消化，因此良好的经验就是吃一些含有蛋白质的蔬菜，而不是淀粉、水果或者糖果。这与肉类和马铃薯的标准概念相矛盾，如果吃肉的时候，吃一些沙拉和蔬菜，肉类就更加容易消化了。完全减少淀粉、通心粉和其他高碳水化合物食物的摄取也对减肥大有帮助。

以汤姆的情况来看，我非常地肯定他需要更多的蛋白质，更少的碳水化合物。他不需要减肥。第二天，尽管我为他安排了血液化验，以获取蛋白质水平的基线，尽管他缺乏酪氨酸，但我也不能让他在食物中增加更多的蛋白质来补充它，因为他的身体不能很好地消化蛋白质。解决蛋白质缺乏问题需要首先提高他的消化功能，然后再解决他的饮食问题。

汤姆表示非常放心，因为提高他对蛋白质的消化能力，我并没有做任何改变他饮食的事情。他已经知道蛋白质关系到他的膝盖，他也知道自己需要正常的消化功能。只要他的消化系统能接受，他就愿意吃酪氨酸补充品，也愿意从不同的渠道摄取更多的蛋白质，从而能够获取各种氨基酸。他希望这样能提高自己的能量水平，减轻他的抑郁症状，同时也能减缓他的膝盖退化进程。

与体重无关

汤姆问我为什么像他这样一个身体消瘦的人，还需要限制碳水化合物的摄取。我向他解释，体重、体格和这个没什么太大的关系。一个值得关注的问题就是高碳水化合物饮食可以保持碳水化合物的新陈代谢。因为汤姆主要消耗碳水化合物食物，这是他身体需要的燃料。这使我想起埃伦，我通过改善她的脂肪的新陈代谢，提高了她的长跑耐力。我鼓励她从碳水化合物新陈代谢转向脂肪新陈代谢，因为碳水化合物新陈代谢会使能量在短暂的时间内爆发，而脂肪新陈代谢可以产生更多更持久的能量，它能增强耐力。因为埃伦减少了碳水化合物的摄取，消耗了更多的蛋白质和有益脂肪，吃鱼油胶囊，所以优化她的脂肪新陈代谢，这些努力使她的耐力增强了，炎症消失了。

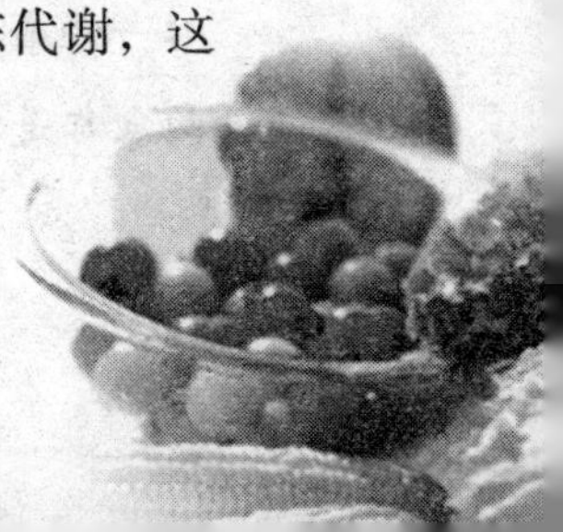

看到汤姆，当他几个小时不吃东西的时候，我就能看到他变得多么的虚弱无力。看来碳水化合物只能提供给他几个小时的养料，然后低血糖会使他感到疲劳无力，头脑模糊。他可能已经发生反应性低血糖症（reactive hypoglycemia），身体对摄取的碳水化合物的反应是分泌大量的胰岛素，这远远低于血液中糖的水平。另一个问题就是肾上腺衰弱。当血糖水平下降或者变低时，肾上腺的正常反应就是通过分泌糖（肾上腺）皮质激素，又叫皮质（甾）醇，来抵御血糖升高和血糖降低。

健康知识普及

皮质（甾）醇是一种应激激素。它不仅会使血糖升高，而且还会使血压升高，加快血凝固。它会引起焦虑、抑制免疫系统、阻止入睡、引起失眠等病症。分泌过量的皮质（甾）醇，身体会耗尽许多相同的原材料，这些原材料也能用于分泌其他重要的非应激激素，如脱氢表雄酮（DHEA）和睾丸激素（甾酮）。必然地，皮质（甾）醇持续过量分泌会加剧肾上腺的衰退，最重要的是它会阻止肾上腺的修复过程。

随着汤姆饮食的改变，他需要定期地进行一些有氧锻炼，以帮助他向脂肪新陈代谢转变，这将会有助于他提高能量、稳定情绪、减轻炎症和增强耐力。汤姆同意戴上心率监视器，并且按照我在前面提到的有氧锻炼公式进行锻炼。

脂肪神话

汤姆还关心着另外一件事情，对于开始改变饮食的人来说，都会关心一件事情。他担心摄取过多的脂肪会使他体重增加，胆固醇升高。这两点都是常见的误解。我向他解释他吃的一盘通心粉，大约有40%转化成脂肪，储存到身体里。也就是说，尽管他一直保持着低脂饮食，但并不能说明他的身体里就没有脂肪。在汤姆的病史里，血液检查表明他的甘油三酸酯升高，这通常会阻止对酒精或者碳水化合物的消化。因此，除非他告诉我他没有消耗大量的食用酒精，甘油三酸酯升高表明他吃进的碳水化合物要多于他身体燃烧的碳水化合物。他的身体把过量的碳水化合物转化成脂肪，然后通过血液把它传输到储存它的地方。

甘油三酸酯高，表明血液浓度比正常值高，就好比说，正常情况下，奶油的浓度比水高。我曾经有一个患者，他的甘油三酸酯水平非常高。旋转血液分离出来的血清看起来像苹果汁，浓度很高，几乎都快凝固了。我怀疑汤姆的甘油三酸酯也是如此的高。但是任何成分升高都会使血液变浓，都需要心脏更加用力地挤压血液，也就是说心血管系统会有过多的脂肪，而这些脂肪都是来自于低脂肪饮食！

健康知识普及

均衡饮食会摄取大量的有益脂肪，尤其是如果通过有氧训练锻炼，提高身体燃烧脂肪的能力，就不会增加体重。有氧锻炼还能改善有益和有害胆固醇的比例，因此会降低低脂饮食引发的心血管疾病危险的比例。我们通常很容易把升高的甘油三酸酯降低到正常水平，这大约需要一个星期的时间。

如果汤姆减少碳水化合物的摄取，并且开始锻炼，燃烧更多的脂肪和热量，他的甘油三酸酯水平很快就会降下来。

低碳水化合物饮食曾经流行一时，要注意饮食的细节，要想着有多少低碳水化合物甜点不能吃，但是，像过去一样，大多数人都没有实现这一目标。如果我们注意健康的均衡饮食、多吃营养丰富的食物，情况就会好很多。

但是，低碳水化合物饮食的核心观点是有价值的。我经常向我的患者推荐它，适度地摄取低碳水化合物是非常重要的，因为对身体来说，它是低应力饮食。对于肾上腺素“过瘾者”来说，这种饮食对他们有益，有利于肾上腺的修复，也可以减轻头痛、背痛、膝盖疼痛、疲劳乏力、消化疾病、发炎等症状。我向他们推荐这种饮食，因为在一天中如果人们能够承受的血糖水平出现了巨大的偏差，使用力学矫正的反应效果会很好。正确、适度地进行力学矫正，低碳水化合物饮食就会起作用了。

温馨提示

请记住，饮食是维持生活方式和改善健康的一种工具。没有人在任何时候都能保持良好的饮食。有些人每天做 8 个小时的重体力活，他们与那些在办公室里工作 8 个小时的人相比，就有不同的饮食需要。不断受到“剑齿虎”袭击的人，与那些 8 个小时都坐在洞穴里思考的人相比，也有不同的饮食需要。

我让许多患者都按照规定进行饮食，这和减肥无关，这只是表明要吃健康的食物。健康饮食能够修复身体脆弱的环节，有助于修复身体受伤的部位，并且能全面地提高他们的健康水平和生活质量。像汤姆一样，多数人需要改善身体功能，使自身能够很好地消化健康的食物。许多人需要接受改善身体力学的治疗，从而使自己更有活力，进行适当的锻炼，并从锻炼中受益。当我对汤姆进行治疗时，我会指导他向健康的生活方式发展，他会感觉比以前好很多。是的，所有这些方法都有助于改善他的膝盖症状。但是，更重要的是，这些方法同样也能帮助那些膝盖健康的人们。

作为一位医生，汤姆很熟悉自主神经系统的“战或逃”的反应。但是，他却像我们许多人一样不知道在日常生活中，这一反应对我们的影响到底有多么重要。他没有认识到多年的高应激生活正在扭转他的整个神经内分泌系统，甚至还影响到他的消化能力。

不断受到“剑齿虎”的袭击，汤姆的身体当然会进入适应生存的状态，毫不夸张地说，任何人不断地承受压力，膝盖最终都会变得脆弱。我们仅仅应用解剖学、生理学和生物力学的知识就能使人们的功能变得正常。

抗炎药与身体内部的抗炎化学物质

我们有必要强调化学物质失衡曾经对汤姆的消化系统产生了有害的影响：在过去的20多年里，他几乎天天使用非甾体抗炎药。这些药无须医生开处方就可以买到，有阿司匹林、布洛芬、萘普生和酮洛芬。非甾体抗炎药不仅会引起肠内疾病，甚至会干扰正常的脂肪代谢，而且在美国，因为服用这些药而引起的胃出血是引起人类死亡的主要原因，服用它们而导致的死亡概率比因艾滋病而死亡的概率还要大。[②]大多数时候，在严重疾病发生之前没有任何警报信号。汤姆知道这一点，但是他却试图不去想它，因为他知道没有其他的方法能止住他的膝盖疼痛。

让我们清楚地看看美国人对于药物和营养物质的态度。

我问汤姆他是否曾建议患者吃过维生素A，他说没有。他不知道维生素A有什么用，也不知道维生素A的用量是多少，他也表示过量服用维生素A也是有害的。

这是一个很好、无懈可击的回答。但是，事实是我们常常会见到维生素A缺乏症状，它会使人发生疾病，如皮肤病和淋巴系统疾病，鼻窦感染和上呼吸道感染，夜盲症等。人们害怕吃维生素A，有时是因为他们不知道吃多少剂量或者吃什么形式的维生素A。但是，他们真正害怕的是吃太多反而会给身体造成不可挽救的损坏。

然后，我问汤姆是否知道一个人吃太多的维生素A会有什么反应。

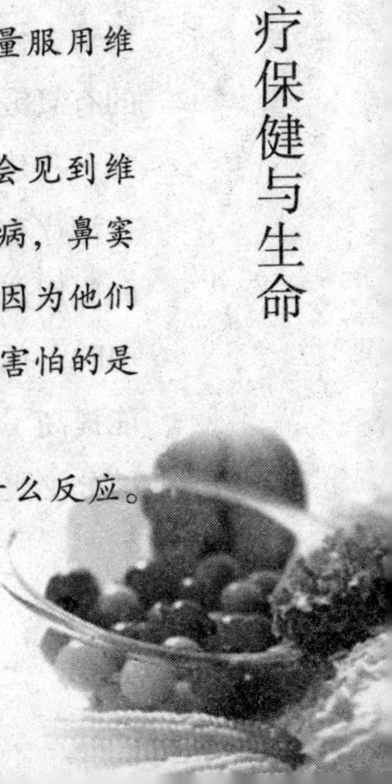

他含糊地回答道："难道他们不会感到头痛吗？"

他说的对。吃太多的维生素 A，人们会头痛。莱纳斯·鲍林（Linus Pauling），一位生物化学家，诺贝尔奖获得者，曾经提到没有人因服用过量维生素 A 而死亡。然而，每年却有数千人因服用阿司匹林和非甾体抗炎药而死亡，大多数人从来没有再三考虑过服用这些药物的风险和副作用。当然，长期大剂量服用维生素 A，比如说每天服用超过 50 000IUs（医学国际单位），就会对肝脏造成损害，但是，很可能人们不会达到这个剂量。服用维生素 A 是无害的，也是没有风险的。维生素 A 的正常摄取范围是每天 2 500 ~ 5 000 IUs，这样的摄取量可以帮助身体创建自己的健康。

在某种情况下，阿司匹林和非甾体抗炎药极为有用。但是，人们经常过量地使用它们，并且低估了使用它们所引起的副作用。③与此同时，由于缺乏认识，人们害怕吃能够提高我们健康水平的维生素和营养素。然而，即使你没有吃维生素化合物，相对而言它的副作用也是无害的，但是，错服非处方药产生的副作用是有害的。

在过去的 20 多年里，汤姆一直服用非甾体抗炎药，这是非常危险的，也许他的消化系统已经受到损坏。我们需要做些治疗，使他的"内部药剂"分泌更多自己的抗炎化学物质，但是，我认为进行这些治疗时需要他的配合，要为他制定一个会诊日程表，并且要他按照矫正治疗的要求去做。他需要改变饮食，吃一些我推荐的补充品，还需要进行定期的有氧锻炼和减压训练。

我建议他减少服用、并且最终停止定期服用非甾体抗炎药。因为矫正治疗和改变生活方式可以减轻膝盖的压力，总之他可能不再需要长时间服用药物了。当我矫正了他的骨盆、脚踝、膝盖，复位了他的辅助肌肉时，他的膝盖疼痛很快就减轻了。因为通过修复治疗，他的肾上腺功能提高了，其他膝盖辅助肌肉将会提供另外的结构辅助作用，肾上腺能够分泌更多的抗炎化学物质。

治疗

如果有必要，我接下来要对他的横膈膜进行评估和治疗，进一步提高它的功能。矫正治疗有助于他获取更多的能量、加强深呼吸、增加大脑供氧量、防止消化酸和消化酶进入食道，总之矫正治疗对恢复消化系统的正常功能非常重要。然后，我计划对他的头盖骨和椎骨进行脊椎指压矫正治疗，刺激胃和消化系统的副交感神经，使他开始正常地消化蛋白质。他可以吃消化酶，以帮助身体分解蛋白质，但是我们决定等一下再实行这个治疗方案，因为我更倾向于矫正他的身体，使他的身体自己分泌消化酶。椎骨矫正也能刺激肾上腺的神经，帮助肾上腺康复。

我所采用的整个策略是：在他结束治疗时，“开关”能重新连接，“电路”工作保持正常状态，身体恢复正常功能。他吃蛋白质的时候，不会出现胃灼热或者胃不舒服，辅助膝盖运动的肌肉能够正常工作。我建议他几天来复诊一次，检查所有的矫正治疗是否已经有效，因为有时候，不得不对某些部位进行好几次的矫正和调整。他在饮食、锻炼、补充营养品和减轻压力等方面做得越好，他的身体功能就恢复得越快。我给他做了一个模子，进行器械矫形治疗他的足旋前症状，我还给他安排了前面提到的血液检查。在进行器械矫形治疗时，在他的左脚得到必要的支持之前，我还要把他的左脚踝包上，使它能支撑足弓，以防止发生足旋前和膝盖转动不稳的状况。

听完我的介绍后，他的意见是，“我们就这样做吧”。汤姆认为我们是在一起治疗他的膝盖疾病，他愿意尽他的那份职责。在整体医疗保健中，尤其是对待慢性疾病，作为患者，在治疗过程中发挥着更为重要的作用，医生与患者共同做出选择，共同承担责任。对于汤姆，这是一种新的经历，这已经改变了他对医生和患者两者之间关系的看法。

我继续进行矫正治疗。在我做矫正治疗提高他的横膈膜、胃、颅骶骨机能、椎骨、自主神经系统包括肾上腺功能的时候，我向他解释了每一个治疗步骤。

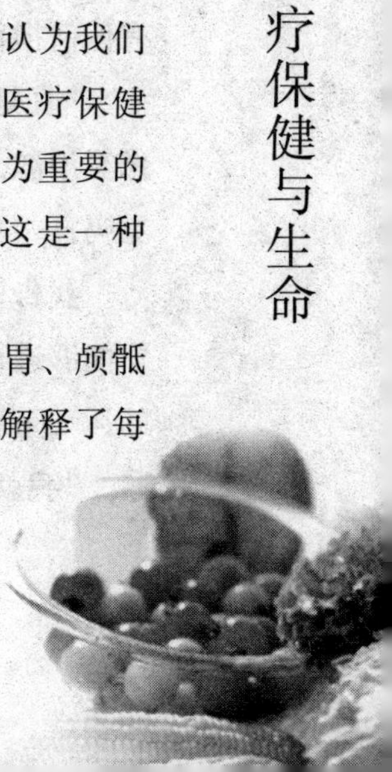

在做完矫正和调整治疗，他从检查台上起来之前，我首先要重新测一下他躺着时的血压，然后再测一下他马上站起来时的血压。

他在接受治疗之前，我们测量他的血压，最高读数下降了6毫米汞柱。这次测量，却已经上升了8毫米汞柱，血压升高到正常范围。这是他身体表现出来的良好的反应，这说明他的肾上腺功能已经得到了提高。看到姿态性血压的积极变化，使我明白我给他做的治疗是有效的。

然后，我让汤姆在我的面前站直了，这样我就可以从侧面和后面，重新检查他的身体姿态，并与治疗前的观察结果做个比较。

他身体的平行线和姿态都有了很大的改进。他不仅在躺着的时候，双腿的长度相等，而且在站起来的时候，骨盆也呈现出水平状态，他还有一点“八字脚”，左脚还有一点旋前。即使不进行我要为他做的器械矫正治疗，不包扎他的脚踝的话，他的脚踝肌肉也能很好地辅助它进行活动。这可能是20多年来，他的神经系统第一次能控制肌肉的正常舒张。他的背挺直了，他能进行深呼吸了，这表明横膈膜功能改善了、胃的功能提高了、脑部供氧量也增加了。

尽管我常常看到患者症状明显好转，但是患者病情的每一次好转，都是一件令我十分高兴的事情。我再次强调是汤姆的努力，改变了他自己的生活方式，这将有助于保持矫正治疗的效果，并且使这种效果在身体功能提高的新水平上得到保持，当我问他有什么感觉时，他说他的心情很好。

他感到心情愉快、精神集中、身体轻松，惊奇于这种疗法对身体没有任何损伤。这正是他身体功能正常时，表现出来的良好的自我感觉。

“真是令人难以置信。我就像曾经打篮球一样兴奋。头脑很清楚，就像雾消散了一样，”他犹豫地说道，“我不敢进行运动。我会失去这种感觉吗?”

我告诉他，他可以进行运动，我想达到的真正的治疗效果是他的身体能够进行正常的活动，并且不会失去那种美好的感觉，甚至通过正常的运动重新创造出那种感觉。

“我就像看到了青春不老泉!”

我不想打破他的幻想，但是，他的注意力提高是因为矫正和推拿治疗使他的神经系统受到刺激的结果。大规模地刺激神经感受器，使它向神经系统传递大量信息的过程叫做传入。他的神经系统长时间地没有通过这些感受器接受到正常的刺激，使神经系统功能失衡，这个过程有时称为去传入（dys-afferentation）。人类的神经系统喜欢刺激，大部分刺激来自于正常活动的关节的神经末梢的活化作用。在他的关节排列良好并且能正常运动的情况下，如果汤姆在日常生活中进行更多的体育运动，会加速这个过程的发生。

身体功能恢复正常所带来的喜悦

汤姆想知道我是怎样进行治疗的，是否每个人在接受治疗后都会感觉良好。我指出进行这样的治疗当然要进行大量的研究、训练和实践，还得需要有一个职业许可证。是的，当神经系统受到正确的刺激，人们通常会感到头脑清晰，注意力提高。

像许多患者一样，汤姆提出他从没有遇到过一位使用这种治疗方式的医生。只要他一生病，他的同事就会问他一些问题，或许给他做一些检查，然后，让他再做一些其他的检查或者是给他开一些能减轻症状的药物。"但是，使用这种治疗方法，"他说，"你确实对患者进行了治疗，改变了他们的症状，你能看到是你的治疗使他们的病情马上有了好转。你使用的最基本的治疗方法——你治疗他们是为了使他们的身体功能恢复正常，你指导他们进行健康生活，刺激他们的神经系统，你以改善健康和带来健康快乐的这种方式来刺激他们的神经系统。这太令我吃惊了。"

他感到非常惊讶，因为他从来没有学到过这么多的知识，在每次就医后，他也从来没有过这样不同的感觉，他感觉非常好，疼痛马上消失了。他甚至有些后悔他从来没有这样治疗过他的患者，但是，那是因为他不知道该从何处开始用这样的方法去治疗患者。他现在能明白其实人们是多么喜欢去看病，多么喜欢与医生接触，汤姆非常感激我能够治好他的膝盖疾病，并且能够提高他的健康水平，特别是，他感谢我向他介绍了一个全新的医疗保健世界。

我让他想起我们是工作在两个不同医学领域的医生。作为一名主流医生，他接受的是关于诊断和治疗疾病的教育，并且主要是关于急性病的教育，当然，对他来说，整体治疗方式是一种完全不同的治疗方法。

优化健康不是减轻症状

汤姆特别提到，即使一个人没有特殊的症状，身体功能检查也能鉴别功能失调，并且提高健康。我感谢他用开明的思想方式看待整体治疗，并对他说一句我对其他感谢我的患者说的话："把它告诉给你的朋友。"

我知道我治疗过的世界级奥林匹克运动员，他们身体健康，但是，不管他们的发展水平有多高、不管他们的成绩有多么优秀，他们每个人的身体都至少有一个脆弱的环节。大部分伟大的运动员知道他们脆弱环节是什么，在他们的职业生涯中，这些脆弱环节是经常发生变化的。这些脆弱环节可能是膝盖或者肩部疾病，可能是某些肌肉疾病或者是他们的呼吸、耐力。不管它们是什么，当你提高造成脆弱环节出现的某些身体功能的时候，你的整个身体的性能也会提高。看到人类体魄变得更加强健并且上升到一个优异的新水平是一件非常令人喜悦的事情。

使用了整体医疗保健的大部分运动员，在优化身体各个部位功能的治疗中，感受到了巨大的收益。因为他们身体的脆弱环节变得强壮了，不仅他们的健康水平改善了，而且他们的身体功能也提高了。他们通常在后来对朋友或队友谈到整体治疗时，每个人都对这种疗法的治疗效果感到十分惊讶，他们都想知道为什么以前不知道这种治疗方法。正如我在开始时说的那样，整体治疗的许多疗法都是新的，许多人都是刚刚听说的。

汤姆和我还要探究另外一个领域，必须要治疗他对锻炼的消极态度，我要确认他并没有打算破坏自己身体良好的发展前景。

健康的情感调整

汤姆对提高身体健康充满了热情，并且愿意改变饮食、吃补充品和减轻自己的压力，但是，还有一项是进行锻炼，要完成这一项，他感到有点困难。他讨厌自己对锻炼的态度，并且对此感到很抱歉，他承认自己对锻炼有心理障碍。他的理性思想告诉他应该锻炼的所有理由，但是他却不情愿进行锻炼。

我很欣赏他诚实的态度。我认为有一种方法可以对付他的消极态度。我考虑到健康的三因素——结构、化学和情感——必须对这三种因素进行整体治疗，才能使患者从中受益。到目前为止，对结构和化学因素，我和汤姆都进行了研究和治疗，并且在这两个领域，我们已经取得了明显的、可测量的成果。我十分肯定如果我们解决了情感因素，汤姆的治疗效果会变得更好。

汤姆有些犹豫，但我向他保证，锻炼不会妨碍我们已经做过的任何治疗效果。我告诉他，如果是因为这个原因，我们任何时候都可以不必进行锻炼，我让他自己决定。在几经犹豫和思考之后，他同意了，他说到目前为止我所做的任何事情都是对他有益的。

我很想知道当他开始吃抗抑郁药的时候是否也犹豫或者内心是否也有抵触的情绪。

“没有，真的没有。”他回答道。他开始吃药了，但是这看起来似乎不同——好像是他必须面对的重大事情，而不是仅仅在吃药片。

我答应过他尽量让治疗过程不出现疼痛，再次向他保证，他不必以怀疑的方式处理任何事情，如果他不相信，也没问题，反正这样做是有效的，它会解决神经系统发生的“短路”问题。

他最终做出了让步，尽管有点不情愿，但很明显，他想知道我为什么认为情感因素会影响他。

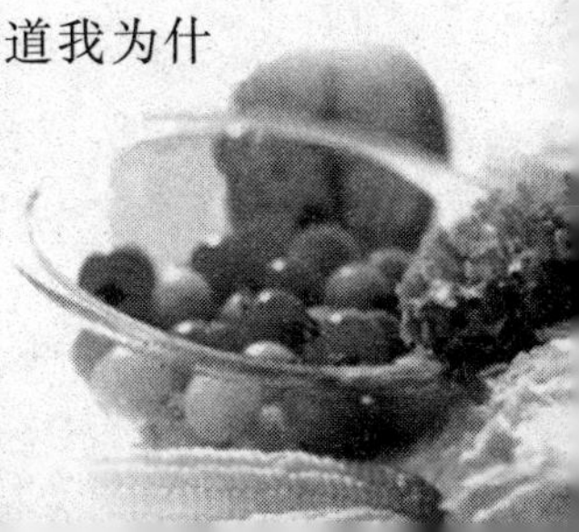

我提醒他，他曾经告诉过我他不喜欢锻炼的几种不同方式，他甚至感到他对锻炼有了心理障碍。他告诉我他曾经是多么热爱打篮球，但是对他来说打篮球不是锻炼，因为它是一项运动，打篮球是为了玩。他对锻炼进行了区分，把它看成是家务事，不管他怎样努力，都不愿意去做。

他当然不是唯一一个不喜欢锻炼或者锻炼与日程安排有冲突的人。我们必须消除他不情愿的心态，因为有氧锻炼对于汤姆来说是非常重要的，锻炼有助于他的肾上腺康复，锻炼可以训练他的身体燃烧脂肪产生更多可持续能量、增强“内部药剂”分泌抗炎化学物质的能力。对于汤姆来说，他的受益是巨大的。但是，他必须进行有氧锻炼，并且要一直保持这种锻炼，每周至少进行5次。

心理逆转

我要对他做一个心理逆转检查。这包括观察他的身体对特殊的语言是如何进行反应的。首先，我检查了他的胸大肌，把它当作一个指示计。只要它检查起来强壮有力，我就知道它的状态正常，也就是说，神经系统能控制它的活动。然后，我教他大声说一些句子，从“我想要健康”这句话开始。他大声说完后，我再检查他的肌肉，看它是否还会保持原来的状态。如果大脑和身体同时相信他说的话是真的，肌肉将会保持原来的状态。

他说完“我想要健康”之后，肌肉的状态没有发生变化。这很正常，然后，我让他说：“我想要生病。”当然，他有点犹豫不想说，但是我向他解释说，他不必相信这句话的内容是什么，它只是一个实验。

他说完“我想要生病”之后，我检查了他的胸肌。结果显示胸肌疲弱无力，关闭了。同样又做了一次，胸肌还是显示疲弱无力，这个结果是正常的。疲弱无力的肌肉表明他的身体没有和想要生病的思想保持一致。

有时候，人们会用虚弱的语气说，“我想要健康”，会用强有力的语气说，“我想要生病”。这就是关于健康的心理大逆转。尽管人们认为自己期望健康，逆转会对抗他们想要健康的意识。存在着这种逆转心理，人们常会出现各种不同的健康问题，并且似乎从未好转。他们也会经常不知不觉地做一些有损健康的事情。

汤姆仔细考虑了心理逆转的含义，因为他想要健康，所以我们继续做实验，现在来说：“我想要幸福。”

说完“我想要幸福”，汤姆的胸肌保持舒张。然后，我让他说，“我想要痛苦”，他的胸肌变得无力了，这是肌肉正常的表现。对于想要健康或者幸福的观念，他没有发生心理逆转。

接下来我让汤姆说，“我想要锻炼。”他不敢相信这是真的，总之他说了。这时，他的胸肌明显地收缩了，检查结果表明它变得无力了。

他非常惊讶，问我这是否有点像测谎器。

“有点像测谎器，”我说，“它确实能显示出真相。”

肌肉是舒张还是收缩与表达的观点有关，这个观点让人了解到神经系统向身体传达了什么样的信息。身体得到的信息也许是你有意识相信的，也许是有你意识不相信的，更甚者，你也许没有意识到这些信息。汤姆对“我想要锻炼”的心理逆转表明他意识到了这个结果。但是，他并不知道它是怎样影响他、怎样使他进行锻炼的。汤姆的逻辑思维知道所有锻炼的理由对他都有益，但是他的心理逆转却阻止他去做对身体有益的事情。

健康知识普及

许多人都有这种逆反心理，但是却完全没有意识到。我们对任何事情都会产生逆转心理，这种逆转心理会使我们在生活中停滞不前。常见的逆转心理的发生通常和以下一些行为有关，如成功、减肥、戒烟、定期锻炼、吃健康食物等等。

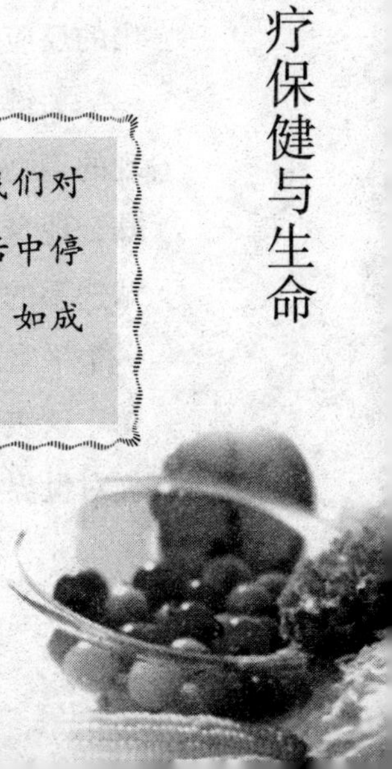

汤姆回忆起他治疗的一个患者，这个患者已经吃了几种药物用来治疗自己的高血压、高胆固醇、焦虑和胃灼热等症状。他的关节疼痛并且发炎了，却又好像一连跑了几个星期一样，他感到筋疲力尽，好像受到了“剑齿虎”的追击。汤姆给他开了另一种治疗关节疼痛的药。但是，汤姆事后才明白很可能是患者的大脑创造了他的病症，因为大脑认为有一只“剑齿虎”在追赶他。汤姆认识到他的治疗常常会使人们感觉像是有一只“剑齿虎”在不停地追赶自己，自己必须要逃跑。

汉斯·塞里对压力的研究表明，在面对压力的情况下，实验室的动物也会改变它们的激素分泌和免疫系统。他把这些变化定义为“应激三元素”，它会影响肾上腺、免疫系统和消化系统。

面对压力，我们的身体肯定会对此做出反应，而且实际上身体对于我们对压力产生的感觉也会有所反应。两个人面对使人产生压力的同一个事件，会有不同的心理变化，这完全取决于他们是怎样看待这个事件的。一个人把这种压力看做是“最大的威胁”，他的交感神经系统就会做出“战或逃”的反应；另一个人把这种压力看做是“没什么大不了的事”或者“不值得为此心烦的事”，他的神经系统就不会在身体上或者情感上出现“战或逃”的反应。

甚至在“剑齿虎”没有追赶他们的时候，人们也经常会出现“战或逃”的反应。在慢性疾病的发生过程中，经常是没有“剑齿虎”的！但是，如果你想象它存在，你的身体做出的反应就同它真的在追赶你时做出的反应一样。

关键一点是我们的身体对大脑中的事物做出反应，而不是对外界出现的事物做出反应。一个普通人面对以每小时100英里的速度飞过来的网球，他身体做出的反应和一个一流网球选手做出的反应是不一样的，网球选手的大脑把它看成为一个攻击目标，而普通人的大脑则把它看成为一个平常玩的普通网球。

这表明身体对这些信息做出反应的所有方式，都来自于你的大脑。你对世界的认识会对身体功能和衰老进程产生巨大的影响，换句话说，你的态度直接影响着你的身体活动。

正是这个原因，使我对矫正治疗汤姆面对锻炼时产生的心理逆转感兴趣。如果当汤姆想到要锻炼的时候，肌肉处于舒张状态，而不是关闭状态，并且身体做出强有力的反应，那么他定期进行锻炼，使身体从中受益的机会会大大增加。

因此，许多人想要改变各自的身体状况，提高各自的健康水平或者设法改变自身的生活。当你认识到你现在的生活是一种信息产物，信息会随着你的思想传达出去时，你就会知道你的思想和态度包含了进行变化所需的巨大力量和潜力。但是，即使你传达给你的身体和外界的信息是有益的、积极的和健康的，那也需要你的神经系统线路必须能正常地工作，这样的话，身体才能够得到正确的信息！

汤姆听到很多关于“心身医学”的事情，他的一些医学同事甚至认为这是一种传统的治疗方式。他认识到他像每个人一样，已经通过自己的思想开始创造自己的生活状况了。这是他以前从未做过的事情，现在，一切都来得很突然，他将要开始创建自己的新生活，而他现在的生活就是他过去所作所为的结果。

温馨提示

> 心理逆转是“电路”出现的小故障，这个小故障会导致身体本身不知不觉地发生一些问题。矫正你的心理逆转，可以使你依靠自己的思想力量来创造一个解决方案，而不是使问题变得更加糟糕。

显然，不是每个人都做过心理逆转测试或许一些人没有出现过这种情况。但是，多数人都会出现一次或者多次心理逆转反应，并且常常会在充满挫折的生活中，会在一个或者多个领域出现心理逆转。我们都知道有一些人在各个方面都很成功，但是他们会遇到来自各种关系或者健康的挑战。而另外一些人身体非常健康，但是他们从来没有达到心里渴

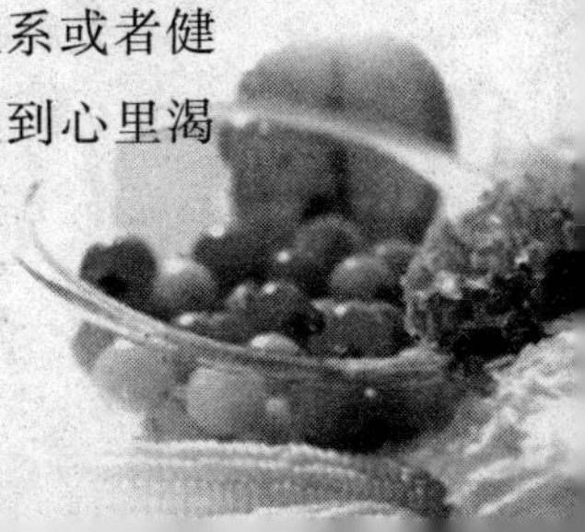

望达到的成功阶段或者没有得到应得的经济保障。这些人对于成功或者健康，通常会产生心理逆转。我见过一些运动生涯即将结束，竞争能力很强的运动员，我见过他们两三次，直到后来，才知道他们对赢得比赛存有心理逆转。

温馨提示

> 心理逆转很常见。在生活中的任何领域都有可能发生心理逆转，因为在生活中，你不停地奋斗或者你得到的结果和你付出的努力不一致。这是一种广泛的表述，如果你对鉴别可能存在的心理逆转感兴趣，那就说明你已经有了一个良好的开端。

向前弯腰的测试

尽管具有资格的肌肉测试人员进行的测试结果更加真实准确、可靠，但是有些人觉得他们能自己测试心理逆转。至于对自己做测试，罗杰·卡拉汉博士（Dr. Roger Callahan），一位心理学家，早在20世纪80年代就写下了与心理逆转相关的文章，他建议人们做“向前弯腰”的测试。人们可以在站立时做这个动作，许多人发现躺下之后做这个动作更容易一些。

我先让汤姆仰卧在检查台上。然后，我让他坐起来，上身向前弯曲，保持膝盖伸直固定不动，尽力用手去触摸脚尖，直到感觉不舒服时，身体再停止向前弯曲。结果，他的手只能触摸到胫骨部位——脚踝上面几英寸的部位，他说他的身体一直都不灵活。我让他接着做几次这个动作，来放松肌肉。

汤姆做了几次身体向前弯曲伸展的动作之后，我用笔在他的胫骨上手指尖触摸到的部位做了一个标记。把这个标记作为监视他以后可能发生变化的基线，然后我让他躺下来，接下来我让他大声说以前说过的那些话，每说完一句话，就做一次身体向前弯曲的测试。

汤姆先说，“我想要健康”，然后接着做身体向前弯曲的动作，他惊奇地看到他的手指尖触摸的部位超出了刚才在胫骨上做的基线标记0.5英寸。可能他的肌肉正处在更加放松的状态，也可能是我们正好能看到这个变化。

他躺下来后，我让他说：“我想要生病。”然后，又做同样的动作，但是这次，不管他多用力，他的手指尖都不能达到标有基线的位置。他的指尖接触的位置距离标有基线的位置大约还差1英寸。根据他所说的话和心理状态是否会达成一致的反应，他的肌肉和骨骼神经系统改变了身体向前弯曲的能力，变化了整整1.5英寸。

自我测试不总是会出现这样确定的结果，并且不是对每个人都有效，但是对汤姆而言却非常有效。这和开始进行的肌肉测试的结果一致。神经学的促进和抑制使他的肩膀肌肉舒张和伸缩，同时也影响了身体的其他肌肉，身体向前弯曲是对许多肌肉进行的一种天然的综合测试。

事实上，当汤姆说“我想要健康”时，身体向前弯曲程度较大，手指尖触摸的位置较远，这表明他心里所想的和所说的话是一致的；当他说“我想要生病”时，他心里所想的和所说的话是不一致的，这就限制了身体向前弯曲的能力。相反，如果当他说“我想要生病”时，身体向前弯曲程度较大，手指尖触摸的位置较远，那就表明他的心里更想生病。这也是心理逆转的一种表现形式。他也许有慢性疾病，对平常的治疗没有反应，并且他甚至注意到自己正在不自觉地做一些破坏健康的事情。

为了检查他对锻炼这个问题的反应，让汤姆说：“我想要锻炼。”然后，身体向前弯曲。他的手指尖能触摸到的位置比标有基线的位置要短1英寸。然后，我让他说：“我讨厌锻炼。”他笑了，因为他很高兴说这样的话。当发现测量结果超出基线1英寸时，我们都笑了。是的，这句话是他的真心话，只要他对锻炼有逆转心理，这句话就是他真心所想的。

汤姆说他已经准备好要改变思想状态了，他真的想要健康，他不介意是否要进行有规律的锻炼。他没有表明他喜欢锻炼，但是他会按照要求去做，如果我有把握的话，他真心想让我来矫正他的心理逆转。

矫正心理逆转

这里有几种方法可以矫正心理逆转，但是，简而言之，我做过罗杰·卡拉汉博士在1981年研发的基本矫正治疗。[4]它包括，当一个人说符合自己心里所想，但是对自己不利的话时，敲打他手上精确的针灸穴位。在汤姆的病例中，他说了“我想要锻炼”，当他大声说这句话时，刺激他的针灸穴位使“电路”重新连接起来，使这个人的整个身心和所说的话达成一致。

通过这种方式可不可以用有悖道德或者会产生危险后果的方式使一些人的言语和思想达到一致呢？答案是不可以的，这样没有效果。这种方法是根据身体的智慧进行治疗，矫正心理逆转只能用自然的、对生活有益的、能够提高健康和个人发展的积极的语言使身体重新连接它的“电路”，使身体重新恢复到健康和真实的自然状态，这与创造一个新的、不自然的、消极的或者歪曲的环境效果是不同的。

因为发生心理逆转的人在受到敲打时，要大声说出一些话，如果这些话有悖于他的心理，他就会反对参加这项测试。在做这项测试前，我得到汤姆的同意，在做任何一项情感测试或者治疗之前，得到对方的许可是最明智，也是最有礼貌的行为。

传统中国医学在过去几千年前就已经使用了针灸疗法。针灸疗法通过对身体进行诊断、治疗、恢复，使它恢复健康并与自然状态保持平衡。当有人问到针灸疗法是否真的奏效时，我就会告诉他：“生命贵在坚持。”如果针灸疗法没有效果，在数千年以后，就不会有10亿人还在普遍地使用它。

针灸疗法的经络和穴位可以通过电子方法测量到，它们不仅确实存在，而且无数的治疗方法也可能会影响到它们，例如，在对心理逆转的治疗中，叩打针灸穴位比使用针灸治疗更为有效，大概是因为叩打更可以影响到神经系统和针灸穴位。

我们将敲打位于小肠经络的特殊穴位。有个能量路线，叫经络，与身体的主要器官和功能相连。小肠经络不经过体内的小肠，它始于手的小拇指指端，经手臂、肩部和颈部，直至面部的耳朵前方。我们可以利用流过经络的电磁能量测量到它。小肠经络的19个针灸穴位就像“电路”上的19个“小电阻”，每个针灸穴位受到刺激，都会影响到身体上的某些功能，这些功能主要与小肠的功能相关。每个针灸穴位受到刺激后，也会影响到穴位所处的身体部位，这就是针灸治疗师经常通过刺激它们来缓解患者颈部、肩部或者手臂不适症状的原因，矫正心理逆转的主要穴位是位于手外侧的与小肠经络相连的穴位，正好在小拇指的末端。

当汤姆大声重复说“我要定期锻炼”时，我对准他手上的这个穴位敲30秒钟。然后，他一边大声重复地说“我要定期锻炼”，一边自己继续用两只手相互叩打手掌外侧部位的穴位。

1分钟之后，汤姆有了新的发现。他说开始说这些话时觉得很可笑，并且他并不相信，因为他是在自觉地做这个动作。以前他说这些话的时候，带着抵抗或者情感负荷，但是现在，随着不断叩打穴位，感觉他能比较容易地说这些话了。我能听到现在他发生的声音和叩打前发出的声音有着明显的不同。叩打穴位前，他说话的声音听起来让人觉得他有些胆小、犹豫、充满怀疑。随着不断地叩打，他的声音听起来变得很自信，就像是他心里想法的真实表现。

我们刚才做的所有工作只是基本的矫正。为了进行测试，我让他在不叩打手的穴位的时候说：“我要定期锻炼。”他非常肯定地说了这句话，然后我测试了他的胸肌，发现他的胸肌很有力，明显地处于舒张状态中，当汤姆确认他想定期锻炼时，胸肌处于舒张状态。

我也重新测试了他的身体向前弯曲的情况，以此把它作为测量他身体反应的另一种方法。

为了加强他对锻炼的态度，我要求他从下周开始每天做3次，至少30秒钟一次，在大声说这些话的同时，要叩打手掌外侧部位的穴位。我

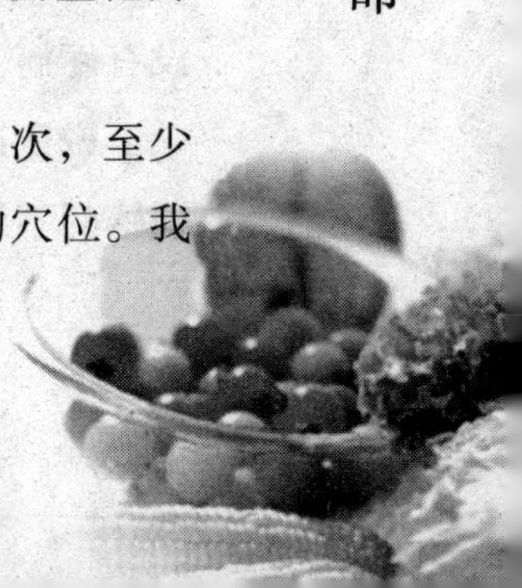

建议他进行一些动作轻柔的锻炼，如骑脚踏车或者游泳，这些运动不会加重膝盖的疼痛。在进行矫正术之前，他的左脚踝都要被包着，并且主要进行有氧锻炼，现在，每周至少要做 5 次。我们用心率公式计算了汤姆的理想有氧锻炼心率。从开始锻炼的准备动作到结束锻炼的整理动作，他会从每天的 30 分钟短时间的锻炼中受益。

我建议他傍晚时开始进行 30 分钟的锻炼。这种锻炼可以使他的“内部药剂”产生更多有益的化学物质，这些化学物质可以刺激身体的治愈过程，并且能维持我们对身体所做的积极改变。我明确地告诉他如果发现自己对锻炼有抵触心理或者不想锻炼，就必须要经常叩打手掌外侧部位的穴位，如果有必要的话一个小时叩打一次。

特殊病症的心理逆转

汤姆已经做好准备了。然而，我们还有另外一个潜在的心理逆转需要解决。如果他有这样的心理逆转，并且我们能够矫正的话，对我们的治疗可谓是锦上添花了。

当汤姆说“我想要健康”的时候，这正是他心里所想的，他没有发生心理逆转。但是，他以前出现过心理逆转，那就是我说的“严重”逆转，因为这种普通的话语以不同的方式影响着身体。在健康的主要类别里，测试时使用更加特殊的语言是非常有用的，例如，“我想要完美的健康，没有疼痛。”

为了评估可能存在的心理逆转，我让汤姆说这句话，我重新测试了他的胸肌，发现它处于舒张的状态。如果他感到无力，我将对他的身体进行另外的矫正，使他能够跟上说这些特殊句子时所做的叩打动作。

如何改变句子内容主要是根据一个人一直努力想让身体某些部位的状况得到改变的心理来确定，所以我让汤姆说：“我想让左膝恢复健康，没有疼痛。”

说完这句话，他的胸肌快速地关闭了。胸肌马上变得无力，这使汤姆感到不解，他怀疑那是否表明他其实不想让他的膝盖完全康复并且不再有疼痛。

其实，这并不表明他不想要膝盖健康，但是，心理逆转是很耐人寻味的。汤姆也许是有意识地想让他的膝盖健康，远离疼痛，但是，身体系统中某个部位的“电路”已经混乱了。他的大脑产生了关于健康膝盖的信息，并且，他的膝盖或身体“电路”收到了已经发生变化的信息。

很简单，大脑发出一个信息，身体却接收到了不同的信息。但是，这只是身体接收到的一个信息的小片断。我相信还有更多的信息，身体还没有收到。

坎迪斯·柏特（Candace Pert）发现了白细胞的神经肽受体，使我们更加了解了身心间的内部联系。通过使用把身体和大脑联系在一起的术语学，她创造了一个术语叫身心沟通网络（psychosomatic communication network）。⑤

尽管我们不完全了解这一沟通网络，但是，通过一些方法，如叩打穴位，会影响到身体的“电路”，会使它得到改进与矫正。

所以，汤姆通过一边大声说30秒钟“我想让左膝盖健康，没有疼痛”，一边叩打手掌外侧部位的穴位，矫正了某些膝盖逆转心理。

叩打之后再进行测试，发现他的胸肌处于有力的状态，他继续说“我想让左膝盖健康，没有疼痛”的时候，胸肌正处于舒张状态。

我对他的反应感到很高兴，让他一天叩打3次，再加上锻炼，要坚持做几周。在每天大声说关于锻炼的句子的同时，叩打手掌外侧部位的穴位将有助于身体系统的重新调整，使他所说的话和所做的动作保持一致，并且最终永远达成一致。

心理逆转的起源

心理逆转从哪里起源，是什么导致了它们产生的？作为一名医生，汤姆想知道这些答案。我对他说还不知道答案，我们的科学界对此还不是完全了解。当我们更多地了解了身体的内部相互连接，答案就出来了。但是最有意思的是事实上这和小肠经络有关。通过叩打小肠经络上的特殊穴位，可以矫正心理逆转。这就表明心理逆转明显地和小肠有关，并且有一些特殊的含义，其中一种暗含的意思就是小肠出现问题时会产生错误的信息，形成心理逆转。

健康知识普及

迷走神经或者第10对颅神经，是副交感神经，会刺激胃部、心脏、肺和包括小肠在内的其他内脏器官，传统的观点认为迷走神经有利于刺激小肠的蠕动。压力会加重胃肠疾病，并且恐惧感会引起内脏痉挛。或许，这些例子表明大脑发出的信息是通过迷走神经传递到内脏的。

但是，在20世纪80年代早期，研究人员发现迷走神经也能把免疫信息从小肠传递到大脑。[6]我们说到的直觉和本能反应，就是在它们背后隐藏着的心理学的原理。因为内脏向大脑传递信息，我们猜想这个“电路”很可能受到我们一边大声说关于锻炼的句子，一边叩打手上的小肠穴位的影响，使身体发生了逆转。其实，小肠发生功能障碍会导致心理逆转的发生，这个例子表明了健康三因素中的化学因素和情感因素之间的联系。

食物过敏也会造成心理逆转。正如前面所提到的，约翰的肩部疾病起因于他对小麦的过敏。对食物敏感通常也会引发内脏疾病，也会导致人们感到恐慌或者使人变得易怒和乏力。食物也会引起免疫系统出现不良反应，产生炎症，发生炎症的部位因个人的基因构成不同而不同。一些人的小肠容易发生反应，他们的情感会受到影响。大部分人对食物敏感或者过敏都比较了解，知道它们会导致身体不适症状的出现，但是对食物会影响我们的情绪和身体“电路”却知之甚少。“慰藉食物”（comfort foods）就证明了这一点，想知道食物是如何起反作用的吗？

如果汤姆的心理逆转复发，我建议做的其他测试中的第一个测试就是检查可能存在的食物过敏。小肠不仅仅具有消化功能，小肠管也是免疫系统器官，大约2/3的身体防御系统都位于小肠管。身体防御系统的功能障碍可以通过很多方式表现出来，从吸收不良和后来发生的营养缺乏到出现免疫疾症、炎症，甚至情感症状。小肠细菌失衡，经常表现为有害细菌过多，有益细菌过少，这会破坏身体“电路”，引发心理逆转。内脏炎症的发生通常是由服用的药物引起的，特别是服用非甾体抗炎药。对于许多人来说，服用非甾体抗炎药造成不幸的、代价沉重的副作用会对肠胃系统产生破坏作用，但具有讽刺意味的是，这些药物是用来控制炎症的。再次重申，对小肠产生不良反应的任何药物都会造成心理逆转。

因为化学—情感的联系、低质量的饮食——大量的糖、有害脂肪和人造食物，会导致体内化学成分和激素失衡，这也许是引起异常行为或者暴力行为发生的一个重要因素。

除了各种各样的小肠病症，人们在成长过程中受到情感伤害和消极计划的影响也可能引起心理逆转。汤姆有过不愉快的经历或者与他孩童时期的经历有关系，他也许听到人们抱怨他们要进行多么不愉快的锻炼，他们是多么不喜欢这些锻炼。负相连（a negative association）主要来源于他们没有意识到的或者没有记得的一些经历。

除了我为汤姆做的测试之外，更复杂、更精细的治疗方法就是神经—情感疗法（Neuro-Emotional Technique，NET）。神经—情感疗法用诊断肌肉测试方法评估身体对特殊问题的反应，使行医者收集到更多关于逆转起源的信息。一旦确定了发生逆转的起源，影响神经系统“电路”的特殊治疗就会隔断外伤和消极计划的影响。对于汤姆来说，这可能是下一步要做的，但是，如果他按照我教的方法定期叩打手掌外侧的穴位，坚持做几个星期，并且保持良好的饮食和锻炼，他就会成功地保持所做的矫正效果。

然而，让汤姆感到惊奇的是我治疗他的膝盖的方法，会涉及他的骨盆、足部、肌肉、头盖骨、肾上腺和身体其他部位，通过心理逆转的治

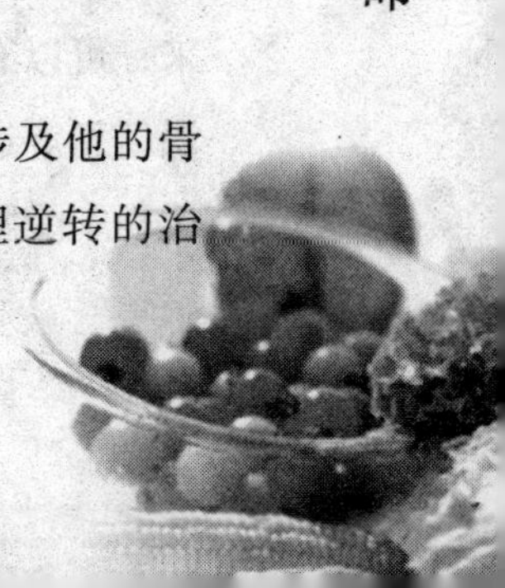

疗，他真正地了解了整体治疗。整体治疗不仅仅是告诉患者做什么，它还会改变患者，通过使患者达到身心一致来强化患者的健康行为。

尤其是假如你对自己的饮食、锻炼和态度出现抗拒心理的时候，治疗潜在的心理逆转会使你更容易改变自己的生活方式。对自己说要健康锻炼、健康饮食或者听从医生的建议，这些经常都没有效果的。我想这就是主流医学中我的一些同事不再试图改变患者的生活方式的原因。相反，西方医学医生只注重药物治疗，这至少能控制症状，使患者脱离眼前的危险，然而，这种方法会使患者一直按照不健康的生活方式去生活。

在历史上，按年代顺序排列来说，这种治疗方法最初获得的信誉是由应用运动学的创始人带来的，他就是乔治·古德哈特博士，一位杰出的脊椎指压治疗师，在1964年，他发现了使用手法肌力检查方法测试身体功能的重要价值。

在20世纪70年代，约翰·戴蒙德（Dr. John Diamond），一位精神病医学博士，在情感治疗领域使用了肌力检查，他为测试情感模式、身体的针灸能量与情感模式的连接做出了巨大的贡献。

在20世纪80年代，罗杰·卡拉汉博士（Dr. Roger Callahan），一位心理学者，定义了心理逆转，并且发明了矫正它的方法。他用自己的方法治疗恐惧症获得了显著的效果。

在20世纪80年代，斯科特·沃克博士（Dr. Scott Walker），一位脊椎指压治疗师，发现并发展了神经—情感疗法。神经—情感疗法除了有利于治疗许多健康疾病之外，还能有效地提高身体的功能，有助于人们在生命的各个方面得以提高，超越以前的界限。

每一位创新者创建的教学体系都发展了很多分支，数千名医生正在使用着这些治疗方法，数百万的患者正在从中受益。使用应用运动学和神经—情感疗法的脊椎指压治疗师，能够把情感工作和矫正椎骨结合起来，可以有效地重新连接神经系统，有利于矫正已经变成心理逆转的错误信息。这种方法可以有效地治疗那些在追求自己目标或者在改善健康过程中受阻、“被难住”的人们。

现在，使用这些治疗方法的许多心理学家发现，他们能够有效地改变接受治疗的患者的心理。约翰·戴蒙德博士发明的治疗方法发展成了行为运动学（Behavioral Kinesiology），罗杰·卡拉汉博士的脊椎指压治疗法融入了思维场的治疗（Thought Field Therapy，TFT）当中，动力学分支成为著名的情绪释放技术（Emotional Freedom Techniques，EFT）。在脱颖而出、引起公众关心的能量心理疗法（Energy Psychology，EP）中，这些治疗方法成为医生治疗实践的主要部分。

汤姆的抑郁症

我们讨论了健康三因素中的情感因素，这让汤姆提出了另外一个问题，他想知道整体治疗是否能够改善他吃了几年抗抑郁药来控制的抑郁症状。

我仔细想了想他早些时候对我说过他患有忧郁症——那是在他膝盖受伤以后，好像和他不能再打篮球有关。在医学院他承受了许多压力，身体变得越来越不灵活，甚至在年轻的时候就感受到了衰老所带来的不便。

如果在那个时候他接受了结构、化学和情感方面的治疗，他可能就不会发生很多疾病，并且会避免衰老过程的快速发展。

就身体结构而言，如果一个人已经矫正了错位的脚踝、膝盖、骨盆和不能辅助膝盖运动的已经关闭的肌肉，他可能会在受伤之后不久就可以进行体育活动。因为打篮球对他来说具有重要的减压作用，并且能使他的身体保持活力，如果他能继续打篮球的话，他也许不会患上抑郁症。他可能就不用服用那么多年的抗抑郁药物，他的胃肠道也不会多年受到非甾体类抗炎药的破坏。事隔20多年了，如果他在脚踝和膝盖受伤后接受了良好的结构治疗，这些可能性都是可以实现的。

就化学因素而言，如果20多年前整体评估了他的膝盖疾病，肾上腺分泌过量的因素将很可能得到确认，因为与肾上腺相连的肌肉关闭，不能辅助膝盖进行运动。在治疗疲弱的肾上腺的过程中，引起他后来发生精神抑郁的化学物质失衡也许能够得到解决。治疗他身体对压力的反应，尤其是治疗头盖骨，将会使胃消化酶分泌的功能恢复正常，所以他就能消化蛋白质，而不会出现蛋白质缺乏，蛋白质缺乏将会导致受伤的关节表面退化，使他的抑郁症加重。也许有几种引发抑郁症的化学因素能够自然治愈。

在情感方面，这就难说了。对健康或者幸福，精神抑郁的人们经常有很严重的心理逆转。他的针灸能量可能已经失衡，针灸能量失衡会引发抑郁症。如果在20多年前，他就医于一位能够评估和治疗功能障碍的医生，那么，一位优秀的医生通过进行功能测试就能辨别出这种症状。

我不是有意攻击抗抑郁的药物，我也绝对不是刺激那些处于抑郁状态的人们。抗抑郁的药物是危险的、讨厌的，对于多数精神抑郁的人们来说是没有效力的。药物治疗，成功使用时，能够恢复一个精神抑郁者失去的生活质量。但是，如果稀里糊涂地把它们用于每位患上抑郁症的人们的身上，而不查询他们患病的原因，这就值得怀疑了。药物治疗是治疗身体化学物质失衡的一种方式。因此，矫正心理异常能使身体自我治愈，进行正常活动。

在科学技术发达的国家，最令人担忧的是让儿童服用抗抑郁的药物的趋势逐渐上升，大概许多人认为儿童服用抗抑郁的药物是在接受最好的、最合适的治疗。但是，通过改善饮食、营养状况、化学物质失衡和腺体失衡；开始锻炼和开始实施减轻压力的计划；消除食物过敏；通过矫正椎骨和头盖骨恢复神经系统平衡；解决心理逆转……这些方法都有利于治愈儿童的抑郁症。

对于慢性疾病而言，矫正潜在病因通常是获得渴望得到的治疗效果的最安全、最有效、最直接的治疗方法，并且，其他的疾病也会得到治疗。例如，有人得了常见的连续性传染的慢性疾病，医生就会不断地使用抗生素对他进行治疗。而医疗保健方法是评估患者的免疫系统功能，特别是胸腺的功能，胸腺能帮助身体抵御感染。在这个病例里，通常会发现患者胸腺不活跃，作为一个整体治疗医生，我会利用各种反射作用和针灸穴位对患者进行治疗，使其胸腺的功能恢复正常，然后，我让患者吃一些特殊的维生素和草药，刺激胸腺，使它复原。

这样做直接的结果就是提高免疫系统的功能，减少感染的次数，降低感染的程度；另外一个益处就是患者的情绪会变得很好，这并不是因为他不再生病。很有趣的是，医学上把胸腺功能障碍定义为精神抑郁症，即长期烦躁。当胸腺的功能变好时，不仅免疫系统功能变得有效，而且人们的心情也会变得更加愉悦。

常见的亚临床甲状腺功能减退会引发下面的症状：乏力、抑郁、头发稀疏和不愿意锻炼。因为甲状腺功能低下的人经常打瞌睡、缺少活力，所以很难说服他们让其进行锻炼。人们还不知道一个人的观点和动机受到腺体功能的影响究竟有多大，如果甲状腺功能低下，会引起体重问题，会使人不愿意锻炼，那么采取其他的行动或许能改变他们的状况。在这个例子里，提高甲状腺功能是改善健康和矫正大量困扰情感问题的关键。要对它进行整体考虑，必须从一个较大的视角去观察连续出现的难题，但是这样做也会使人真实地看到神奇的重复和相互联系的现象。

重点总结

喜欢活动的人受伤是难免的。关键是你怎样护理受到的伤害，这决定着你所受到的伤害愈合的程度。在“剑齿虎”四处潜伏的时期，我们的自主神经、腺体和免疫系统难免会出现失衡和异常变化。要减轻由于失衡引起的症状，并且考虑矫正失衡的治疗方法会比不断使用药物进行治疗更为直接、更为有效。

这都是关于健康和衰老的问题，对待这些问题真的很简单。我们可以总结出三点：

1. 你需要有一个功能正常的身体。这就是医疗保健的出发点，矫正和复原受到伤害、损伤和承受巨大压力的身体，使身体功能保持平衡，

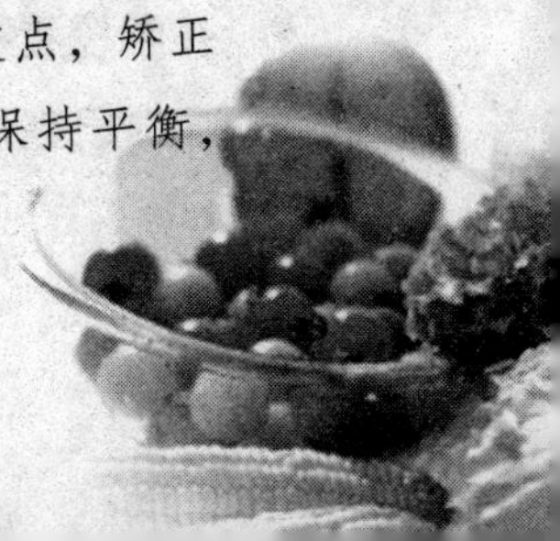

能够抵挡生活中出现的挑战。

2. 你必须通过饮食和补充营养物质为身体提供良好的、足够的原材料。有人甚至赞成积极的情感刺激和积极的支持也应归到这一类。但是，前提是把身体“内部药剂”用来制造有益的化学物质的化学构件作为重点。

3. 你需要进行利于身心健康的活动来刺激“内部药剂”，把原材料转化成有益化学物质。有氧锻炼有利于分解脂肪，使它转化成能量和身体本身的抗炎化学物质。应力降低活动对减少“内部药剂”的应力激素过量分泌和增加非应力激素的分泌起着至关重要的作用。任何运动形式的活动，如深呼吸和锻炼身体，对刺激身体活力和保持身体活力都是非常重要的。

在活动的第三个分类中包括心理因素，也许精神因素会比身体因素更加重要，我们称它为意图。它包括对健康的期望和对整个身体的期望，请记住逆转治疗是怎样使汤姆康复的，你能看到的是不仅持有健康的信念是重要的，而且身心与持有的信念合为一体也是非常重要的。如果你出现心理逆转，渴望健康的心理就会积极地影响到你的身体。

这是一种获得身心整体健康的简单方法，当我们不妨碍它的时候，它就会自然而然地发生。当婴儿们来到这个世界上的时候，他们天生就会做到这三点。即使他们的遗传基因不同，并且有着不同的局限性，通常他们的身体都能够正常地工作。他们完全是与生俱来地、自然地想要活动，想要吃对身体有益的食物，想要玩耍。

然而，在生长的过程中，从某一时刻起，身体开始受到了损害，人们有几次跌倒了，并且受伤了。摆在人们面前的是含糖量高的人造食物，这种食物改变了人们的味觉。他们态度消极，思路狭隘。逐渐成为久坐不活动的人，受到不爱活动的父母的影响，花太多的时间看电视，并且在学校看不到对体育教育的重视，他们的生活方式由积极转向了消极。

巴克明斯特·富勒（Buckminster Fuller），一位思想家和实干家，改变了人们“太空船地球”的观念，这个说法很好。后来，在他令人难以置信的辉煌生涯中，别人问他在他的一生中怎么可能比同时代出生的人完成的伟大工作要多很多时，他只是简单地回答了一句：“我受到的伤害比大多数人的少。”

也许这是最好的总结。有一些人不断遭受伤害，除了努力掩盖受到的伤害之外，不知道还有其他的选择，正是这些人削弱了一个国家的经济。因为掩盖了病症的真相，慢性疾病的蔓延就无法解决了。现在是消除伤害，创建大众健康的时候了。

第三章，将指导你创建自己的健康的生活方式，利用上面提到的三点能够使你的“内部药剂”创造出健康、高质量的“黄金时间”。

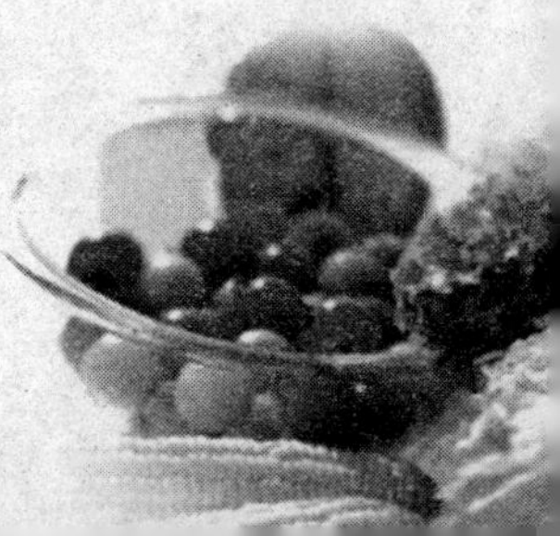

Your Inner Pharmacy
Taking back our wellness

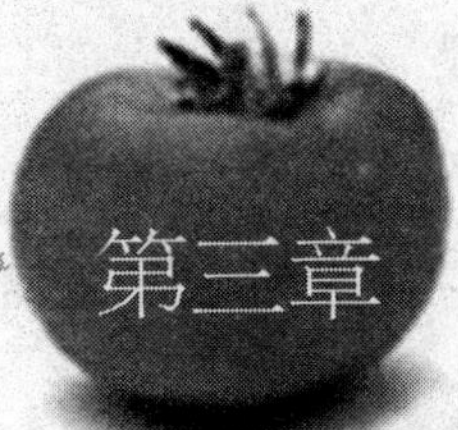

第三章

健康计划 101

第一节　关于时间：创建健康的生活方式

事实上，在生命中的某些时候，你更像一个年轻人，你知道接下来会发生什么。在生活中，你很忙，也许已经停止做一些最基础的事情，它们往往会使你在整个一生中保持健康和平衡；也许你已经出现了健康疾病，有些健康疾病已经发展成了慢性疾病；也许你还没有认识到你能主宰自己的健康，并且能最大限度地提高自己的健康水平。面对忙碌的生活，正常的反应是坚持向前跑，戴上眼罩，不去注意我们跑到哪里。我们打算从拿掉眼罩起，开始创造时间。

怎样创造时间

时间是生命中众多神秘的事物之一。当你变老的时候，时间流逝得很快，好像时间变得更少了，时间变得更宝贵了。然而，许多人却并不关心它了。我们用尽所有的时间——没有为我们的后半生创造时间并对时间进行投资。大多数人努力为退休和一些特殊的事情存钱，但是我们甚至没有为后半生着想去存储一些时间。

你真的能为自己创造出“黄金时间”。创造时间也许听起来就像科幻电影中的某些情节，但是事实上，创造时间很简单，并且非常易懂，它只不过是要求你在有规律的基础上做某些事情。如果你按照下面描述的简单方法去做，那我几乎就能保证你在现在乃至未来会得到更多的“黄金时间”。

我说几乎能保证你得到更多的“黄金时间”，因为人生不是万事都顺利的。意外事故和疾病会侵袭人类，至少根据我们目前所拥有的知识，

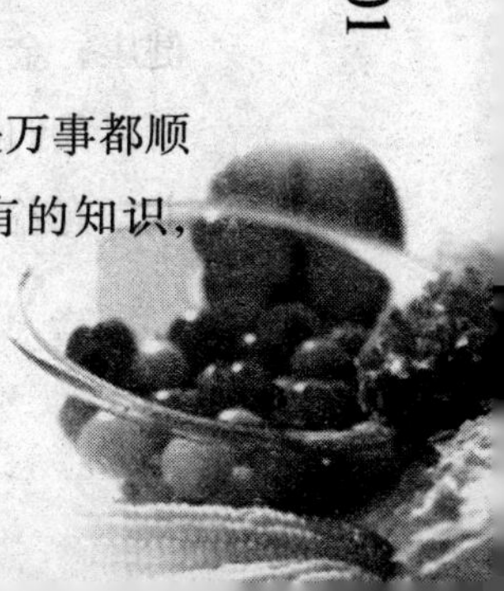

知道它们似乎是不可避免的。因为我们不能控制影响我们未来的所有因素，所以我们就要尽力改善自己的生活。许多人放弃了改善健康的努力，因为他们认为自己可能会生病或者在意外事故中死亡，总之，一切都会失去的。当然，不可预测的事情会发生，但是许多事情的发生经常是可以预测的。如果你确实拥有未来，你为此做了准备，那不就更好了吗？在中年人的病例中，最正确的事情就是为未来做准备，这是至关重要的，这决定了我们是否会拥有健康美好的未来。我喜欢说，“健康出现了”。也就是说，只要你为关心健康、改善健康做出了一些努力，健康就会属于你。

最有可能的是，你在10岁的时候，还没有想到过健康，你可能把它当作理所当然的事情。也许一旦你有一段时间生病了或者其他生病的人影响到了你，这个时候，会是你唯一能想到健康的时候。

将你10岁时的情况和你目前的情况或者在你身体的一些部位不断受到伤害的生命的最后时刻来对比一下，在生命的不同阶段，你与健康的关系是怎样的？如果你的胃、膝盖、背部或肩部始终都受到损害，你该怎么办？如果你总是感觉疲乏，不想做任何事情，你该怎么办？如果做任何事情都会使你感到痛苦，因为身体各个部位都会感到疼痛，你该怎么办？

你最终会变得非常虚弱。尽管如此，如果你能阻止、拖延或者推迟这种糟糕的身体状况发生的时间，使它在10年或20年以后再发生，你该怎么办？如果你的生命能延长10年或20年，甚至更多年，而你又能保持良好的身体状况，你又该怎么办？

当然，你想延长的生命，每个人都想延长。然而，不知何故，这对大多数人来说看起来却是非常的模糊。他们不知道做什么，也不知道该怎样做才能获得延长的健康的生命。因此，注重健康并且能看到它的价值是非常重要的。我们历尽千辛万苦赚钱，但是，却忘记了如果身体不健康，金钱对我们来说就没有任何意义了。我们已经习惯于面对疾病，所以我们必须调整自己的思想，要真正地认识到创造健康对我们来说是非常有益的。

对大多数人来说，在健康的生活方式中，面临的不是一个信息挑战，而是一个动态挑战。你已经知道健康饮食和定期锻炼有利于健康，我就不再谈这些了，但是，我要尽力改变你的观点。

让我们简要地重新回顾一下由生活方式引发的症状，身体功能失调总是比慢性疾病先出现，这是了解治疗疾病和创造健康的基本原理。这些被忽略的差别包括了无法控制的健康问题和主流医学体系不能解决的一些问题。问题的核心在于根深蒂固的生活态度和文化因素的存在，造成了我们的生活方式和遗传构成的不一致。这些不健康的生活方式改变了我们身体的生理机能，加快了我们衰老的过程。改变的生理机能和身体功能障碍引发了持久的症状，我们称之为慢性疾病。在慢性疾病不断发展的过程中，会产生更为严重的症状，需要进行更多的药物治疗。但是，我们从来没有首先考虑过引发症状的主要病因——改变的生理机能。

我们会出现这些问题，不是传统西方医学的错误。然而，传统的“驴唇不对马嘴”的方法不可能解决医疗保健的危机。为了增进我们对身体的了解，有数10亿美元投入了高科技诊断中。数10亿美元用于药物的研发，用于帮助人们延长寿命以及用于使人们能忍受慢性疾病的折磨。但是永远服用这些药物，却还几乎不能消除引发这些症状的病因，并且还会产生副作用，引发其他疾病。此外，要减轻令人厌烦的慢性疾病症状，花费极高的药物治疗引诱我们尽其所能地治疗疾病。实际上，药物能治疗症状，但是却失去了阻止慢性疾病继续发展的机会。最重要的是，把花费数10亿美元治疗得到的良好身体状况，与大部分人只是通过创造更加健康的生活方式、在日常生活的基础上度过每一天所得到的良好的身体状况，加以比较，前者是没有任何优势的。我们可以减缓衰老的过程，延长我们的生命，延缓许多慢性疾病的发生。是的，的确有一种创造“黄金时间”的方法。创造健康将会极大程度地减少疾病的发生。

因此，为自己和家人创建健康的生活方式，第一步就是建立你自己的健康计划；第二步就是实施你的计划。

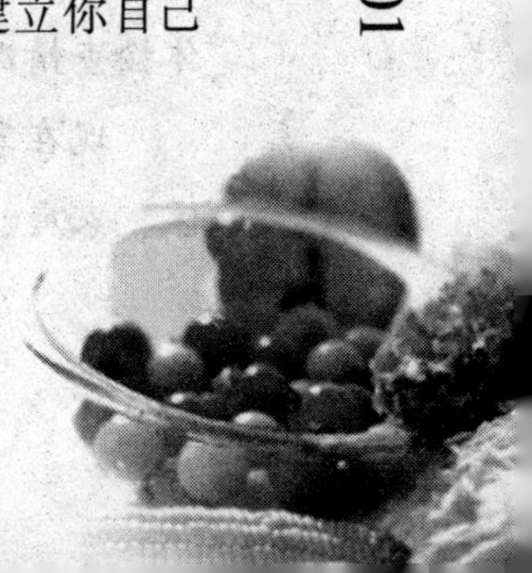

健康计划

有人问你："你有健康计划吗？"你怎样回答这个问题？

也许你以前从来没有考虑过这个问题或者不知道这是一个什么样的问题，但是还有一个问题："你有理财计划吗？"

像许多美国人一样，我们都有理财计划。我们都不止一次地学习过制定未来理财计划的方法。但是，健康计划同样重要，健康计划与时间有关——你能延长自己的生命。

拿出纸和笔。在这页纸的上端写上"我的健康计划"。然后在它的下面写上"我在哪里"，再写下你的年龄和目前的健康状况，把健康状况分为极好、良好、一般和不佳四个等级。如果你近来没有得到过专业人员的评估，我强烈建议你马上去找职业医疗人员做个评估。

然后，制作一个表格，写上两个标题："健康资产"和"健康负债"，每个标题下面至少列出五项。"健康资产"一栏可以包括健康的遗传组成，如果你的兄弟姐妹、父母或者祖父母活到80岁或者90岁的话，可以写上；还可以包括其他内容，如保持着理想的体重、喜欢锻炼、喜爱体育活动、自然地保持着健康饮食或者定期进行医疗检查，并且按照固定的方法做早期检查和疾病的预防。

"健康负债"主要来自于你的遗传基因，如心脏病、糖尿病、癌症或者关节炎的家族史，其他的"负债"还包括：如果你身体超重或者喜爱吃糖、有害脂肪、快餐。在"健康负债"一栏也可以填上有一份需要长时间坐着的工作、不喜欢锻炼或者正在承受压力或经常承受压力、曾受过伤、伤痛阻止你进行更多的身体活动或者阻碍你进行健康的饮食、消化系统的疾病、经常出现背痛或头痛、经常生病或感到乏力、目前的身体检查情况……都可以填在这一栏里。

现在写"我想到达什么目标？"写出你目前和遥远的未来目标以及退休、家庭、工作等方面的目标。在目标的下面写出你的健康状况，分三栏："65 岁"、"75 岁"、"85 岁"。在年龄的下面，写出一个特殊目标作为一个例子，这个例子表明你到这些年龄时想要实现的目标。也许你要写出与这些年龄相对应的年历。计算出当你活到这些年龄时，孩子的年龄，甚至推算出你未来孙子和曾孙的年龄。如果你用充满情感、生动的文字描述你活到这些年龄的目标，这真的会对你很有帮助。所有的目标都制定好以后，对自己就有了一个较高的期望。制定一个较高的目标，不要停留在长时间坐着不活动的生活空间中，看着世界万物流逝，切莫静等着人生尽头的来临。

现在你有身处何处、要实现什么目标的概念了吧。那么，要实现那个目标，你需要做什么？请写下："怎样实现那个目标"。解决这个问题的方法包括增加你的"健康资产"，减少或者消除你的"健康负债"。后面提到的方法，可以帮助你解决这些问题，我保证你不必完全依靠自己来完成这个计划，其他医疗保健专业人员和与其相关的资源会对你进行全程的帮助。

温馨提示

建立一种健康的生活方式，通常需要一些打破过去形成的老习惯、培养新习惯的训练。因为许多人都说没有时间进行锻炼、进行正确饮食或者照顾自己，你一定要保证自己能够解决这些问题。另外一个常见的借口就是，当身体已经感到疲惫不堪的时候进行锻炼，会花费大量的精力、使自己变得筋疲力尽。这个观念是错误的。如果你正确地锻炼身体，你就会获得更多的能量、头脑会变得更加的清晰、工作会更加的有效，你就会有一个更好的心境去面对每天的挑战。

关于时间

我们来讨论一下关于时间的问题。如果一只“剑齿虎”正在追赶你，当然，你就不可能还会去计划将来、理性地思考将来。立即出现的危机不仅能改变你的时间观念，而且还能改变你对未来 20 年所定义的时间的价值。在不同程度上，我们都处于这种状态，它使我们变得目光短浅，只注意眼前发生的事情。因此，你的攻势就慢下来了。现在停下来一会儿。尽管你坐的还很稳，你的思想已经和你的最终期限以及你做出的许诺进行赛跑了。就静静地坐着，做几次深呼吸，减缓你的思绪，清理你的头脑。

你要做的就是培养一种现实的意识，认识到你的时间去哪里了以及你怎样利用这些时间来创造未来。时间就像金钱：人们没有为将来存钱、没有为将来进行金钱投资的最大原因就是许多人花光了他们赚来的钱，有时候甚至是花的比赚的多。如果你没有存钱是因为你没有剩余的金钱来存，最简单的解决方法是你不要把赚来的钱都花光了。一个方法是你首先向自己支付，也就是说你至少要把每个月赚得的 10% 拿出来，放在一边，把它存起来，进行投资。多个 10% 的积累和多个 10% 的乘积会变成一笔大额存款，它会给你的后半生带来安全和机会。只要你的身体保持健康，你就能享受它。

让我们把这个简单的原理用到健康计划中来。从现在开始，进行时间投资，可以为自己的未来创造健康和“黄金时间”。每周只把你空闲时间的 10% 投到健康促进活动中，你投资的时间将会提高你的健康、减少医疗开支并且能极大地增加你享受未来的机会。这样，你就会增加自己的“健康资产”，减少“健康负债”了。

也许你想知道你空闲时间的 10% 等于什么，你怎样才能从繁忙的时间表里挤出 10% 的时间。这很简单，我们来做一些基本的计算。

一周有 168 个小时。我们认为每周平均工作 40 个小时，每周加上另外5个小时用于交通，一共45个小时（即使在上班或者下班的途中，也能进行健康促进活动：听或读关于健康的材料）。

再加上8个小时晚间睡眠时间，每周共计56个小时。用保守的数字来计算一天三顿的用餐时间——假定早餐用0.5个小时，午餐用0.5个小时，晚餐用1个小时——一天共计用2个小时或者是每周用另外的14个小时来进餐。用于洗漱和个人卫生及其他活动，假定一周大概3个小时。

利用上面的估计，每周还剩50个小时的“空闲时间”。现在，还不能最精确地描述这些“空闲时间”，尤其是如果你正在养育孩子或者有其他耗费时间的任务，但是你对此已经有了一个概念。关键一点是，你平均每周有50个小时可以利用。50个小时的10%就是一周5个小时可以用来进行健康投资。想象一下你每周只需投资5个小时就可以改善你的健康并且获得红利吧！

如果你认为每周拿不出5个小时投资于自己的健康，我建议你首先要仔细想一下你的时间都去哪里了。大多数人的时间都神秘地消失了，最常见的就是把时间花在看电视上了。再者，考虑一下如果你没有把时间投到健康促进活动中，你要付出极高的代价。不健康的衰老过程大大降低了你的工作的效率和生活的质量，并且加快了身体退化和功能失调的进程，这会导致你患上慢性疾病，并为此付出极高的代价。

为了找到这5个小时，我强烈建议你清楚地做出一个决定：首先向自己支付。在没有首先留出至少10%的时间给自己的情况下，不要用光你所有的时间。如果你为了照顾别人和其他的事情用光了你的时间，那么请想一想在飞机上没有气压的紧急情况下，航空服务人员会告诉我们怎样做。他们会告诉我们戴上氧气罩之后，再帮助他人。航空服务人员知道如果你不首先照顾自己，就无法帮助他人，不管你有多么爱他们。同样，你把空闲时间的10%用于健康投资，这说不上是自私。正相反，这可能极大地增强你帮助他人的能力，并且能防止他们过早地反过来照顾你。

你或许要使用一些时间管理体系的表格，如日历、计时器或者个人数字助理来安排你的日、周和月，也就是说每周要安排5个小时给自己。

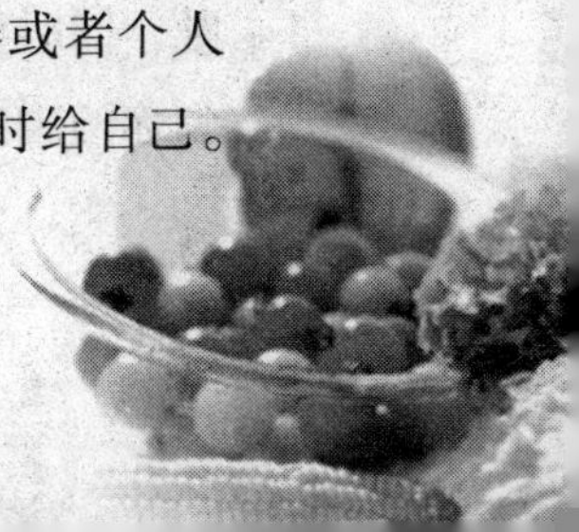

安排5个小时给自己，就像你安排任何其他高度优先的约会一样，按时赴约并且保持下去。下面将要讲到的健康促进方法会教你如何使用这5个小时。但是，现在的事情就是开始行动：马上开始对你的健康进行投资，要承诺每周拿出至少5个小时进行健康促进活动。在健康计划的最下端，写上“我承诺每周用5个小时进行活动，这将提高我的健康水平”，在这个声明下面签上你的名字和日期。

现在，你有了健康计划的核心因素：（1）一个“健康资产”和“健康负债”列表；（2）你的目标是活到65岁、75岁和85岁时想拥有的健康状况；（3）你自己的承诺，每周空闲时间的10%用于健康促进活动，它能够增加你的“健康资产”并减少你的“健康负债”，并且能帮助你在后半生中达到你的目标。

温馨提示

> 请不要忘记健康衰老是一件持久的事情。你不必让自己做到每一步都很完美，但是，最重要的是你要建立并且保持很好的健康习惯。如果你不专心或者发现自己在走弯路，你就要重新回到原来制定的计划上来，按照计划行事。整个过程都是很有意思的，这个过程不是在做家务杂事，也不是任何形式的折磨或者惩罚。

你甚至可以做个自我评估，确定有没有心理逆转，它会破坏你的努力成果。下面的简单的测试对多数人而言都很准确，我想你一定会发现它很有趣。你可以使用身体向前弯曲的测试方法，就是在此之前，我给汤姆做测试的方法。这个测试躺着做比较容易，但是如果你没有足够的空间，就站着做吧。身体放松，上身向前弯曲，用手尽力触摸到你的脚趾，同时保持膝盖伸直，不能弯曲。连续做几次这个动作。你也许能摸到你的脚趾或者只能向下摸到你的胫骨部位。不管身体向下弯曲多少度能到达什么部位，你的手触摸到的这一点就作为测试的基线。身体放松之后，反复做向前弯曲的动作，这时在你的胫骨或者脚趾上——无论你能摸到哪个部位，画上一个圆点作为记号，把它作为你的基线。

现在大声地说："我想要健康。"然后，再次弯下腰，看你是否到达了或者超出了刚才画的那一个标记。为了做比较，再说："我想要生病。"然后，再向前弯腰。也许你能看到做完这两次动作的结果会有差异，这种差异的出现是根据你在思考和说出明确的目标时，神经肌肉因子是怎样发生变化的。如果你能较大幅度地向下弯腰，这是因为你身体的肌肉平衡能力提高了。如果你向下弯腰的幅度减小了或者向下弯腰时受到了限制，这是因为你的肌肉绷紧了，并且发生了肌肉失衡。

大约有 75% 的人，在说了上面的任何一句话之后，再向前弯腰时，手触摸到的位置都发生了变化。另外 25% 的人，说了那些话后，手触摸到的位置没有发生变化。如果没有看到变化，请不要灰心。好比在这个时候，你的神经系统中的"电脑"没有运行特殊的程序。有时候，说上面不同两句话时，向前弯腰后，手触摸到的位置一样，没有发生变化，比如，手触摸到的位置超过基线或者距离基线还有一段距离，这表明你身体内部的程序状态不对。医疗保健医生使用运动学方法，如应用运动学和神经情感治疗法能够对你的身体进行特殊的矫正，刺激并矫正你身体内部的程序，这对你而言十分重要。

如果你确实看到了改变，偶尔，在你大声说了"我想要健康"之后向前弯腰时手触摸的部位，不像你大声说了"我想要生病"之后向前弯腰时手触摸的部位一样远，这样的反应表明，你真正想要的是健康，而不是想要生病。

如果你说"我想要生病"时手触摸的部位距离基线较近，说"我想要健康"时手触摸的部位较远，得出的结果正好与上面的相反，但也是正确的。这不表明你想要生病，不想要健康，这表明你神经系统"电路"里的某些线路紊乱了——心理逆转出现了，心理逆转能破坏你改善健康的所有努力。10% 对健康有严重逆转心理的人在制定和实施健康计划时，与其他90%身心都渴望健康的人相比，前者有严重的逆转心理，面临着较大的挑战。这10%的人不是要注定失败，但是，他们要付出更辛苦的努力才能获得成功。

如果你有关于健康的心理逆转，在你大声重复地说“我想要健康”的同时，用两手交换反复叩打小拇指的末端，大约30秒钟，使这两处穴位互通。如果你默默地说这句话也会有效果，如果你大声地说这句话效果会更好。

如果你有心理逆转，就要做这个叩打动作，现在你就可以重新测试自己向前弯腰的动作了。向前弯腰几次，并设定你的基线，它的位置也许已经改变了。现在说“我想要健康”，然后向前弯腰，接着再说“我想要生病”，然后再向前弯腰。你将看到你的身体会做出完全不同的反应。此外，达到或者保持这个矫正也许需要医疗保健医生的帮助，他能对你的身体系统做大量的更加深入的矫正工作。

让我们测试另外可能存在的心理逆转。再次向前弯腰，画出基线，说：“我每周要花5个小时来改善我的健康。”然后再向前弯腰。只要你说的和想的一致，你将至少会把腰弯到你画定的基线水平。

当你说这句话的时候，如果没有把腰弯到基线的位置，可以通过一边叩打手掌外侧的穴位，一边大声地说“我每周要花5个小时来改善我的健康”来治疗这种逆转。做完这个动作大约30秒钟后，重新测试自己。重复说这句话，而不再做叩打手掌的动作，然后再做向前弯腰的动作测试。如果你的自我治疗是有效的，你将至少会把腰弯到基线的位置，这表明你现在处于身心合一的状态。我建议你每天至少做一次这个叩打动作，要做一个月左右，并且监视自己，确定自己的心理逆转不再复发。

如果你不能顺利执行这个计划或者你实施这个健康计划时有难度的话，你就要考虑到有心理逆转的可能性。如果心理逆转会发生，有一种可能性就是你有比较严重或者与健康、成功有关的另外一种心理逆转。当对食物过敏的人进食使他们过敏的食物时，心理逆转就会复发。知道心理逆转很普遍，如果发现自己在任何领域遇到了麻烦事，并且正在苦苦挣扎时，就要检查一下自己是不是有心理逆转，这真的是一个好主意。

如果你有任何心理逆转或者心理逆转复发时，请和保健医生一起合作进行治疗，因为他们能够帮你做更加全面的矫正治疗。我上面的描述只是冰山一角。专业医生，会进行更加深入的心理逆转治疗，通常他们会使用诊断性肌力测试来监测身体的反应，然后治疗各种反射，使身体的“电路”连接正常。他们经常会找到大家都能接受的办法，就是通过提高身体功能来矫正心理逆转。他们主要是应用运动学专家或者是神经情感疗法医生，他们会帮助你，并且会增加你不断成功的机会。换种方式说，任何与健康、成功或者与应当拥有一个好生活相关的心理逆转都会妨碍你健康计划的成功实施。尽你所能，不要产生对抗你的心理逆转。

你已经准备好制定一个真实的健康计划了吗？那么让我们出发吧，去探索一下“恰到好处”。

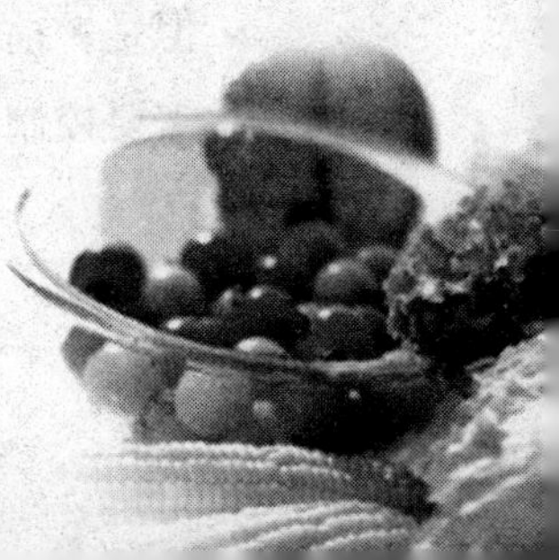

第二节　恰到好处：饮食、运动、设想你是健康的

你承诺至少每周要把休闲时间的10%用于改善健康。现在让我们看一下优化时间投资的方法，这种方法不会让你有减慢或者停止进步的挫折感，它会使你在一周又一周、一年又一年的时间积累中受益。

挫折是使人们放弃锻炼目标最重要和最常见的原因。你也许有过同样的经历，努力地做一件事情，却看不到结果或者你对努力的结果感到很失望。当然，你不会一直处于这种负反馈的状态之中，尤其是在日常生活中有那么多的分心事和那么多的压力。

与其细想不去做什么，还不如让我们来想一下要做什么事情和你怎样避免陷入诱惑之中，这些诱惑会使我们放弃对幸福的追求。你的成功也许会激励一个或者两个整天坐在沙发上看电视的人，使他们重新加入积极生活的行列中来。

首先，让我们来看一下一种简单的实施健康计划的方法，它能帮助你成功地实施健康计划。你身体的“内部药剂”利用你所提供的原材料——化学构件，制造必要的化学成分。你的精神活动和身体活动，决定了你的身体利用有用的原材料产生哪一种化学成分。只要你的身体运转正常，身体的每个重要功能都能正常活动。

你的“内部药剂”能产生加重炎症的化学成分，也能产生抗炎的化学成分。你的身体能够分泌升高血压的化学成分，也能够分泌降低血压的化学成分。你的身体知道如何控制血糖水平，使你避免患上糖尿病，但是，前提是身体的活动必须正常，有适当的原材料，没有过量的食糖需要控制。你的身体能自身分泌胆固醇，并且把它转变成高应力化学成

分和低应力化学成分。身体优先生成哪种不同的化学成分取决于它优先需要哪种化学成分。

所有这些都表明你掌握着选择权。

利用健康计划，集中精力对待健康，做有利于身体健康的事情，刺激你的身体产生更多有益的化学物质，产生较少的有害的化学物质。

或者你可以等待。你会忽视你的“内部药剂”，当有害化学物质超过有益化学物质的时候，随着时间的流逝，疾病最终出现了。然后，你去邻近的药店买含有你身体无法分泌的有益的化学物质的药物，你也会去买其他化学药品，它能够消除你体内过量的有害化学物质。你会和能给你报销药费的人争论，就好像是别人的责任，他应该为你提供本应你身体自身能产生的化学物质，但是，事实上是因为你太懒惰或者心事重重而导致自身不能产生这些化学物质的。

对你，一个作为这个星球上的居民来说，除了提高你的生活质量，你还能集中精力创造健康，而不是集中精力治疗疾病。你不看电视播出的关于健康计划的广告，是因为广告中没有产生以你的“内部药剂”的有效功能为基础的大量的经济利益。广告中更多的经济利益是向你推销药物公司生产的化学药品。

温馨提示

“恰到好处”有三个基本方面的内容：第一，你向身体提供原材料；第二，你的精神活动和身体活动决定着你的身体利用这些原材料做什么；第三，拥有功能正常的身体是至关重要的，它会使你正常地进行健康促进活动，并且使你从中受益。

坚持医疗保健

在前面，我们讨论了医疗保健是怎样获得和保持身体的正常功能的。

为了重新恢复你的新观点，巩固你的健康计划，问你一个问题：

“你对车进行定期维护保养吗?”

也许你的回答是肯定的，你给车辆做定期维护，这是因为你知道做了定期维护之后，车会跑得更快、更安全、使用寿命会更长并且会少出故障。对吗？现在请你回答第二个问题：

“你对自己的身体进行定期维护保养吗?”

如果你回答：“不!”可能表明你更关心你的车，而不关心你的身体。然而，如果你的身体和车都出现故障了或者坏了，哪一个需要你付出更大的代价？问题的关键是最喜欢活动的身体需要定期进行维护，这里还有另外一个问题：

“你曾经扭伤过脚踝吗？或者，你曾经使扭伤过的脚踝再次扭伤吗?”

顺便说一下，人们再三地扭伤受过伤的脚踝有几个原因：第一个原因是他们的韧带在最初的扭伤中受伤了；第二个原因是正常支撑脚踝的肌肉受伤了，并且它们不能使自己复原；第三个原因是脚踝扭伤后，脚踝骨经常会错位，如果不对它进行矫正治疗，这种错位会持续多年，并且会破坏脚踝的功能，使它不能很好地发挥减震作用。这就表明走路或者跑步时的撞击所带来更多的震动，会被直接传递到膝盖、臀部和腰部，这样会导致这些部位的关节过早地退化，这和驾驶一辆减震器不能正常工作的车一样，只能眼看着轮胎和悬架迅速地磨损。

如果在脚踝受伤后，及时矫正受伤的脚踝并且使辅助脚踝的肌肉复位的话，这样做难道不会有什么重要的意义吗？有一种方法可以对此进行准确地治疗，医生用这种方法定期地给那些来看病的患者做矫正治疗，这些医生能矫正骨骼、肌肉、反射以及损伤和日常生活压力扰乱的“电路”。因此，身体发生的许多机械性的损伤都是可以治愈的。这就需要你知道有保养身体的这种选择，并且要优先采取保养身体的这种办法，以便减缓衰老的过程，延长身体器官的使用寿命。不同的医生，特别是脊椎指压治疗家、理疗家、整骨疗法家和针灸医师，主要目的在于恢复和提高患者的身体功能。这是健康护理而不是治疗疾病的典范，这是医疗保健出现在慢性疾病中的一道新的风景。

健康知识普及

人们迟早会发现医疗保健的重要性和必要性，药品和手术不再是治疗和预防慢性疾病的首选方法。恢复健康才是治疗的第一选择，这就是说要恢复身体的正常功能并且建立维护和支持正常功能的健康的生活方式。

作为一个整体治疗医生，我从医已经 20 多年，主要使用矫正和恢复身体功能的应用运动学和脊椎指压治疗法。多年以后，我已经知道生活方式对于身体健康是多么的重要。生活方式不健康的患者很难使他们自己的身体保持健康。有时候，他们的生活方式干扰身体和损伤身体的速度比我修复身体的速度还要快。另一方面，生活方式健康的患者对治疗反应较快，治疗效果较好，并且能够保持已经提高的身体功能。我知道医生最重要的就是充当老师的角色，并且我会告诉你健康的生活方式和身体的正常功能是并存的。健康的生活方式有助于保持身体的正常功能，身体的正常功能是通向健康的生活方式的必经途径，是获取健康的生活方式带来的利益的必要基础。

既然你要提高身体的灵活性，最重要的就是要使锻炼成为你的盟友。这需要你的身体的生物力学功能正常，包括“减震器”、辅助和保护关节的肌肉功能以及治疗后椎骨……都可以自由地活动。也许你在 25 岁左右以后，还不知道你的椎间盘已经没有血液供应了。它们的健康是通过挤压的活动来保持的，当你向一个方向移动时，它们排除废物，当你向另外一个方向运动时，它们又从周围的组织中吸收营养。最重要的是位于椎间盘上面和下面的椎骨排列整齐，位于一条直线上，并且能够自由地移动，椎间盘就从活动中受益。其中一个最大的好处就是进行定期脊椎指压治疗、矫正椎骨、改善椎骨的运动和排列，有利于保持椎间盘的活力，并且减缓它们的退化。你获得这些好处之后，就不会发生后背疼痛的病症了。

对你来说，保持身体正常功能的最好方法是进行医疗保健治疗。因为大部分传统医生要治疗许多患者，他们不得不把精力放在对疾病的治疗上。你可能想要一个负责补充或者替代服务的医疗人员来帮助你，我诚心地建议你去咨询一位医疗保健医生，也就是一位健康医生，他能够调整、治疗、复原你身体中薄弱的环节。这将会帮助你逃脱“剑齿虎”的控制，改变你目前的观点，并且会改变你对生活中重要事物的看法。

每个人都有薄弱环节，它们主要来自于遗传基因、旧伤、各种压力和生活方式的失衡。加强你的薄弱环节，提高你的自主神经系统的平衡和消化系统功能的平衡，使你的横膈膜功能最大化，供给大脑更多氧气的同时，提高你的能量水平，使身体功能达到最佳状态，并且定期保养你的身体，使身体活动状态良好。把优化身体功能作为你的目标。即使你从来没有实现过这个目标，你也将会迈向正确的方向，并且正在改善有助于你健康的许多方面。这比你忽视自己在提高生活质量和延长生命中所发挥的巨大作用要好多了。

真正的医疗保健是：关心你的健康。它与等着生病，然后利用医疗服务治疗疾病是不同的。它与一些人预防疾病的想法不同，因为这种预防只是采取“早期检查”的形式。真正的预防不仅仅是定期地检查你的血压或血糖，通过检查结果看你是否患病，真正的预防是生活在一种健康的生活方式中，尽量减少出现血糖、心血管和发炎病症的机会。尽你所能使用所有预防和早期检查的方式，避免发生病症。请不要就此停止。不要认为定期的医疗评估本身就能改善你的健康。在你的住所里安装一个感烟探测器是非常明智的。但是，感烟探测器对你和你的家人几乎没有多大的用处，它不能完全使你们遵循一定的规则，因为你们生活在火灾发生机会很少的安全环境中。请你采取积极主动的方式对待你的健康。

温馨提示

请认识到你的“健康计划”与健康保险不同。大部分传统健康保险是在你受伤和患上疾病的时候才给你理赔医疗费的，然而，把它叫做健康保险，会使人们错误地理解为它具有安全的含义。人们可以得到“赔偿”，人们的健康以某种方式得到了“担保”，这样的误解会很容易使人们认为他们不需要再做什么了。请你明白治疗疾病和创造健康之间的区别。

如果你能避免发生重大事故和威胁生命的疾病，你就很可能活到65岁、75岁、85岁或者更大的年龄。但是，一个最大的问题是在什么情况下，你才能长寿？你到年纪很大的时候还能精神振作、身体健康地享受生活吗？按照你的健康计划去做，这样会使一切变得不同。制定健康计划的行动步骤，为自己创建一个医疗保健辅助体系。这样的话，你在计划中所做的每一件事情的成功率都将会提高，提高身体正常功能的医疗保健是“恰到好处”的重要组成部分。

有益于健康的原材料

吃有益于健康的食物不会比吃有害于健康的食物花费更多的时间。健康饮食也许会需要花稍微多一点的时间去购物、进行饭前的准备，也许需要多一点的时间进行细细咀嚼，而不是一口把它吞到胃里。但是，这与购买和准备有害于健康的食物所用的时间不会有明显的差别。请认识到健康的饮食比你想象的还要容易，你不需要从头开始准备每一顿饭菜。

如果你做两个列表，一个是有益于健康食物的列表，一个是有害于健康食物的列表，列表中的项目是很清楚的。首先，健康食物包括所有的食物，如水果、蔬菜、肉、鱼和禽类。人们对牛奶和奶制品、牛羊肉

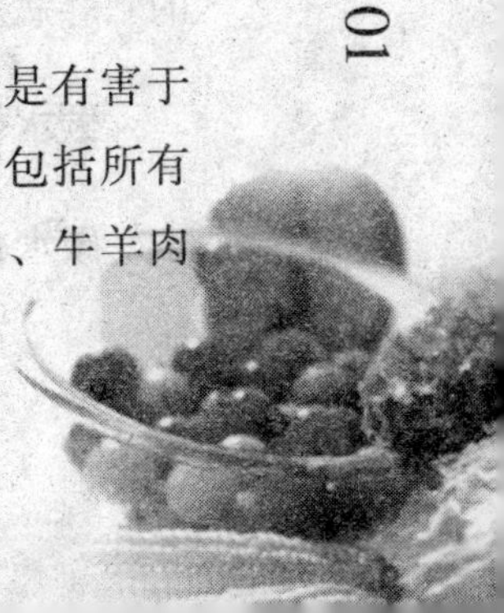

以及鸡蛋有不同的看法，但是，大部分人适量地吃这些食物是有益于健康的。

其次就是人造食物，如面包、松饼、谷类食物和通心粉等，多数人甚至没有怀疑过它们是有益还是有害。

最后一组是高度浓缩的、精制的碳水化合物食物，当某人在进行减肥，并且要计算热量的时候，才会仔细查看这些食物。因为人们通常认为特种饮食是为了减轻体重而制定的必须遵循的一个计划，我想强调的是特种饮食的真正含义是：为了改善健康，聚集你向身体提供的原材料，并且向你的“内部药剂”提供必需的优良的原材料。假如你已经在节食，为了加强某些食物的摄取量，你也许要修改你的饮食方式，因为这些食物在现在乃至以后的 20 年、30 年能提高你的健康水平。

有许多不同的特种饮食，一些可以作为减肥计划的一部分，一些也可以作为减轻某些病症的一部分，如高血压、胆固醇、关节炎或者心血管疾病。高纤维素饮食和低纤维素饮食适合于不同的肠内环境，温和饮食有助于减轻胃肠的刺激。根据血型制定的饮食结构可以减少低级过敏反应，指导人们吃他们不过敏的食物。[1]身体型饮食，是以每个人的腺体结构为基础的，鼓励人们通过提高内分泌系统平衡来改善健康和体重状况。[2]

你会很容易在饮食多选的世界中迷失自己，不知从何处开始。最佳的方法就是，考虑到任何特殊情况或者健康问题或者面对特殊情况时极易患病的遗传体质，甚至你的最佳饮食也许会随着时间的改变而改变的事实。我建议你要探究饮食，并且和医疗保健医生一起合作，他们能够监视和指导你达到最佳的饮食状态。

除了特殊的情况和遗传因素之外，有些综合饮食指导对大多数人而言都很适用。西方文化中两个最常见的饮食杀手是碳水化合物和有害脂肪，这两种物质都会引起心血管疾病、糖尿病、关节炎和当今到处蔓延的肥胖病。

碳水化合物

碳水化合物或者糖类化合物为身体提供重要的燃料，这些燃料来自于地球上生长的水果和蔬菜。不同种类的水果、蔬菜含有碳水化合物的数量和浓度有很大不同。淀粉——如大米、土豆和玉米所含的糖分高于合成碳水化合物，如大多数的绿色蔬菜；精制碳水化合物——如面包、通心粉和带包装的小麦产品——它们的糖浓度高于任何自然生长的食物。

当你消耗的碳水化合物多于作为燃料燃烧的碳水化合物时，你的身体会把大量——过剩的碳水化合物——变成脂肪进行存储。因此，体重大量增加是因为你没有消耗掉过量的碳水化合物，你可能知道这些。但是，许多人还没有认识到这一点。即使那些人的体重没有超重，摄入过量的碳水化合物也会引起其他严重的疾病。当你受到“剑齿虎”的袭击时，人造浓缩碳水化合物会在你的体内产生同样的激素，使神经化学成分发生变化。你每次消耗大量的碳水化合物，尤其是精制碳水化合物，都会使你的身体处于高应激状态之中。即使你没有体重增加的问题，应力和激素的变化也会给你的身体造成重大的损伤。

此外，从精制碳水化合物中获得的能量是突发的、短暂的。它很少能持续一个小时，如果想持续一个小时，你就需要摄取更多的碳水化合物。平均每年消耗精制糖 150 磅的西方人深陷于这个“上瘾”的周期之中，他们每几个小时就得需要糖来维持身体的运动。请记住，健康衰老是一个持久的事件，你不能依靠反复出现的短暂的能量突发来实现健康衰老的目的。短暂的突发能量不仅效率低，而且还会破坏健康衰老的过程。为了你的身体健康和精神健康，要减少精制碳水化合物的摄取量，适量地消耗淀粉，多吃复合碳水化合物，如水果和蔬菜等。

温馨提示

碳水化合物本身无害。在自然状态下，它们提供许多营养成分，并且它们是能量的巨大来源。而人造食物中加入的经加工和浓缩的碳水化合物对人体健康是有害的，这些产品广告上宣传它们是健康的、不同寻常的消费品都是错误的。

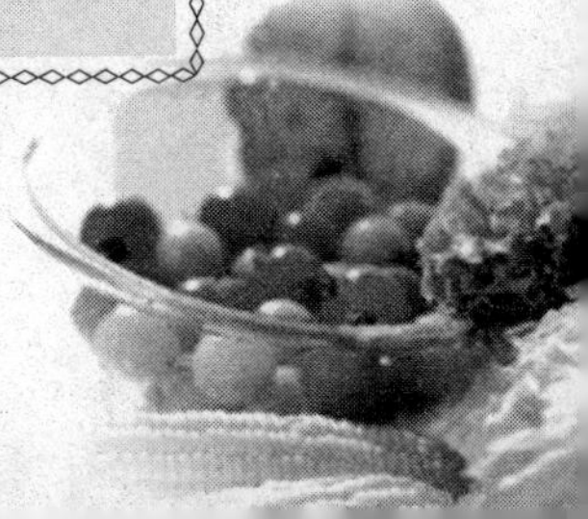

脂肪

健康知识普及

> 人们对脂肪也存在着相似的误解，在20世纪80年代晚期和20世纪90年代早期，出现了高碳水化合物和低脂肪的饮食趋势，给脂肪加上了一个坏名声。人们认为脂肪对人体有害，其实这个观念是错误的。随着碳水化合物的过量摄入，我们可以看到现在出现了许多慢性疾病。我可以断然地说有些脂肪对你无害！即有害脂肪对你有害，有益脂肪却对你有利。事实上，自然存在的脂肪的生物化学名称是必需脂肪酸，它们是身体功能所需要的，并且是身体本身所不能制造的。

人们搞不清脂肪对自己有益还是有害，并且为了增加它们的销量和保存限期，人们对脂肪人为地进行了加工，这使大家更加难以确定它到底是好还是坏了。庆幸的是，现在大多数人已经开始留意到反式脂肪这个术语了，它是人造氢化油——也许我们不了解它的化学成分，但是我们认识到反式脂肪对身体有害，最好不要吃它，我补充一句，“内部药剂”也不能通过反式脂肪而产生有益的化学成分！

尽管自然存在的脂肪本身无害，但是有些脂肪只能少量摄取，然而其他的脂肪可以不限量地消耗对身体也是无害的，因为有些脂肪明显比其他脂肪好。

此外，不同脂肪的消耗率决定着“内部药剂”产生的促炎化学物质和抗炎化学物质的比率，它会升高或者降低炎症的严重程度。每个人都有需要治疗的炎症问题，炎症的出现取决于遗传因素和局部的损坏程度。了解和运用一点不同种类脂肪的基本知识，可以帮助你控制炎症，而不会产生潜在的副作用，也不会出现像药店买来的抗炎药物那样给你的肠胃造成损害。吃恰当的食物，它会成为你的良药。

脂肪基本上可以分为三类。因为技术名称和一般理解中的概念不相关，我们称它们为脂肪 A、脂肪 B 和脂肪 C，你消耗的每一种脂肪都能通过你的“内部药剂”转化为其他化学成分，这些化学成分会影响你的身体，甚至会引发炎症、血小板凝固和高血压等后果。

由脂肪 A 和脂肪 C 转变而成的化学成分可以减轻炎症、降低血压、改善循环，由脂肪 B 转变而成的化学成分可以加重炎症、高血压、血小板凝固等症状。你的“内部药剂”产生的每一种化学成分的数量是你直接消耗每一种脂肪的数量和化学转变所必需的其他特殊营养成分的结果——化学反应把食物转变成能够影响身体生理学的化学物质。

通过消耗脂肪，通过利用拥有的特殊营养成分把这些脂肪转变成有益的化学成分，你可以影响你的“内部药剂”产生的促炎化学物质和抗炎化学物质的数量。健康的饮食将包括大量的脂肪 A 和脂肪 C，最小量的脂肪 B。

然而，西方的饮食结构正好相反！大多数人是伴随着大量消耗脂肪 B，最小量的脂肪 A 和脂肪 C 成长起来的。反式脂肪大量地被消耗掉了，然而它不是营养脂肪，甚至也不属于任何脂肪类别。此外，消耗反式脂肪会破坏“内部药剂”，并且会阻止脂肪 A 和脂肪 C 转变成有益的化学成分，因而，它们潜在的有效作用就被消除了。更糟糕的是，摄取高碳水化合物和因此产生的高胰岛素也会产生一种化学成分，它能把脂肪 A 转变成脂肪 B，增加了体内有害的化学成分，使身体受到的伤害变得更加的严重。

这样就导致在全球范围内出现了大量的毁灭性的慢性疾病、过早衰老和生活质量下降的现象。过度炎症会导致一个人发生关节炎，而会导致另外一个人发生心血管疾病，许多名字以“itis”结尾的疾病正在人类中蔓延。

我还没有解释哪种脂肪属于这三类，因为我想让你明白一个不要有把问题搞乱的饮食偏好的道理，我还想让你明白你还将面临着饮食中出现的脂肪平衡的挑战。虽然，看起来最佳的方法就是不再消耗脂肪 B，而是要消耗大量的脂肪 A 和脂肪 C，并且脂肪 A 和脂肪 C 的消耗总比率和脂肪 B 的消耗比率是非常重要的。是的，如果你想要少量的脂肪 B，更多的脂肪 A 和脂肪 C，那么还要有能把脂肪 A 和脂肪 C 转化成有益的化学成分的良好的身体条件。现在让我们看一下这里有什么含义。

健康知识普及

脂肪 A（欧米伽 6 脂肪）包括大部分蔬菜油，如橄榄油、红花油、芝麻油、花生油、杏仁油、玉米油和黑加仑油等。我们会在奶制品（牛奶和黄油）、肉和鸡蛋中发现脂肪 B。脂肪 C（欧米伽 3 脂肪）主要来自于鱼类和豆类。在每一种脂肪分类中，在某些特定情况下，有些脂肪比其他的脂肪对身体更为有益。

对大部分人来说，健康的饮食，包括摄入每一个种类的某些脂肪，并且脂肪 A 和脂肪 C 的数量要超过脂肪 B。不用说，常见的脂肪失衡是因为脂肪 B 过量。考虑到大部分人都处于脂肪失衡的状态，进行饮食结构改善和补充营养物质就是一个良好的开始。在我们的饮食中，橄榄油和鱼，尤其是海鱼对大部分人都有益。补充另外的油对我们也很有益，如补充亚麻籽油和鱼油，可以增加脂肪 C。除了橄榄油之外，还有能有效补充脂肪 A 的浓缩黑加仑油，因为它含有亚油酸，是脂肪 A 中最活跃的成分。

这些都是关于脂肪的平衡和脂肪的比率。健康比率的解决方案就是增加脂肪 A 和脂肪 C，减少脂肪 B。虽然一些人建议消除脂肪 B，但是，为了保持三类脂肪的平衡，我建议要适量地消耗脂肪 B，大量地消耗脂肪 A 和脂肪 C。除非你有些遗传的原因或者有健康史，自己本身不需要脂肪 B 也可以保持健康，否则你要保持健康的状态是不需要把肉类、蛋类和奶制品从饮食结构中去掉的。

随着时间的流逝，均衡各种脂肪的摄取量是一个好方法，它可以使你身体当中严重的炎症得到减轻，并且可以提高你的健康水平。正确地、定期地进行有氧锻炼，可以刺激你的身体燃烧更多的脂肪，加快这些饮食脂肪转化成自身所需的化学成分，这些化学成分可以影响你的生理机能。这很简单，但是要使它们正常地发挥效用，前提是你必须正确地进行有氧锻炼。

你也许会发现了解非甾体抗炎药减轻疼痛和炎症的方法是很有意思的，它阻止你的“内部药剂”把脂肪 A、脂肪 B 和脂肪 C 转化成它们各自的化学成分，这些化学成分以不同方式影响你生理机能，这样，非甾体抗炎药就达到减轻疼痛和炎症的效果了。因为非甾体抗炎药阻止了三类脂肪的转化过程，又因为只有脂肪 B 能引发炎症，所以非甾体抗炎药能减轻身体的疼痛，由此肯定了脂肪 B 就是引发炎症和疼痛的一个重要原因。换句话说，如果你一直需要阿司匹林或者其他的非甾体抗炎药来控制你的疼痛和炎症，很有可能是因为你体内的脂肪 B 持续过量或者是缺乏脂肪 A 和脂肪 C。

这和短时间、偶尔使用非甾体抗炎药治疗受伤或者其他的急性疾病没有关系。但是，如果你不停地服用非甾体抗炎药，你最好去查看一下你的饮食和脂肪的新陈代谢。达到脂肪平衡，不是一夜就能矫正过来的，并且也许不会使疼痛马上减轻，不会像美国人常规所期望的那样服用药物就会马上减轻疼痛。但是，在很长的一段时间以后，它能给你的生活质量和身体健康带来巨大的红利。

我们可以在不止一个案例中看到脂肪的效力和它们对身体的影响作用，我们都知道有一种镇痛药叫万络（Vioxx），在市场上已经停止销售了，是因为它会引发心血管疾病。这类药主要是通过阻止脂肪 B 转化成促炎化学物质来止痛，大概没有影响脂肪 A 和脂肪 C 的转化过程。这些药品，是非甾体抗炎药昂贵的替代品，夸大它的药效是因为它产生的肠胃副作用较轻，使你能够继续消耗大量的有害脂肪或者继续保持有益脂肪缺乏的状态，而不会出现由脂肪失衡引起的本应表现出来的疼痛和炎症。

虽然我们需要副作用小、更安全、更有效的药物，但是我们更需要

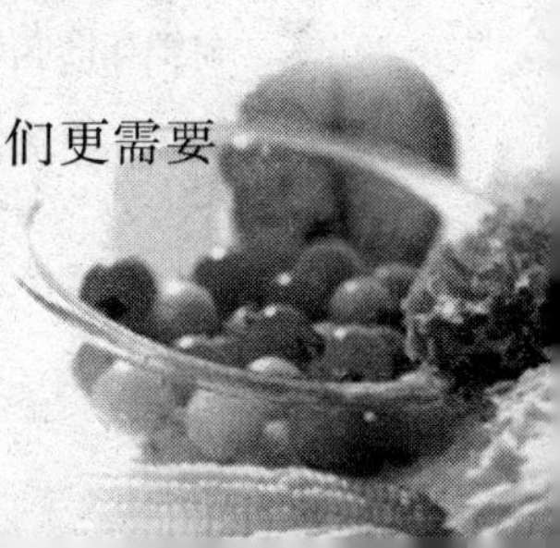

看到身体的生理机能正常，并且能把“内部药剂”作为一种治疗手段，特别是应该作为治疗慢性疾病的首选治疗手段。这些都完成之后，接下来再使用人们生产的药物这个“外部药剂”，并且在必要的时候使用它，用它来增加我们身体本身不能实现的功能，给你的“内部药剂”一个机会，使它能尽可能地产生大量有益的化学成分。你可以通过自己的生活方式安全地完成这一切。这就是所谓的“恰到好处”。

温馨提示

有几种方法，包括血液检查和唾液检查、饮食分析和应用运动学，可以评估必需脂肪的失衡情况。许多整体思维和健康促进医生可以给你做这些检查，他们会用最有效的方法使你的健康达到最优的状态。适用于每个医生的一般规则是：吃较多的有益脂肪，吃少量的有害脂肪，进行运动刺激你的身体，使它有效地把有益脂肪转变成对身体有益的化学物质。

蛋白质

除了碳水化合物和脂肪，其他一类为你的“内部药剂”提供重要原材料的食物群就是蛋白质。虽然有一般的公式，但是根据一个人的血型、身体运动量和消化系统的消化效率等一些因素的不同，每个人摄入蛋白质的最优数量也有很大的不同。

我已经说过，蛋白质食物为“内部药剂”提供必需的营养物质和原材料，并且保持身体正常的 pH 值和酸碱平衡。蛋白质含量最高的食物是肉类、家禽、鱼类、鸡蛋、奶制品、豆类和坚果等。

缺乏蛋白质是很常见的，仔细看一下人们的血液检查就能确定他们体内是否缺乏蛋白质 。体内缺乏蛋白质，通常会使人出现关节疼痛，因为蛋白质通常起到保持关节表面光滑的作用。有时候，他们缺少特殊的氨基酸，它是蛋白质的构件。蛋白质的主要组成成分，是身体用来制造神经传递素的化学成分。因为蛋白质是一种构件，身体把它用于各种不同的用途，一个积极的、爱运动的人，生活在一种高压力的生活方式中，他消耗的氨基酸就会多于一个安静、长时间坐着不活动的人。“剑齿虎”刺激肾上腺素和其他神经传递素的分泌，需要大量的氨基酸和维生素。除非他们摄取更多的必需原材料，否则，长期处于高压力的环境下的人们就会用完更多的氨基酸和维生素，并且耗尽补充的氨基酸和维生素。

既然正常消化对于制造“内部药剂”所需的蛋白质非常重要，那么极差的胃功能是导致蛋白质缺乏的另外一个因素。有胃病的人或者长期服用胃酸抑制药物的人，随着时间的推进，更容易发生蛋白质缺乏症状。饭后出现胃灼热和胃食道逆流是很常见的症状，不是由于过量的胃酸引起的，正如通常假设的那样，是胃酸上升到不属于它的食道里了。人们知道胃酸有几种重要的功能，其中一个功能是消灭进入身体内的细菌，当它们进到胃里，胃酸是消灭细菌的第一道防线。抑制胃酸上升会伤害它的保护功能。

温馨提示

要重视、维护你的良好的消化功能。如果你有胃酸上升到食道的症状，要对它进行治疗。不要忽视它。但是，不要只是服用一些药物来抑制胃酸的分泌。要和医生一起合作，他能提高你的横膈膜和食道括约肌的功能，使胃酸下降到属于它的地方。

至于蛋白质的消化问题，一般的规则是每天吃适量的蛋白质，并且要很好地消化它。要放松身心，当你吃蛋白质时，不要把它和高碳水化合物，如淀粉和糖，混合在一起吃。尽管在许多文化中肉或土豆是主要的膳食原料，但是如果你把它们和复合碳水化合物，如蔬菜，放在一起吃的话，就能很好地完成消化任务。把鱼、肉与蔬菜放在一起吃，比把鱼、肉与米饭、通心粉或者土豆放在一起吃会更有助于消化蛋白质。至于放松，因为当你为了逃避“剑齿虎”，与它赛跑时，你的身体不能消化任何大量的食物，尤其是蛋白质。这种“战或逃”的反应阻止你的正常消化，抑制你的食欲。

至于维护，我建议你每天进食适量的蛋白质。甚至对于一个蛋白质缺乏的患者，我也不建议他进行高蛋白质饮食，除非这种饮食暂时用作减轻体重或者重建肌肉。大多数蛋白质包括大量的脂肪B——来自动物蛋白。除非你也消耗大量的脂肪A和脂肪C，并且从海鱼中摄取大量的蛋白质，高蛋白质饮食持续多年，会使脂肪B摄入过量，加重炎症。高蛋白质也会加重肾的工作负担。如果暂时消耗高蛋白质食物是为了减轻体重，那么体重减轻带来的纯粹的健康改善可能是利大于弊。但是对于健康衰老、身体的能量、身体的耐力、均衡适量的蛋白质、复合碳水化合物和有益脂肪，能够为你的“内部药剂”提供大量优质的原材料组合而言，它却是弊大于利的。

水和液体

健康知识普及

许多人没有喝足量的水。在西方世界，最重要的营养物质缺乏也许是水缺乏。成年人每天至少要喝6到8玻璃杯的水是很重要的，每杯水8盎司，最好在三餐之间喝，最好不要在休息前喝。吃饭时喝水，会稀释消化液，破坏你完全消化食物的能力。因此，水不仅非常重要，选择合适的时间喝水也非常重要。

不管你喝了多少果汁、茶、咖啡或者其他液体，但是，水才是你的身体最需要的。其他饮料实际上会加强你对水的需求。喝水对儿童极为重要，他们越早知道这一点就越好。如果他们渴的时候养成喝果汁、苏打或其他甜饮的习惯，他们今后就会选择人造甜饮，而不会选择淡水。这会使他们永远处于水缺乏的状态，并且永远都想喝甜饮。

有一个好消息给儿童和成年人：味觉是可以改变的。因为经常吃精制糖和甜食、经常喝甜饮，人们的味觉对甜的东西已经习惯了，我们就是这样习惯了首先想要高浓缩糖和人造甜味剂极甜的味道的。由于人造食物和饮料极甜的味道，使你来到这个世界时已经品尝不到自然的味道了。因为从不断地品尝这些味道，你就习惯了这些味道，然后，你就会变得渴望得到这样的味道，最后，你的味觉就变了。

把你的味觉变回来也是很容易的。我曾经治疗过数百位患者，他们说非常喜欢吃糖，并且从来没有停止过吃浓缩糖和人造甜味剂。在进行健康饮食的两到三周后，我鼓励他们吃以前喜欢的甜食，喝他们以前喜欢的甜饮。在没有吃糖的几周以后，差不多所有的人都不太喜欢他们以前吃的甜食了，并且常常会讨厌甜食。

另外，你可以吃一块新鲜的西瓜，品尝它爽口的甜味。但是，如果你首先吃了一碗冰淇淋或者一杯软饮，然后再吃西瓜，你就可能认为西瓜的甜味不浓了。味觉是相对的，味觉改变了，这表明你可以不吃糖了。

如果你经常（每日）消耗精制碳水化合物、浓缩糖或者人造甜料的食物和饮料的话，最好的方法就是至少两周不要吃这些食物。在这种情况下，完善的行为也许就是解决这个问题最容易、最有效的方法。要在至少两周内严格控制你的饮食，能够使你戒掉喜欢吃甜食的嗜好，使你的味觉变得正常，使你的身体不用再分解所有的糖和人造的化学物质。你可能会发现几天之后你对糖的渴望就消失了，并且两个星期之后，你就会发现感觉比以前还好。如果你感到自己战胜了爱吃的食物，就把精力放在你曾经不愿意吃的健康食品上来了。基本的规则就是：吃上帝制造的食物。

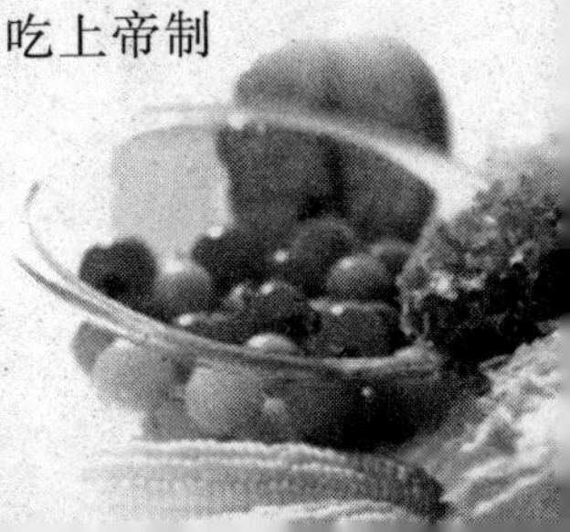

一些身体疾病，如低血糖症，也许需要健康导向医生帮助你，监督你的饮食变化。根据你对糖的渴望程度，使你的神经内分泌系统正常化的治疗能辅助你，并且使你更容易向健康饮食过渡。特殊的营养补充也会有助于你的“内部药剂”正常转化你的生理机能，减少你对糖的渴望。使身体控制它本身的糖调节机制对许多人来说都很容易。但是，对那些长时间消耗过量的糖的人来说以及对那些多年以高肾上腺素的生活方式生活的人来说，使他们摆脱这个恶性循环，这也许是一个很大的挑战，这需要你全力以赴、坚持不懈的努力，并且还需要医疗保健医生的协助。

营养补充

不管你的饮食结构有多好，最好都要补充一些维生素和其他的营养物质。应该补充多少维生素和营养物质，取决于你的饮食质量和有多长时间你吃得很好（并且有多长时间你吃得不好）、你的遗传基因、生活方式、目前的健康和健康目标。

你的生化特性决定着你的“内部药剂”在建造并且不破坏你的储藏量的同时，产生用来对付日常生活中的挑战时所必需的最适合的原材料。此外，某些营养物质的最优比率会更喜欢你的“内部药剂”产生的有益的化学物质，而不喜欢它产生的有害的化学物质。饮食本身很少能满足这个标准，除非你首先处于良好的健康状态下，小心翼翼地选择食物、准备食物、组合饮食、调节你的消化系统的功能。

如果我们的农业用地表层土的矿物质没有被破坏，如果表层土中没有几十年来以化学为基础的农业生产方式产生的有毒的化学物质，我们会非常容易获得营养饮食。我们的土壤损失了活力和肥力，会对人类健康造成巨大的伤害，土壤是我们饮食中另外补充所必需的载体。

同样，许多人造食物和含糖食物需要消耗更多身体营养物质去分解它们，这比补充给身体的营养物质还要多。有许多“负面食物”（negative food），与消耗营养物质相比，消耗这样的食品会损害身体，经常消耗这样的食品容易产生营养缺乏症。

温馨提示

一种或者多种营养物质缺乏会导致身体发生某些症状。一种非常简单、常见的方法是准确地鉴别营养物质缺乏症状，并且通过增加营养物质来矫正治疗。这是一种营养补充治疗方法，特殊的治疗方法用来治疗特殊的病症。但是，这不是需要补充营养物质的唯一原因。

因为身体系统的相互影响、相互联系，维持正常的身体功能需要大量的营养物质。一些潜在的功能障碍会导致一种病症。你的目标不只是解决你的症状，而是要提高身体的正常功能——创造自己的健康。拥有大量营养物质能够使你的身体功能保持正常，然而，缺乏一种特殊的营养物质——如维生素、氨基酸、微量矿物质或者必需的脂肪酸——能够阻止你的“内部药剂”完成化学反应。通过替代和补充的途径，你的身体也许能适应必需营养物质缺乏，并且能完成化学反应，但是这种途径会使你身体的反应过程效率降低，并且耗尽其他的营养物质。这种适应性下降加速了衰老的进程，并且使你更容易发生功能障碍，最终会引发疾病。

大量适用于你的“内部药剂”的原材料与大量的或者不必要的补充原材料是不同的。促进健康和维护健康很少需要任何大剂量的营养物质。实际上，摄取大剂量的维生素和营养物质，要让身体能够有效地调节它们，这对身体而言是一个挑战，因为一种大剂量的营养物质能够刺激一种特殊的化学途径需要更大剂量的其他营养物质。如果其他的营养物质难以获得，效率低下的辅助途径再次成为唯一的选择，并且也许辅助途径会依靠其他难以获得的营养物质。

摄取大剂量的少数几种营养物质——我很少推荐的方法——和常见（并且安全）的小剂量补充各种不同的高质量、生物活性营养物质是不同的。大部分人会从后一种方法中受益，这种方法可以为人体提供食物中

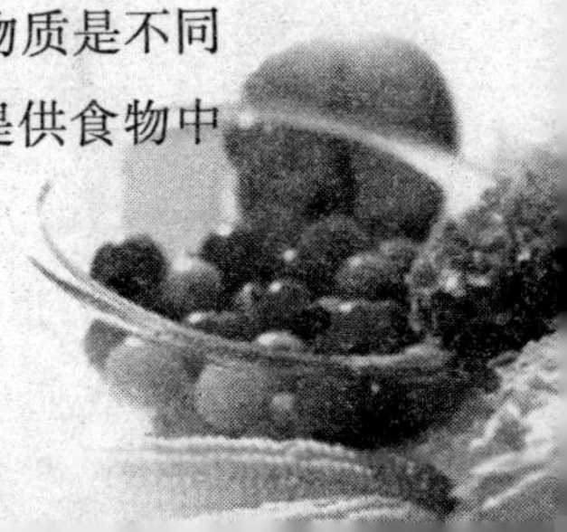

不含有的许多的营养物质，还可以提供由于生活方式致使身体所需的营养物质，这种方式提供的任何一种营养物质都不会加重身体的负担。

高剂量的维生素 E［每天超过 400 IUs（国际单位）］的效用高于低剂量的维生素 E，你摄取的维生素数量决定了它的效用。例如，较少剂量的维生素 E 有助于降低血压，而每天摄取维生素 E 的剂量超过 400 单位会使血压升高。摄取较少剂量的维生素 E 有助于减轻炎症，而较高剂量的维生素 E 会阻止“内部药剂”分泌抗炎化学物质，并且会导致炎症的加重。在我的整个职业生涯中，我已经减少了许多患者的维生素 E 的摄取量，这些患者都曾经受到了典型的“多就是好”的思想的影响。

因为摄取高剂量的维生素 E 会使某些健康问题加重，一些人担心维生素 E 是有害的，这种担心是不正确的。这种误解会使人对服用维生素产生恐惧的心理。一项研究表明，增加维生素 E 的摄取量，不会降低年龄至少在 55 岁并且有血管疾病或者糖尿病的患者发生心血管疾病或癌症的发病概率，这种解释好像表明维生素 E 是没用的。[3]然而，这项研究并没有对一个健康的人因缺乏维生素 E 是否会容易发生心血管疾病或癌症这个问题给出答案。在这个问题的正确答案出现之前，我们还是要谨慎地摄取适量的维生素 E。

一些基本的低剂量的营养物质对大部分人来说都是安全、有益的。我提出这样的建议不是根据个人的需要，而是根据我们的生活方式可能需要这些营养物质，但是我们的饮食又不能充分地供应这些营养物质。它是一个基点，是适用于各种年龄的多数人的一组普通标准。

对于一般人，我极力建议良好的饮食补充应包括：

（1）多种维生素；

（2）复合维生素 B；

（3）矿物补充剂；

（4）必需脂肪酸，如我们以前讨论过的鱼油或有益健康的复合物。

从这一点出发，但是不要停留在这一点上。这只是一种能补充良好饮食、为你的“内部药剂”提供必需成分、防止营养物质缺乏的基本方法，营养物质缺乏会引起目前出现的适应反应，以后会引起健康问题。然而，如果你已经出现某些营养物质缺乏和失衡，你最好去确定并且解决这些问题。你可以做血液检查、尿液检查和唾液检查，让保健医生给你做个评估，他们会向你提供能够提高你的生理机能的某些建议。传统的观点是从消除疾病的角度看待血液检查，这不同于以健康为主导的观点，它是为了优化身体功能。我同时用两种观点看待血液检查结果，并且会告诉你以健康为主导的观点在评估实验检查时，会使用更加严格的标准。

对于复杂的健康问题，我要单独检查和评估每个患者，回顾整个实验检查过程，对患者进行治疗，提高他们的身体功能，然后再根据个人的生理机能特性建议他们补充不同的营养物质。通过定期地重新评估，我能监视患者的身体发展情况，并且向他们提出更多的建议，鉴别身体的脆弱环节并且使它们的功能加强，这是一个持续的治疗过程。如果治疗、饮食、营养补充和生活方式改变都起到了一定的作用，实验室检查将会显示出身体已经得到改善的结果。如果检查结果表明没有明显的提高，就需要进一步改进治疗策略了。

你的饮食越好，身体的功能就越好，需要的营养补充就会越少，一个人身体功能失调常常会出现一种或者多种基本的营养物质缺乏，如锌、镁、硫胺（维生素 B_1）、核黄素、维生素 D、叶酸（维生素 B）、钾、钙和其他营养物质等。去咨询一位能够提供个体特性评估的医疗保健医生，他会给你进行健康状态的评估。

食物过敏

在讨论原材料时，谈到的另外一个主题是食物过敏，如在前面提到的约翰的病症。因为身体的这些反应不一定是经典过敏反应，我们应该更准确地称它们为“敏感反应”，身体会发生多种“敏感反应”。因为有些延迟反应通常不会有生命危险，人们经常会忽视它，并且它是非常不

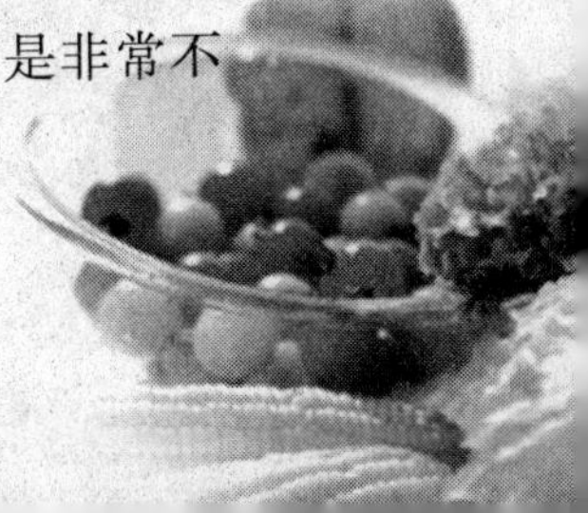

容易鉴别的。在吃完一种食物后的一两天才会出现这种过敏症状，有时候是多次吃一种食物后才出现过敏症状。然而，它们通常会引发慢性疾病。因为它们引发的反应会攻击身体的各个部位，攻击每个人身体部位的不同取决于个人的基因，它们通常会导致关节痛、头痛、皮肤病、背痛以及消化疾病和典型的过敏症症状。

如果你的身体长期处于疼痛或者正在经历疼痛或者有其他的健康问题，要想到也许是你经常吃的或者喝的东西引起了当前的反应或者长期的症状。也要考虑到这样的可能性，如果你的身体对吃的东西有反应，会引起关节发炎，例如，引起心血管系统炎症和血管炎症。这些反应日积月累就会形成长期的疼痛和长期的炎症，这会严重损坏你的身体，并且会导致你长期依赖抗炎药物。

在食物过敏的病例里，你的“内部药剂”对你消耗的、能够为身体提供有用原材料的正常食物是不起反应的，它对那些含有有害杂质的食物和饮料会发生反应，因为身体应该消化并且利用这些杂质，但是却没有适当地消化和利用它们。接着发生的反应就是有害化学物质会产生使身体出现袭击自我的现象，这就导致了炎症的发生。解决它的办法是消除触发炎症的病因、帮助“内部药剂”控制身体正常磨损过程中发生的所有炎症。

你怎么知道是否所有的食物对你都有不利的影响呢？经典过敏测试不总是能评估你身体的延迟反应。但是实验室检查能够单独评估血液和唾液或者同时评估血液和唾液，能给你一个准确的评定，评定食物过敏是否是你发生慢性疾病的原因。你的医疗保健医生会利用这些检查和其他方法来评定你发生慢性疾病的原因是否是食物过敏。因为一个人的血型会减轻他对某些食物的反应，彼得·J·达阿德摩博士（Dr. Peter J. D'Adamo）在他的《配合血型，吃得正确》（Eat Right for Your Type）中提到的血型饮食疗法对许多人都很有益。

温馨提示

食物过敏经常和你吃或渴望吃的食物有关。如果你有慢性疾病，查找一下你的饮食，也许有些食物引起了你的疾病。在几周内不要吃这种食物，看看病情有没有变化。

为健康投资 5 个小时

你已经承诺把每周休闲时间的 10% 或者每周至少 5 个小时，用于进行减轻压力和健康的促进活动。让我们找一种方法，使你的 5 个小时达到效用最大化，能在你的生命中创造尽可能多的平衡，能够帮助你的“内部药剂”完成它最重要的工作。

你现在每周有 5 个小时去使用具有创造力的高效的方法去提高你的健康水平和生活质量！做出这个承诺，是你迈出的重要的一步，你也许想问自己进入了一种什么样的状态。答案很简单：你每周将花 5 个小时用于自己选择的某些身体运动和思想活动，这将会很有意思。它是你自己的健康计划，你面对的唯一难题就是遵守你的承诺。不过，要记住首先要向自己支付。在每周的日历里安排好这 5 个小时。当出现时间冲突时，你要避开已经安排好的与自己的约会，因为你现在要把健康放在第一位。

把 5 个小时中的 4 个小时用于身体锻炼是很重要的。因为它会使你的身心受益，其中至少 3 个小时用于有氧锻炼，1 个小时用于肌力锻炼。保留好用于运动的 5 个小时，运动能减轻你的压力，能改变你与日常生活中追赶你的“剑齿虎”之间的关系。

有氧运动

既然有氧运动是时间投资中最大的一项投资，首先让我们来看一下有氧运动。你愿意燃烧完身体的脂肪甚至降低你的胆固醇和血脂吗？你

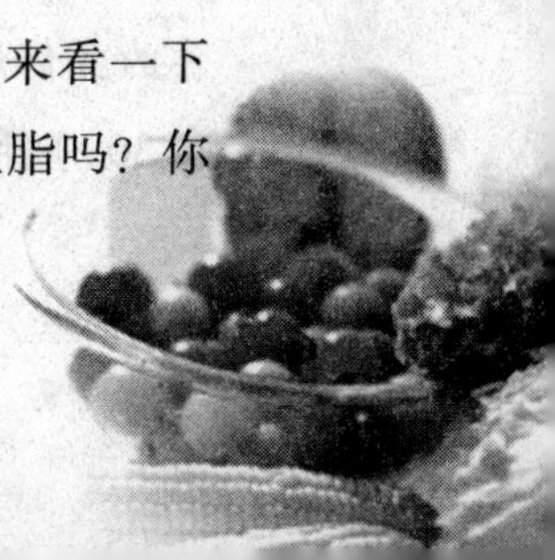

愿意有更多的能量，并且增加你的“内部药剂”产生的抗炎化学物质吗？有氧运动是脂肪燃烧运动，锻炼你的身体使它有效地燃烧脂肪。

一种运动进行到什么程度是有氧运动，这取决于你的心率或者说你的心率在运动中有多快。如果你的心率太快或者太慢，你进行的运动就会变成厌氧性大于有氧性的运动或者是糖燃烧运动。有氧锻炼的测验由三部分组成：准备活动、有氧运动范围和整理运动。让我们首先建立正确的心率范围，它将会使你从有氧运动中获得最大的好处。

为了计算你的最佳有氧范围，请使用我在前面提到的马菲图恩博士的“180公式”。首先，用180减去你的年龄。得到这个数字，再按如下的方法：

- 减去10，如果你有严重的疾病或者大病初愈或者定期服用某些药物。
- 减去5，（a）如果你以前不锻炼；（b）如果你已经进行锻炼，但是受伤了或者没有进步；（c）如果你有过敏症或者经常感冒。
- 减去0，如果两年来你坚持锻炼每周至少4个小时，没有受伤，并且一年中感冒不超过两次。
- 加上5，如果你坚持锻炼了2年而没有受伤。

现在，你得到了一个数字，它是在10以内范围变化的最高数字。这个范围就是你的最佳有氧心率或者这样的心率能使你的有氧锻炼达到最优化。

例如，如果你是40岁，从180中减去40，得140。如果你多年没锻炼了，再减去5，得135，把它作为在10以内范围变化的最高数字，就是125至135。你在锻炼的时候心率应该在每分钟125~135次之间，这会使你的身体燃烧更多的脂肪，转变成能量和有益化学物质。如果你每天进行30分钟这样的锻炼，你的身体燃烧的脂肪将会多于一天中其余23.5个小时燃烧的脂肪，包括你睡眠时的时间，结果你只用半个小时就燃烧了需要23.5个小时才能燃烧完的脂肪。

在你的有氧锻炼范围内，要用12分钟到15分钟的运动改变你的肝脏活动功能，提高它燃烧脂肪的能力。这就是说你每天至少要有效地锻炼30分钟，包括5分钟到7分钟的准备活动和5分钟到7分钟进行整理活动。准备活动和整理活动阶段是一个过渡阶段，在这个阶段你的心率会发生变化逐渐从静止心率、平均每分钟72次，变化到有氧心率，然后再回到静止心率。准备活动和整理活动阶段对于你的安全和使你从有氧运动中受益，是非常重要的。

对于准备活动和整理活动的误解是许多人在运动过程中造成身体损伤的主要原因。一般人认为准备活动就是伸展肌肉或做些放松的活动。当你的心率从静止心率变化到运动心率的时候，准备活动确实会改变你的血液循环。当你处于静止心率的时候，你的一部分血液会输送到你的内脏器官，而你在保持心率较快的状态时，你要从供应给内脏器官的血液中转移出一部分血液输送给肌肉。不进行适当的准备活动就转换到有氧心率，这样的心率转换过程太快，会发生两种严重的身体损伤。

第一，如果身体还没有来得及加快血液循环来适应强烈的运动变化，就会使肌肉更容易扭伤或拉伤；

第二，血液从你的心脏、大脑和其他内脏器官突然地转输出来是非常危险的。我们都听说过有人在起跑的时候就出现心脏病发作的病例，那种不幸的事件经常发生，就是因为没有进行适当的准备活动而造成的。

在准备活动和整理活动阶段，培养你的身体安全有效地过渡到循环系统变化中。至少用5分钟到10分钟的时间进行整理活动，把供应给肌肉的另一部分血液平缓地转输到你的内脏器官里去。这会使肌肉更加有效地消除在锻炼中产生的废物，大大地减轻了肌肉的僵硬和疼痛感，极

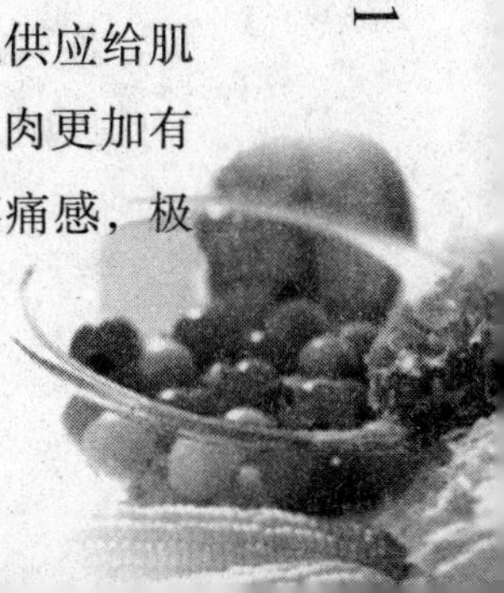

大地减少了在整理活动中肌肉没有适当放松而受伤的危险。如果你拿出45分钟或者更多的时间进行有氧锻炼，你进行准备活动和整理活动时，每个阶段至少要用12～15分钟，有氧运动范围要用15分钟，这样会使身体更加受益。这个过渡时间也能极大地发展和提高有氧（脂肪燃烧）系统的效率。但是，你不必把进行有氧运动范围的时间限制在15分钟。只要你能保持有氧运动心率，30分钟或者更长的时间会增强脂肪的燃烧量。

如果你已经习惯了在心率较快或者不进行准备活动的状态下进行锻炼的话，你也许想知道是怎样完成这样的锻炼的。你以前在心率较快时进行锻炼，会使你的肾上腺素快速分泌，因为这样是厌氧运动或者是糖燃烧运动，它会刺激你的身体发生像受到“剑齿虎”袭击时出现的那种反应。也许你使锻炼强度增加了，燃烧了一些热量，增强了肌肉的力量，但是，你的身体会为此付出多大的代价？如果你的遗传基因良好，并且肾上腺强壮，也许你能够多年持续这种锻炼而没有受到伤害。然而，这种方法对进行短暂突发运动很有效，它能抑制你身体的脂肪燃烧能力和耐力。在某些时候，不进行准备活动和整理活动的锻炼，会使你出现乏力、低血糖、皮质（甾）醇增高、焦虑和嗜睡症状。除此之外，肌肉与骨骼的疼痛与受伤的概率会加大，糖燃烧锻炼会增加你对额外营养物质的需求。

与厌氧运动相比，有氧锻炼通过锻炼你身体燃烧脂肪的能力，使你恢复精力，产生更多的能量和抗炎化学物质。有氧运动是减轻压力、抵消一天的压力，而不是增加压力。当你做了适当的准备运动后再锻炼，可能不会使肾上腺素分泌加快，坦白地说，你不会出现这种情况。如果这听起来像是在吓唬你，那么，首先要细想一下你为什么会锻炼，你希望从锻炼中获得什么。身心健康和身体强壮不是一回事，你身体强壮的时候却不一定身心健康，但是，如果你按照本书中提到的锻炼计划去锻炼，你就能提高你的身心健康水平，使身体变得强壮。这需要遵循几种特殊原则，并且要坚持锻炼，才能收获健康的红利。

健康知识普及

请记住，你每周至少要进行3个小时的有氧锻炼。选择一种能使你逐渐增加心率，并且能把心率保持在有氧运动范围要求的心率之内的运动。适合这个标准的一般运动有：散步、跑步、骑脚踏车、游泳、溜冰、划船和有氧运动课程（尽管它们偏向在心率较快时进行运动）。

有两个准则可以使你不费力气地进行有氧锻炼：第一，选择你喜欢的运动；第二，无论是哪一种运动都可以。积极乐观地进行锻炼，你对这种运动越喜欢、越感兴趣，你就越盼望进行这种运动，它就会成为你一天中最快乐的事情，你就会使自己的身心受益更多。

交替进行不同的运动是个好主意，例如，每周散步或跑步30分钟，并且进行3次锻炼，骑脚踏车30分钟，并且进行3次锻炼。你一周能进行6次30分钟的锻炼或者4次45分钟的锻炼，这样算起来仍然是3个小时的有氧锻炼。只要你每次保持最少15分钟进行有氧运动范围的锻炼，适当地进行准备活动和整理活动，你就可以选择任何形式的时间组合和运动的组合。如果你最低每周做3个小时以上的运动，效果会更好。要保证把每周最低的3个小时安排到你的日程安排中去，保证实现你的承诺。

我建议使用心率监测装置。最简单的心率监测装置包括心率监测腕表，它从戴在胸部的带子那里接收信号，这个信号和心率一致。在我的网站 www. start2health. com 或者体育用品商店可以买到这些心率监测装置。买一个普通、便宜的监测器，如果你计划游泳，你就需要买防水的。结构复杂的监视器有很多功能，质量非常好，能达到或者能供专业的运动员在训练时使用的水平。但是，我看大许多人不用心率监测器，因为这些高端监视器对于初次接触的人来说使用的方法不容易被掌握，所以他们不喜欢使用。花不到100美元，就能买到普通的且质量好的心率监测器，并且你可以使用许多年。

肌肉强度与灵活性

其他1个小时的身体锻炼可以强化肌肉，增加你的灵活性。运动的目的就是强化你的肌肉，有助于保持肌肉的强度和弹性，也能有效地刺激你的新陈代谢。每周多花1个小时以上的时间进行锻炼会使你收获更大，你可以通过很多方式进行这一类运动，如传统的举重训练、积极的瑜伽锻炼、普拉提锻炼课程。至少每周花1个小时进行运动，可以1小时为1个时间段，也可以0.5个小时为1个时间段，共分2个时间段进行锻炼或者每天花10分钟，1周6天共计1小时。

如果你不确定你要做什么运动，那么仔细研究一下你的选择。向当地的健身俱乐部或者私人教练咨询是否有可能进行体重训练。许多健身俱乐部为了使人们熟悉他们的健身设施，都提供免费入场券和介绍性的套餐，参加一次瑜伽推荐课。你也可以从书上了解瑜伽，但是参加瑜伽课对你会更安全，上课的效果会和你所想象的不同。自从人们发现瑜伽运动有刺激身体、使身体平静、精神集中的效果，热爱瑜伽的人就越来越多了。它会成为你一周中最高兴的事。如果你想提高你的核心肌肉的强度、姿态和姿势或者你的身体受过伤并且想使身体复原，普拉提是你较好的选择。仔细研究一下你的选择，在定期锻炼的基础上每周再加至少1个小时的时间进行锻炼。一旦你决定做哪一种类运动时，把它加到你的周历中去。

心理健康1个小时

心理健康这一类锻炼是自由的，适合你的个性和喜好就行，它可以使一个人放松和减轻压力，但是，也许它却是另外一个人不能容忍的事情。这个目标很简单，就是给自己1个小时的时间，完全脱离任何“剑齿虎”的攻击，或者甚至不去想它们。这1个小时就是使自己生活在现在的世界，就是使自己完全融入自己喜欢的、令人鼓舞的事情当中。

即使只有1个小时能够处于自我控制、平静和正常的心态，也能转变你的“内部药剂”的分泌状况，你正在有效地改变你与“剑齿虎”的关系。

看一看娱乐这个词，它确实具有重新创造的意思。你的生活方式对健康和幸福的破坏越严重，你就越需要重新再创造破坏的部分。值得庆幸的是，大部分人发现消遣能够给我们提供重新恢复精力和调整心智的机会。真正的娱乐，不仅仅是消遣。它是健康的滋补剂，并且可以恢复人的精神。我知道人们坚持把购物和看足球赛作为他们的娱乐活动，也许这些活动确实对他们有益。不要着急，我并不建议你每周花1个小时的时间去购物或看足球赛。

相反，找一些令人放松的、令人鼓舞的和动态学的“生命能量”相关的运动。这听起来似乎有一点荒谬，但是，让我举几个例子。按摩、冥想和放松技巧都是这一类运动中很好的运动形式，很多成年人已经忘记了怎么去运动，只要是没有竞争的运动就适合他们。不是说竞争不好，在不刺激他们肾上腺应激机制的情况下，他们就不会进行任何比赛。这一类运动的目的是阻止应激机制的活动，使你自己完全融入自然、徒步远行或者在湖边散步，对许多人来说，都是令人放松、激励人心、激发灵感的活动，然而，对其他人来说，也许是一种无聊、不安定的活动。我们的身体与大自然的频率的和谐共鸣会为我们带来很大益处，大自然的频率是我们在自然环境中感受到的一种力量。文化体验，如悦耳的音乐、戏剧和艺术，对许多人的健康都有益处。每个人与自然和能量都是以某种方式相联系的，要为自己选择一种能够发展这种联系的运动。

一部好电影或者一本好书，就算是事先录好的音乐，也可以算是这一类运动的延伸部分。它们也是一种很好的运动方式，但是，它们不能使你摆脱每天的活动准则，除非你对它们有非常例外的体验。如果你真

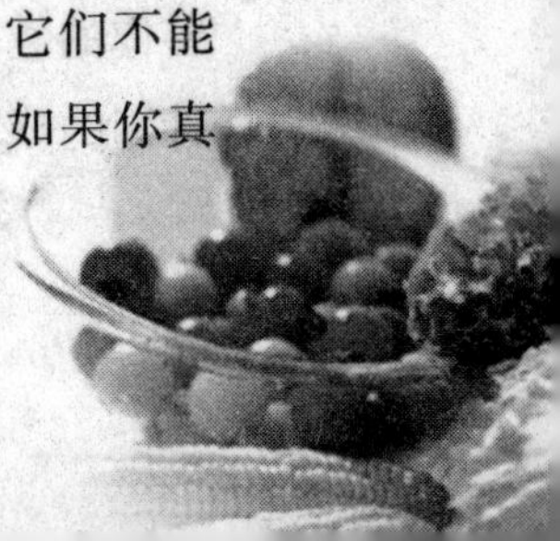

的感到那些方法中有一种绝对令人放松、能够减轻压力，你可以使用那1个小时进行你喜欢的运动，不要犹豫，把它安排到你的日程中去。

一些运动同时属于多种健康促进活动范畴。瑜伽的大部分锻炼方式可能属于多种运动范畴，因为它包括增强活力功法、简易强健功法、有氧组合和静坐瑜伽，它能使人安神定绪、减轻精神压力，也能加强肌肉强度和身体的柔韧性。你也许喜欢把每周的5个小时都用于瑜伽锻炼。但是，花至少1个小时到2个小时进行不同种类的活动，可以保持运动的多样性、动态性和有趣性，这样对你会更有益。

温馨提示

把你喜欢的娱乐活动——能使你放松、恢复精力和激发灵感的活动，都列在一个单子上，每周至少安排1个小时进行这些活动。如果你愿意，你可以交替进行锻炼，但是，要把至少一种或者多种运动安排到你的周计划中去，并且要让自己守约。

重点总结

1. 你正在为了创造时间进行时间投资。特别是，把你每周休闲时间的10%投到健康促进活动中。这种时间投资会改善你的健康，这就是你创造可以享受未来的“黄金时间”的方法。健康生活也会使你马上受益，例如提高你的工作效率，提高你的生活质量。

2. 现在，你有了一个健康计划，包括一个“健康资产”和“健康负债”列表以及一个活到65岁、75岁和85岁的健康目标。

3. 你处于身心一致的状态，想要变得健康，想要每周花5个小时改善你的健康。如果你发现自己不能遵守自己的承诺或者破坏了自己健康计划的成功实施，你很可能发生了心理逆转。你可以进行自我检查，检查方法有，向前弯腰检查方法或者使用一边说一些内容积极的句子，一边叩打手掌外侧的穴位的检查方法。如果发生心理逆转，最好和一位健康医生一起合作治疗，他能更加精准地重新连接你的“电路”。做使你精力集中，有利于你保持每周进行健康投资的任何事情。

4. 和保健医生一起合作治疗，他会帮助你鉴别、加强你身体的薄弱环节。制定一个能继续优化身体功能的保养计划，创建和维护自己的健康幸福。请记住，“你吃的是你得到的”这句话不正确，“你吸收的才是你得到的”这句话才正确，并且这完全取决于你的身体功能的好坏。

5. 通过调节饮食和补充营养来消耗健康营养物质。向你的“内部药剂”提供它产生良好化学物质需要的原材料。如果你已经发生慢性疾病，要考虑到，并且检查是否是因为你定期吃的食物刺激了你的身体，产生了反应，从而导致了疾病的发生。

6. 最好在三餐之间喝大量的水。

7. 在你的周计划中每周安排至少 5 个小时，并且利用这 5 个小时改善你的健康状况。如果可能的话，最好建立一个至少 3 个小时到 4 个小时不变的日常计划，根据其他事项来分别安排每周的 5 个小时。在这 5 个小时中，至少有 1 个小时，要留给自己。如果确实有必要，你可以重新安排你的计划。但是，在重新安排完的那一周，你必须守约。每次安排好一个月的计划是非常有效率的或者至少每周制定一个时间表，安排好下一周的约会。星期日或者晚上是制定计划的最佳时间。

8. 这 5 个小时能够极大地影响你的“内部药剂”，使它利用你提供的原材料产生良好的化学物质。你至少用 4 个小时中的 3 个小时进行有氧运动，你还应该准备一个心率监视器。把它当成礼物送给自己或者就把它作为一项智慧投资。用其中的 1 个小时进行肌肉锻炼，把 5 个小时看作是一种娱乐、一种对运动的投入，可以使你精力恢复、灵感迸发，使你的精神面貌焕然一新。

因此，你有一个简单的计划可以执行，这个计划可以延长你的生命，也可以延长身体器官的使用寿命。新的生活方式不能消除因年老而导致

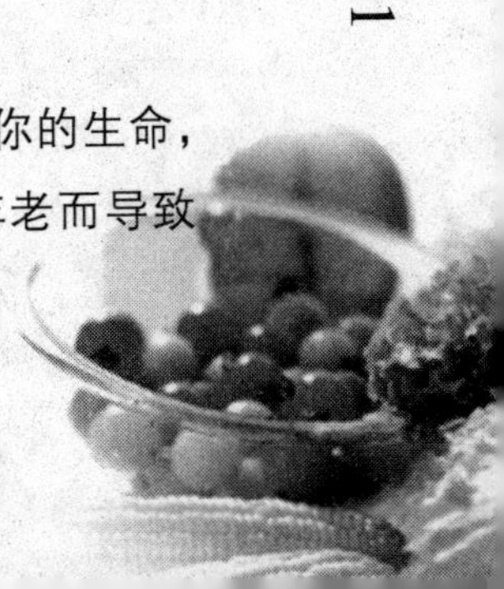

的健康衰退，但是会延迟它的发生时间，这种健康衰退会严重破坏你的生活质量。如果你按照这个健康计划做，你确实能创造出“黄金时间”——这是一个唯一能够改善健康的方法，聪明地投资你的时间。

毕业庆典

实施健康计划后的第一个月，我们以你的成就为荣。现在举行一个小小的毕业典礼！尽管你也许仍在探求其他不同的健康促进活动，仍在寻找不同的医疗保健医生，正在改进你的饮食，不管怎样说，你完成这个健康计划的第一个月是值得纪念的。你将完成健康计划中最具挑战性的一部分，这会有助于你保持自己的承诺。你将享受新计划带来的好处，这只是个开端！你已经制定了健康生活方式的日常计划，你将用一种新的方式使用医疗健康，你将定期地把休闲时间中至少10%用于你的健康投资，这个健康投资将会继续增加、发展，等着你来使用，在你准备退出的时候，它会为你提供延长的生命和高质量的生活。

然而，当你到65岁、75岁、85岁的时候，你就真的毕业了，当你的健康基金到期的时候，除非有不可预料的情况出现，否则你就能实现你的目标，真正能够体验到“黄金时间”和健康生活的价值。不管你的条件怎样，当你到达这个里程碑式的生日的那一天时，与你没有创建和遵循这个能为你的“内部药剂”提供营养物质的健康计划相比，你会显得更伟大。

后 记

你的健康计划和新的生活方式比你所认识到的还要重要。你现在所做的一切都是值得纪念的：你不仅改善了健康，并且还提高了生活质量，你正在支持一项期待已久的我们如何看待健康和疾病的转变，这种转变已经非常接近它的“引爆点”。健康和保持生活的青春活力很具有感染力。你正在增强能够无限地、积极地影响到一个国家乃至整个世界健康的重要实力。

正如本书在第一章所述，2004 年春天，世界卫生组织集会日内瓦，公开宣布两件震动全球的转变：第一，现在世界上身体超重的人比营养不良的人还要多；第二，传染性疾病不再是世界上引起死亡的主要原因。[①]在控制传染疾病方面取得了巨大进步的同时，这个全球性的转变提出了这样一个问题：“我们从这里出发会到哪里?”制药学和技术上的进步引领我们发展到目前的这个水平，它们不再是我们接下来遇到的一系列挑战的唯一解决方案。我们接下来遇到的挑战多数与慢性疾病有关，而不是与急性疾病有关。治疗这些疾病要从有害食物过量和有益食物缺乏这两个方面考虑。

是到进行矫正治疗的时候了。创造健康必须要先于治疗疾病，这很简单。我们不必抛弃对治疗疾病所有的了解，我们会尊重并且利用这些伟大的发展，我们必须完全地把我们对创造健康和对治疗疾病所有的了解融合在一起。首先，我们必须把注意力转移到创造健康的问题上；其次，在必要的时候，治疗疾病。也许你没有天天听到这些消息是因为没有一个集中的、有组织的团体从身体变得健康的人的身上获利。

既然你已经阅读了这本书，并且充满希望地按照我提出的健康计划

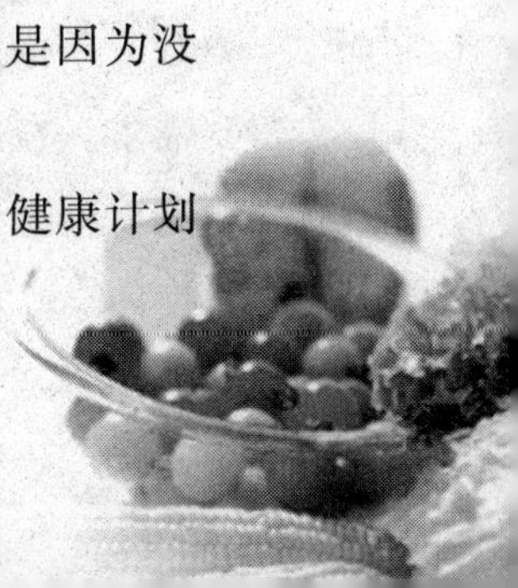

和健康生活的建议去做了，而且你会继续实施你的计划，那么，我想要你理解它真正的含义。我授课、辅导其他医生、鼓励健康计划并且写了这本书，因为我把它看作为一个医生的责任，作为一个医生就应该教育人们、与人们分享事实、为人们提供追求真理的选择。作为一个整体治疗医生，我的观点是偏向于矫正身体，使它的功能正常，从而能治疗自己；同时也主张教育和指导患者，使他们拥有一个健康的生活方式，使他们尽量不破坏身体的正常功能。使人们健康是一回事，使人们保持健康又是另外一回事，这通常比它应有的难度更大，形成这种困难的最大原因可以追溯到人们对健康和疾病的根深蒂固的文化态度中。

还有一个重要的例子，是关于人们对衰老的一般态度。最具代表性的是，当一个人发生关节疼痛时，第一个反应就是：“唉，我想我变老了。”如果关节继续痛，并且还会发展到其他关节疼痛，常见的反应是：“我也许有关节炎，因此，我需要吃药。”然后，问题就来了，“我应该吃哪一种药？”“谁来支付药费？”这是典型的老式“治疗疾病”的方法，许多人企图把它用到慢性疾病的治疗上来，完全是因为它能有效地治疗急性疾病和传染病。

我们的态度都属于这种态度。然而，在创建和实施你的健康计划的时候，你不仅要与那些以前对待疾病的态度分开，而且你还要加强对待健康的新的态度。我们还把关节疼痛当作例子，从健康的角度问一些不同的问题。第一个问题是：“你的身体出现了功能障碍吗？如果是，身体出现了什么功能障碍？什么治疗可以矫正它？”下一个问题是：“是什么引起我的疾病？是我正在做的事情或者我没有做的事情引起了它的发生吗？”另外一个问题是：“谁能帮助我回答这个问题，改善我的身体的功能，并且指导我做能够矫正这个问题的任何事情？”

你能看到这些差别吗？尽管如此，看电视的成人和儿童每天接收到数千条信息，这些信息使他们用某种特定方式去思考他们对各种药物的需求。在未来，你每一次看到药品的广告，你都会改变你的反应。而不是立刻想到：“我真的需要那些药物吗？”问问自己，为了帮助你的身体控制那些出现的可疑的症状，是否有一种方法能够使你的“内部药剂”产生更多有益的化学物质、更少的有害化学物质呢。

如果是因为有了慢性疾病，你开始想长时间甚至是终身服用任何一种药物，你也许要做一个关于自己代价和益处的分析。一定要包括可能存在的、有害的副作用使你付出的极高的代价。人们常被深深地灌输一些思想，相信只要从现有症状带来的痛苦中解脱出来，暂时不考虑副作用给现在和未来健康造成的破坏，一切事情就都很正常。但你要考虑到你面临的选择比寻找另一种更安全的、能够消除症状的药物的这种选择更多；你的选择是关于如何变得健康的选择。当把拥有健康的益处放到任何关于代价或益处的讨论中，它就会具有自己的生命力和影响力。

当你把注意力首先放到健康上时，要问的问题从“我应该吃什么药?”变成了“我能做什么?”你把精力用于向健康的方向发展，而不是把精力用于逃离“剑齿虎”的追击。你开始计划并且创造你想要的未来，而不是仅限于保全自己的生存模式。

这需要你极大地改变自己对健康和疾病的看法，矫正治疗的时代即将来临。不管你有没有意识到，大规模的医疗保健业最终会成为一个消费者带动的产业。在文化态度和文化信仰的影响下，亿万美元会用于医疗保健。因为人们变得更加关心健康，所以经济发展也会更加关注健康，你的选择带动了整个市场。补充与替代医学的巨大增长，是因为数百万的人使用了这种服务。我们这样做不仅是补充与替代医学的治疗效果，而且还是因为它和我们的整体健康理念始终保持一致。[②]

当健康和“黄金时间”成为你最先要考虑的事情时，你将会从不同的角度看到许多问题。当我们的目标是整个国家的健康时，从我们环境毁坏的真实代价，到化学农业生产使食物中的营养物质损坏；从艺术基金，有利于我们成为更加平衡、全面发展的人，到体育教育和运动项目基金，有利于向青少年讲授体育锻炼的重要性——这些都成为显而易见的、非常紧迫的、首先要考虑的事情。

当你继续实施你的健康计划，并且鼓励别人制定和实施他们自己的健康计划时，你和他们的生活就会变得更加美好。要告诉别人行动得再晚也不为过，维持和重新恢复你对健康的关心，继续创建一种为你自己和你所爱的人提供营养物质的生活方式和医疗保健支持系统。每个人进行这些工作时，使用的方法都会不同，但是却持有一种共同的标准，你的生物化学特性表明你必须探寻一种对自己有效的选择。一些医疗保健医生重点强调匹配方法，他们能够帮助你直接进行你自己的医疗保健，这完全不像疾病治疗，面对急性损伤或者危及生命的疾病，你也许没有选择或者思考选择的机会。但是，你要了解这种差异，要培养医疗保健的观念。为了有效地治疗慢性疾病，要问有关身体功能的问题，要考虑到所有能提高你身体功能的可能选择。为了应对未来的不可预知的事情，要继续增强自己的身体功能。

祝贺你所取得的成功！你现在已经毕业了，你不仅改善了自己的健康状况，而且也形成了如何创造健康和“黄金时间”的新意识，你的健康计划会继续指导你——它会在你的一生中指导你实现整体健康。

把你的注意力从避免发生疾病转向创造健康是一件很简单的事情。请不要忽视疾病，但是，更要关注健康。

感谢你使它与众不同。

请把这些讲给你的朋友。

医学资源

应用运动学治疗师（Applied Kinesiologist）或者关于应用运动学治疗师职业培训，请联系国际应用运动学大学［College of Applied Kinesiology（ICAK）］：

www. icakusa. com

www. icak. com（美国以外）

(913) 384 - 5336

神经—情感术治疗医生［NeuroEmotional Technique（NET）practitioner］，请联系 N. E. T. 公司（N. E. T. , Incorporated）：

www. netmindbody. com

1 - 800 - 434 - 3030，欢迎联系，有更多的介绍

枕骨治疗医生［Sacro Occipital Technique（SOT）practitioner］，请联系国际枕骨研究社（The International Sacro Occipital Research Society）：

www. sorsi. com

或者美国枕骨组织（The Sacro Occipital Technique Organization - USA）：

www. soto - usa. org

脊椎指压治疗师（Doctor of Chiropractic），请联系美国脊椎指压治疗协会（The American Chiropractic Association）：

www. amerchiro. org

www. chiropractic. org（美国以外）

针灸医生（Acupuncturist），请联系美国针灸和东方医学认可委员会（The National Certification Committee for Acupuncture and Oriental Medicine）：

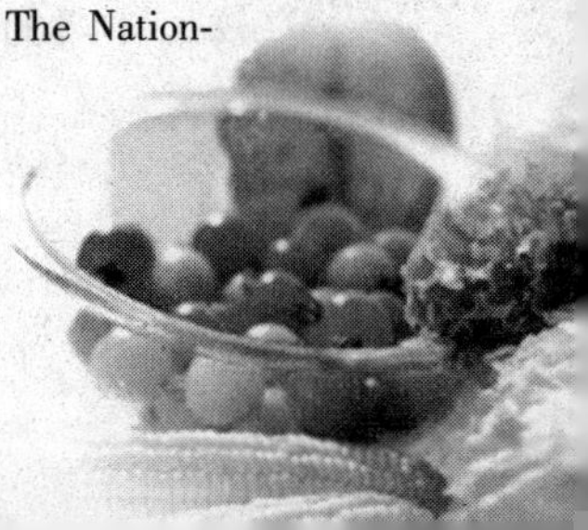

www. nccaom. org

(703) 548 -9004

整体治疗牙医（Holistic Dentist），请联系整体治疗牙医协会（The Holistic Dental Association）：

www. holisticdental. org

或者请联系国际口腔医学和毒理学学会（The International Academy of Oral Medicine and Toxicology）：

www. iaomt. org

(863) 420 -6373

或者请联系 Chirodontics. com：

www. chirodontics. com

功能医学医生（Functional Medicine Doctor），请联系功能医学研究院（The Institue for Functional Medicine）：

www. functionalmedicine. org

1 -800 -228 -0622

自然疗法医生［Doctor of Naturopathy（ND）］，请联系美国自然疗法医师协会（The American Association of Naturopathic Physicians）：

www. naturopathic. org

触康健专业人员（Touch for Health practitioner），请联系触康健（Touch for Health）：

www. touch4health. com

颅骶疗法医生（CranioSacral practitioner），请联系阿伯列爵学术研究中心（The Upledger Institute）：

www. upledger. com

1 -800 -2333 -5880

专门治疗环境敏感患者的专科医生（Doctor who specializes in environmentally sensitive patients），请联系迈克尔·拉博维茨医学博士（Michael Lebowitz）D. C.：

www. MichaelLebowitzdc. com

更多资料，包括心率监视器、饮食和营养物质补充、食物过敏检查，请浏览布莱赫博士（Dr. Blaich）的网站：

www. start2health. com

www. yourinnerpharmacy. com

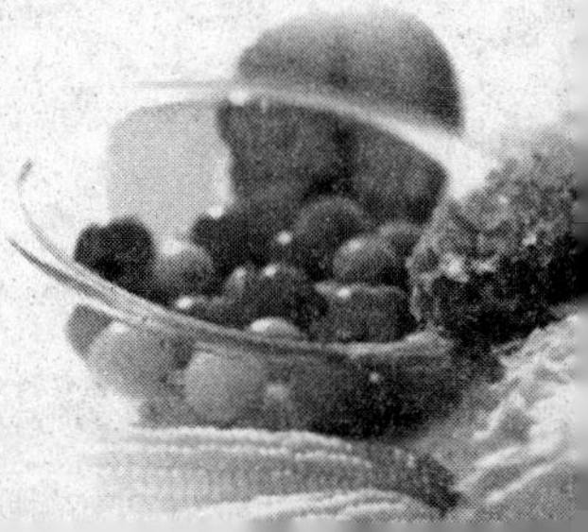

注 释

第一章

第一节

①世界卫生组织（WHO），《全球饮食、体育锻炼和健康策略：糖的争论》，载于《世界卫生组织公报》（“*The Bulletin of the World Health Organization*”）47，no. 2（2004）：1。

②世界卫生组织，《与慢性疾病面对面》，2005 年 10 月 10 日，http：//www. who. int/features/2005/chronic_ diseases/en/；《阻止全球慢性疾病的蔓延》，2005 年 10 月 3 日，http：//www. who. int/mediacentre/news/releases/2005/pr47/en/。

③H·霍尔曼（H. Holman），《慢性疾病：新临床教育的需要》（“*Chronic Disease：The Need for a New clinical Education*”），载于《美国医学会杂志》（“*The Journal of the American Medical Association*”）292（2004）：1057。

④约翰霍普金斯大学（Johns Hopkins University），《慢性疾病：持续治疗方案》（“*Chronic conditions：making the Case for Ongoing Care*”）。由合作伙伴提供资料巴尔的摩（Baltimore）、马里兰（Maryland），2004 年 12 月，4。

⑤J·P·盖曼（J. P. Geyman），《美国医疗保健：我们有生病的体系能够治愈吗》（“*Health Care in America：Can Our Ailing System Be Healed*”），波士顿，马萨诸塞州：巴特沃斯·海内曼出版社（Butterworth – Heinemann），2002。

⑥A·穆克达德（A. Mokdad）、J·马克斯（J. Marks）、D·斯特鲁普（D. Stroup）和 J·格贝尔丁（J. Gerberding），《在美国，导致死亡的真正原因，2000》（“*The Actual Causes of Death in the United States，2000*”），载于《美国医学会杂志》291（2004）：1238 – 1245。

⑦T·科特基（T. Kottke）、R·斯特贝（R. Stroebel）和 R·霍夫曼（R. Hoffman），《JNC7——不只是高血压》（“*JNC7 – It's More Than High Blood Pressure*”），载于《美国医学会杂志》289（2003）：2574。

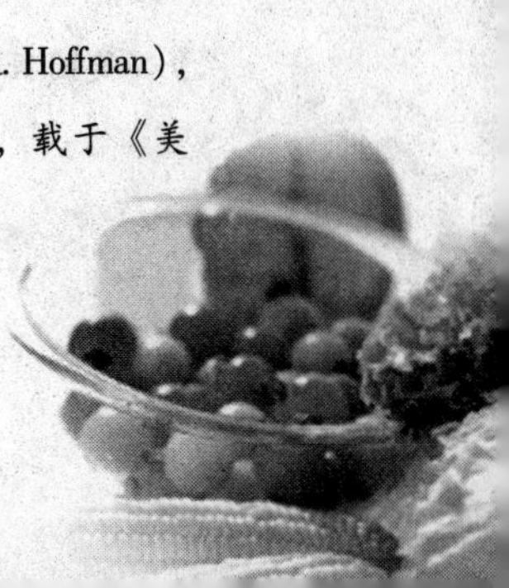

⑧J·克罗斯比（J. Crosby），美国整骨疗法协会日报告（*American Osteopathic Association Daily Reports*），档案文件，2005 年 3 月，http：//www. do-online，org。

第二节

①A·J·维塔（A. J. Vita）、R·B·特里（R. B. Terry）、H·B·休伯特（H. B. Hubert）和J·F·弗里斯（J. F. Fries），《老年健康危机和残疾增多》（"*Aging Health Risks, and Cumulative Disability*"），载于《新英格兰医学杂志》（*New England Journal of Medicine*）338（1998）：1035－1041。

②L·特鲁品（L. Trupin）、D·P·赖斯（D. P. Rice）和W·马克斯（W. Max），《美国残疾人医疗经费，1987》（*Medical Expenditures for people with Disabilities in the United States*，1987），华盛顿特区：美国教育部（U. S. Department of Education），国立残疾与康复研究所（National Institute on Disability and Rehabilitation Research），1995。

③M·米特卡（M. Mitka），《杰里迈亚·斯坦默勒，医学博士：研究员，心血管疾病防治的领导者》（"*Jeremiah Stamler, MD: Researcher, Leader in Cardiovascular Disease Prevention*"），载于《美国医学会杂志》292（2004）：1941－1943。

④A·J·维塔（A. J. Vita）、B·W·E·王（B. W. E. Wang）、D·R·雷米（D. R. Ramey）、J·D·谢特勒（J. D，Shettler）、H·B·休伯特（H. B. Hubert）和J·F·弗里斯（J. F. Fries），《老年跑步者发生残疾的时间推迟》（"*Postponed Development of Disability in Elderly Runners*"），载于《内科学文献》（*Archives of Internal Medicine*）162（2002）：2285－2294。

⑤J·F·弗里斯（J. F. Fries），《老年、自然死亡和发病率概论》（"*Aging, Natural Death, and the Compression of Morbidity*"），载于《新英格兰医学杂志》303（1980）：130－135。

第二章

第一节

①D·M·艾森伯格（D. M. Eisenberg），《美国替代医学使用趋势，（1990～1997）》（"*Trends in Alternative Medicine Use in the United States,（1990～1997）*"），载于《美国医学会杂志》280，no. 18（1998）：1569－1575。

第二节

①H·霍尔曼（H. Holman），《慢性疾病：新临床教育的需要》（“*Chronic Disease: The Need for a New clinical Education*”），载于《美国医学会杂志》292（2004）：1058。

②H·D·弗里德曼（H. D. Friedman）、W·G·吉列尔（W. G. Gilliar）和J·H·格拉斯曼（J. H. Glassman），《整骨疗法治疗主要呼吸机制》（“*Osteopathic Manipulative Medicine Approaches to the Primary Respiratory Mechanism*”）：列举出400多篇关于头盖骨概念的论文和以30本书解释了这种治疗方式，旧金山国际手法医学学会（San Francisco International Manual Medicine Society），2000：221－253；E·W·雷茨拉夫（E. W. Retzlaff）和F·W·米切尔（F. W. Mitchell），《头盖骨和它的缝合》（*The Cranium and Its Sutures*）：附有注解的书目，有250多篇论文关于头盖骨手法治疗，柏林：施普林格出版社（Springer－Verlag），1987，68；威廉·G·萨瑟兰（William G. Sutherland），《头盖骨》（“*The Cranial Bowl*”）（曼凯托，明尼苏达州：个人印刷出版，1939；头盖骨整骨疗法协会（The Osteopathic Cranial Association），1948，再版）；哈罗德·I·马古恩（Harold I. Magoun），《头盖骨领域的整骨疗法》第三版（*Osteopathy in the Cranial Field*, 3rd ed），默里迪恩，俄亥俄州：萨瑟兰头盖骨教学基金会，1976；薇奥拉·M·弗里曼（Viola M. Frymann），《头盖骨节律运动研究》（“*A Study of the Rhythmic Motions of the Living Cranium*”），载于《美国医学会杂志》70，no. 9（1971年5月）；E·W·雷茨拉夫（E. W. Retzlaff et al.），《头盖骨活动性》（“*Cranial Bone Mobility*”），载于《美国骨病学会杂志》74（1975年5月）；D·柯斯托波洛斯（D. Kostopoulos）和G·克尔米达斯（G. Keramidas），《在给用防腐药物保存的尸体额骨施加外力时，大脑镰相对延长尺寸的变化》（“*Changes in Magnitude of Relative Elongation of the Falx Cerebri during the Application of External Forces on the Frontal Bone of an Embalmed Cadaver*”），载于《颅颌实践杂志》（*Journal of Craniomandibular Practice*）（1992年1月）；B·利宾（B. Libin），《头盖骨活动引起的上下齿咬合面的变化》（“*Occlusal Changes Related to Cranial Bone Mobility*”），载于《国际正畸学杂志》（*International Journal of Orthodontics*）20，no. 1（1982年3月）；M·皮克（M. Pick），《初步单一病例磁共振成像调查：关于成年人颅内结构受上颌骨操纵后的短期效应》（“*A Preliminary Single Case MRI Investigation into Maxillary Frontal－Parietal Manipulation and Its Short－Term Effect upon the Intercranial Structures on an Adult Human Brain*”），载于《手法和生理学治疗杂志》（*Journal of Manipulative and Physiologic Therapeutics*）17，no. 3（1994年3月/4月）；J·阿普里德格（J. Upledger）和J·维德沃格（J. Vred-

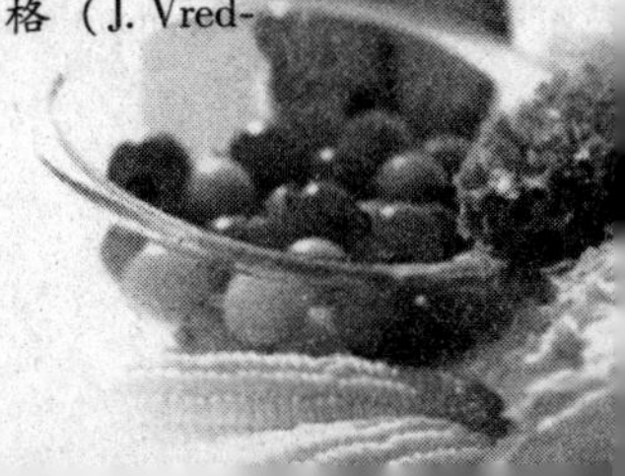

evoogd)，《颅骶骨系统治疗》（“*Craniosacral Therapy*”），西雅图：伊斯特兰德出版社（Eastland Press），1983。

③S·奥利弗（S. Oliveria et al.），《胃灼热危险因素，认识、防治策略》（“Heartburn Risk Factors，Knowledge，and Prevention Strategies”），载于《内科学文献》（*Archives of Internal Medicine*）159（1999）：1529。

④B·布朗（B. Braun），《医学评估6到18个月后，脚踝扭伤对一般临床人群的影响》（“*Effects of Ankle Sprain in a General Clinic Population* 6 *to* 18 *Months after Medical Evaluation*”），载于《家庭医学文献集》（*Archives of Family Medicine*）8（1999年3月/4月）：143。

⑤H·肯德尔（H. Kendall）和F·肯德尔（F. Kendall），《肌肉，测试与功能》（“*Muscles，Testing and Function*”），巴尔的摩，马里兰州：威廉斯·威尔金斯出版公司（Williams and Wilkins），1949。

⑥G·利斯曼（G. Leisman）、P·香博（P. Shambaugh）和A·弗尔伦兹（A. Ferentz），《在肌力测试中，体觉诱发电位的变化》（“*Somatosensory Evoked Potential Changes during Muscle Testing*”），载于《国际神经科学杂志》（*International Journal of Neuroscience*）45（1989年）：143-151。

⑦G·利斯曼（G. Leisman et al.），《在应用运动学肌力测试过程中，疲乏和重复作业对评估强、弱肌肉有效性的肌电影响》（“*Electromyographic Effects of Fatigue and Task Repetition on the Validity of Estimates of Strong and Weak Muscles in Applied Kinesiology Muscle Testing Procedures*”），载于《知觉与运动技能》（*Perceptual and Motor Skills*）80（1995）：963-977。

⑧R·拉赫（R. Laheij et al.），《社区患肺炎的危险和使用胃酸抑制药》（“*Risk of Community-Acquired Pneumonia and Use of Gastric Acid-Suppressive Drugs*”），载于《美国医学会杂志》292，no.16（2004）：1955-1960。

⑨L·斯扎卡（L. Szarka）、G·洛科（G. Locke），载于《治疗GERD的实用指导》（“*Practical Pointers for Grappling with GERD*”），载于《研究生医学》（*Postgraduate Medicine*）105，no.7（1999）：88。

⑩J·帕特南（J. Putnam），《美国食品供应，提供更多的食物和热量》（“*U. S. Food Supply Providing More Food and Calories*”），载于《食物评论》（*Food Review*），美国农业部经济调查局（United States Department of Agriculture，Economic Research Service），22，no.3（1999年9月/12月），11。

⑪P·马菲图恩（P. Maffetone），《健康与健身》（“*In Fitness and in Health*”），纽约：大卫出版公司（David Bar－more Productions），1997。

⑫W·菲尔波特（W. Philpott）、D·卡利塔（D. Kalita），《脑部过敏反应症：精神营养方面》（“*Brain Allergies, the Psychonutrient Connection*”），新迦南（New Canaan），康涅狄格州（Conn）：济慈出版社（Keats Publishing），1980。

第三节

①H·塞里（H. Selye），《生活压力》（“*The Stress of Life*”），纽约：麦克劳·希尔出版社（McGraw－Hill），1956。

②《减轻运动》（“*Reduce Campaign*”），美国胃肠联合会（American Gastroenterological Association），http//www. 2reduce. org/bearn more. html.

③同上（Ibid.）。

④R·卡拉南（R. Callahan），《五分钟治疗恐怖症》（“*Five－Minute Phobia Cure*”），威尔明顿（Wilmington），特拉华州（Del）：事业出版社（Enterprise），1985。

⑤B·莫耶斯（B. Moyers），《身心桃花源》（“*Healing and the Mind*”），纽约：双日出版社（Doubleday），1993。

⑥E·斯登伯格（E. Sternberg），《内部平衡》（“*The Balance Within*”），纽约：自由出版社（W. H. Freeman），2001，186。

⑦J·布兰德（J. Bland），《遗传营养工程与健康长寿》（“*Genetic Nutritioneering*”），洛杉矶（Los Angeles）：济慈出版社（Keats），1999；E·罗格罗（E. Roggero）、E·祖凯（E. Zuca）和F·卡维利（F. Cavelli），《胃黏膜相关淋巴组织淋巴瘤：不只是一个神奇的模型》（“*Gastric Mucosa－Associated Lymphoid Tissue Lymphomas: More Than a Fascination Model*”），载于《美国国立癌症研究所杂志》，（*JNCI*，*Journal of the National Cancer Institute*）89（1997）：1328－1330。

第三章

第二节

①P·德戴蒙（P. D'Adamo），《血型减肥法》（“*Eat Right for Your Type*”），纽约：普特南出版社（G. P. Putnam's Sons），1996。

②E·D·阿布拉瓦内尔（E. D. Abravanel），《阿布拉瓦内尔医生的体型饮食和一生营养计划》（“*Dr. Abravanel's Body Type Diet and Lifetime Nutrition Plan*”），纽约：班

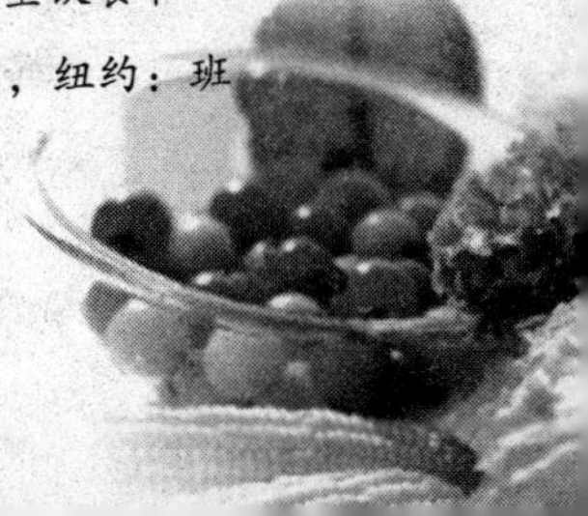

坦图书公司（Bantam Books），1999。

③E·隆恩（E. Lonn et al.），《长期补充维生素E对心血管和癌症的影响》（"*Effects of Long - term Vitamin E Supplementation on Cardiovascular Events and Cancer*"），载于《美国医学会杂志》293（2005年3月16日）：1338 - 1347。

后 记

①请看第一章，上面的注释①。

②J·阿斯廷（J. Astin），《"患者为什么使用替补医学治疗：国家研究结果"》（"*Why Patients Use Alternative Medicine*：*Results of a National Study*"），载于《美国医学会杂志》279，no. 19（1998年5月20）：1548 - 1553。

图书在版编目（CIP）数据

求药不如求己/［美］罗伯特·布莱赫 著．刘秀利 译．—北京：东方出版社，2008.2

ISBN 978-7-5060-3076-2

Ⅰ．求… Ⅱ．①布… ②刘… Ⅲ．保健—基本知识 Ⅳ．R161

中国版本图书馆 CIP 数据核字（2008）第 018451 号

Simplified Chinese Translation Copyright © 2008 by Oriental Press.

Original English Language Edition Copyright © 2006 by Robert Blaich.

All Rights Reserved.

本书版权由培大苹果股份有限公司代理

中文简体字版专有权属东方出版社

著作权合同登记号 图字：01－2007－3213 号

求药不如求己

作　　者	［美］罗伯特·布莱赫
译　　者	刘秀利
责任编辑	曹晔晖
出　　版	东方出版社
发　　行	东方出版社　东方音像电子出版社
地　　址	北京市东城区朝阳门内大街 166 号
邮　　编	100706
印　　刷	北京智力达印刷有限公司
版　　次	2008 年 2 月第 1 版
印　　次	2008 年 2 月第 1 次
开　　本	710×1000 毫米　1/16
印　　张	14.75
书　　号	ISBN 978-7-5060-3076-2
定　　价	36.00 元
发行电话	（010）65257256　65245857

版权所有，违者必究

本书观点并不代表本社立场

如有印装质量问题，请拨打电话：（010）65266204